Ursula Goldmann-Posch
Wenn Mütter trauern

Ursula Goldmann-Posch

# WENN MÜTTER TRAUERN

Erinnerungen
an das verlorene Kind

verlegt bei Kindler

Umschlaggestaltung: Graupner + Partner, München
Satzarbeiten: Compusatz GmbH, München
Druck und Bindearbeiten: Freiburger Graphische Betriebe
Printed in Germany
ISBN 3-463-40069-3
23541

# Inhaltsverzeichnis


Vorwort . . . . . . . . . . . . . . . . . . . . . . . . . 9

Ein Tod zur Unzeit . . . . . . . . . . . . . . . . . . 13

Frauentrauer . . . . . . . . . . . . . . . . . . . . . . 19

Trauer: Rückkehr in die Kindheit der Gefühle . . . 23

Trauern: Schwerarbeit für Leib und Seele . . . . . . 33

Die verwundbaren Kinder . . . . . . . . . . . . . . . 43

Die Gesichter des Todes . . . . . . . . . . . . . . . 53

Die Trauernden trösten . . . . . . . . . . . . . . . . 85

Erinnerungen an das verlorene Kind . . . . . . . . . 99
- Ein Tod am Anfang des Lebens . . . . . . . . . . 111
- Tod durch den Vater . . . . . . . . . . . . . . . . 129
- Der eingeleitete Tod . . . . . . . . . . . . . . . . 145
- Tod im Blut . . . . . . . . . . . . . . . . . . . . 167
- Tod im Spiel . . . . . . . . . . . . . . . . . . . . 199
- Ein selbstgewählter Tod . . . . . . . . . . . . . . 217
- Abgegeben . . . . . . . . . . . . . . . . . . . . . 243
- Mit Gewalt in den Tod . . . . . . . . . . . . . . . 261
- Verschollen . . . . . . . . . . . . . . . . . . . . 297
- Tod auf der Straße . . . . . . . . . . . . . . . . 315

Wenn Väter trauern . . . . . . . . . . . . . . . . . . 339
- Aussteigen in den Tod . . . . . . . . . . . . . . . 345
- Tod aus Verzweiflung . . . . . . . . . . . . . . . 357

Anmerkungen . . . . . . . . . . . . . . . . . . . . . . 370

Literaturverzeichnis . . . . . . . . . . . . . . . . . . 373

Adressenverzeichnis der Selbsthilfegruppen in der Bundesrepublik, der Schweiz und Österreich . . . . . . . . . . . . . . . . . . . . 377

Für Philip

»Man weiß, daß die akute Trauer nach einem solchen Verlust ablaufen wird, aber man wird ungetröstet bleiben, nie einen Ersatz finden. Alles, was an die Stelle rückt, und wenn es sie auch ganz ausfüllen sollte, bleibt doch etwas anderes. Und eigentlich ist es recht so. Es ist die einzige Art, die Liebe fortzusetzen.«

*Sigmund Freud*

# Vorwort

Der unwiderrufliche Abschied von einem Kind, das sein Leben noch nicht richtig gelebt hat, das in unserem Kulturkreis immer noch stark auf die Mutter fixiert ist, löst in Frauen eine Katastrophe von schwer auslotbarer Tiefe aus.
Gleichzeitig zu ihrem Schmerz wird sich jede Mutter immer entsetzlich schuldig fühlen und sich fragen: Habe ich wirklich genug getan, hätte ich nicht noch mehr tun können? Wäre diese Krankheit vermeidbar gewesen, wenn ich den richtigen Arzt aufgesucht hätte? Würde es heute noch leben, wenn ich an jenem Abend beizeiten nach Hause gekommen wäre?
Vergebliche, quälende Fragen, die in das Netz trostloser Trauerkrankheiten wie der Melancholie oder Depression verwoben sind, in das Frauen häufig nach dem Tod eines Kindes fallen.
Mit dem Verlust eines Kindes tragen Mütter, um die es hier geht, einen Teil ihres Selbst zu Grabe, erleiden einen empfindlichen Wertverlust, der einer seelischen Amputation gleichkommt. Im schlimmsten Fall wird Trauer zur Trauerfalle, zum monotonen Kreisen um die Trauer, zum Gefangensein im totalen Selbstverlust.
Die Gefahr, daß dann zum äußeren Tod »innere Tode« hinzukommen, ist groß und immer wieder anzutreffen: Der Ehepartner, der zunächst auf seine Weise mittrauert, fühlt sich bald von seiner Frau vernachlässigt, die Beziehung droht in die Brüche zu gehen; die verbliebenen Kinder wenden sich von der teilnahmslosen Mutter ab, gehen andere Bindungen ein oder werden selbst depressiv. Der Verlust eines Kindes kann auch den Verlust der Gesamtfamilie bedeuten, wenn es einer Frau nicht gelingt, ihre Trauer um ihr totes Kind durchzuarbeiten.
Es versteht sich von selbst, daß dies in unterschiedlichen Zeiträumen geschehen wird. Trauer läßt sich nicht verordnen, kann auch nicht nach Phase eins, zwei, drei, vier, fünf abgehakt werden. Das sind theoretische Annäherungswerte, die bestenfalls

einem Therapeuten als Gerüst für seine Arbeit dienen. Wie jeder Mensch ist auch die Trauer, zu der er fähig ist, und sein Umgang mit ihr überaus diffizilen und vielfältigen Prozessen unterworfen.

Durch ihre gesellschaftliche und individuelle Situation werden Frauen häufig mit Verlusten konfrontiert, scheinen sie der Trauer fähiger zu sein als Männer, die die psychischen Abwehrmechanismen der Verleugnung und Verdrängung meist erfolgreicher einsetzen. Trauern und Abschiednehmen, Verzicht und Selbstbescheidung sind sogenannte weibliche »Werte«, die ganz auf der Ebene dessen liegen, was von einer Frau erwartet, ihr aber auch zugestanden wird. Trennungen beherrschen ihr Leben weit mehr als das des Mannes: Da ist die Trennung von Kindern, die erwachsen werden, die Trennung von der sexuellen Attraktivität und dem Jugendlichkeitsideal unserer Kultur, das Abschiednehmen von Lebensaufgaben, die sich gewandelt, und von Rollenmustern, die sich überholt haben.

Der Lernprozeß des Abschiednehmens ist eine spezifisch weibliche Kunst, die Frauen beherrschen müssen, um nicht in weiten Bereichen ihres Lebens der Bitterkeit anheimzufallen oder Kränkungen und Einsamkeit passiv über sich ergehen zu lassen. Diese Kunst des Abschiednehmens, die auch Überlebenskunst ist, fördert einen intensiven Umgang mit Trauerprozessen.

Frauen sind geborene Verliererinnen, sie kommen als Verliererinnen schon fast auf die Welt. Das gehört jedoch nicht nur zu ihrem Triebschicksal, wie Freud meinte, sondern auch zu ihrem Erziehungsschicksal.

Gerade im Umgang mit der Trauer um ein verlorenes Kind zeigt sich das unterschiedliche Trauerverhalten von Mann und Frau mit all seinen Konsequenzen: Die gesellschaftlichen Erwartungen machen ein gemeinsames Trauern von Mutter und Vater um ihr Kind recht schwierig und führen häufig zur gegenseitigen Entfremdung: Väter dürfen sich nicht in ihre Gefühle fallen lassen, was für Mütter meist eine zusätzliche Vereinsamung und Kränkung bedeutet. Auf der anderen Seite halten Mütter, in Entsprechung ihrer vorgezeichneten Rolle, Väter aus ihrer Trauer um das tote Kind heraus, ohne es bewußt zu merken.

Während Frauen ihre Trauer oft mit Hilfe der Depression abzuwehren versuchen, flüchten sich Männer häufig in manieähnli-

che Abwehrprozesse wie die Arbeitswut oder in ein gesteigertes Bedürfnis nach sexuellen Kontakten.
Ich denke, es ist ganz einleuchtend anzunehmen, daß Männer im Dunstkreis der Trauer und des Todes sich durch sexuelle Aktivität eine Möglichkeit der Aufrechterhaltung des Lebens erhoffen. Ein Vater, dessen Kind tot ist, wird in seiner Trostbedürftigkeit bei seiner Frau auch immer wieder so ein Stück Mutter suchen; Männer haben ja das Glück oder Unglück, in der unmittelbaren leiblichen Beziehung zur frühen Mutter zurückkehren zu können.
Der Verlust eines Kindes ist eine narzißtische Kränkung im größten Ausmaß: *Mein* Kind wurde *mir* genommen. Ein Band ist zerrissen, es flattert in der Luft ohne jegliche Bindungsmöglichkeit. In dieser Zeit des ersten Schmerzes ist man völlig allein, hilflos dieser Wunde ausgesetzt, die der Tod eines Kindes in einem hinterläßt. Zuhören, Anhören und ein bißchen Verstehen ist das einzige, was wir Menschen in einer solchen Situation geben können.
In vielen kleinen, oft mühsamen Schritten werden langsam wieder Gefühle wach für die umgebende Welt. Von der Insel der Trauer aus sieht man allmählich wieder Festland in der Ferne.
Frauen, denen es gelungen ist, sich in trauerndem Erinnern vom verlorenen Kind zu lösen, das ein Teil ihrer selbst war und das sie unendlich geliebt haben, machen häufig die Erfahrung, daß sie sich künftig auch von anderen Dingen trennen können, die ihnen vorher so wichtig erschienen. Trauerprozesse, die wirklich durchlebt werden, sind auch Ablösungsprozesse. Loslösung auch aus der inneren Abhängigkeit vom eigenen Mann, von dessen Wertvorstellungen und von der ganzen Schauspielerei, die man als angepaßte Frau so manches Mal mitmacht.
All das kann jetzt abfallen: Man lernt, ohne etwas zu leben, von dem man früher glaubte, nicht ohne es leben zu können.

Margarete Mitscherlich
im Juli 1987

# Ein Tod zur Unzeit

Jetzt bist du schon gegangen, Kind,
Und hast vom Leben nichts erfahren,
Indes in unsern welken Jahren
Wir Alten noch gefangen sind.
Ein Atemzug, ein Augenspiel,
Der Erde Luft und Licht zu schmecken,
War dir genug und schon zu viel;
Du schliefest ein, nicht mehr zu wecken.
Vielleicht in diesem Hauch und Blick
Sind alle Spiele, alle Mienen
Des ganzen Lebens dir erschienen,
Erschrocken zogst du dich zurück.
Vielleicht wenn unsre Augen, Kind,
Einmal erloschen, wird uns scheinen,
Sie hätten von der Erde, Kind,
Nicht mehr gesehen als die deinen.

*Hermann Hesse*

Ein Martinshorn in der Mittagszeit, das Klingeln des Telefons, wenn die Schule längst beendet und das Essen gerichtet ist, ein versprochener Anruf aus dem Zeltlager, der nicht kommt, Menschengedränge um ein Fahrrad auf dem Asphalt - das sind die Augenblicke, wo, für Sekunden nur, mir diese Angst durch die Seele geht: Es ist etwas mit unserem Sohn passiert.
Welche Mutter, welcher Vater kennt diese Gedanken nicht, die, weil unerträglich, schnell in das Hinterzimmer unseres Bewußtseins geschoben werden, noch ehe sie über die Schwelle gekommen sind.
Welche Eltern kennen dieses Aufatmen nicht, wenn es gerade noch mal gutgegangen ist mit einem Kind: wenn die lebensbedrohliche Krankheit doch noch zum Guten gewendet werden konnte, wenn der Autofahrer im letzten Augenblick gebremst hat, wenn das im Kaufhausgetümmel verschwundene Kind wieder zurückgebracht worden ist oder, sei es einfach nur, wenn ein neugeborenes Baby gesund und heil in ihren Armen liegt.
Der Tod, der unwiederbringliche Verlust eines Kindes ist der nie zu Ende geträumte Alptraum aller Eltern. Und dennoch wird er jedes Jahr für rund 17000 Väter und Mütter in der Bundesrepublik zur Wirklichkeit: 2500 Kinder kommen tot zur Welt, 5300 Säuglinge erleben nur das erste Jahr, 2400 Kinder sterben vor ihrem 15. Geburtstag, 2900 Jugendliche in der Zeit zwischen ihrem 15. und 20. Lebensjahr, und für 3900 junge Erwachsene endet das Leben spätestens mit 25.[1]
17000 viel zu frühe Tode, 17000 stille Katastrophen, vielleicht zwei Haustüren weiter, die ganze Familien erschüttern und oft auch auseinanderbrechen lassen.
46mal an jedem Tag werden Eltern in der Bundesrepublik mit dem Verlust eines Kindes konfrontiert, mit einem Tod, der, egal ob plötzlich oder ängstlich erwartet, immer zu früh gekommen ist und widersprüchlich erscheinen muß, weil er gegen ein

Naturgesetz verstößt: Es ist nicht zu fassen, wenn Eltern ihre Kinder überleben.
»Es ist ein sinnloser, brutaler Akt des Schicksals«, schreibt der Wiener Psychoanalytiker Sigmund Freud nach dem Tod seiner 27jährigen Tochter Sophie, »so weit im Leben und so nahe dem Tod ein junges, blühendes Kind zu überleben.« Der Tod eines Kindes ist »etwas, wobei man nicht anklagen und nachgrübeln kann, sondern das Haupt beugen muß unter dem Streich, als hilfloser, armer Mensch, mit dem höhere Gewalten spielen«.[2]
Ob durch Unfall oder Krebs, Rauschgift oder Schwangerschaftsabbruch, Mord oder Selbstmord, Tot- oder Fehlgeburt - immer löst der Verlust eines Kindes in Müttern und Vätern einen inneren Tod auf Zeit aus. Ohnmächtige Trauer und Wut, Nichtwahrhabenwollen und Niedergeschlagenheit, Schuldgefühle und Angst, Verzweiflung am Leben und Zweifel an der Gerechtigkeit Gottes sind nur einige der überwältigenden Emotionen, die Eltern in ihrer Trauer bewegen.
Der elterliche Schmerz über den Tod eines Kindes ist zeitlos und grenzenlos. Und dennoch wird die Trauer um ein Kind von kulturellen und gesellschaftlichen Normen geprägt. In Zeiten hoher Kindersterblichkeit gehörte der Tod eines Kindes zum Alltag. 1762 schrieb der französische Schriftsteller Jean-Jacques Rousseau in seinem pädagogischen Werk »Emile ou de l'éducation«: »Je kürzer das Leben, desto geringer sind auch die Ansprüche, weiterzuleben. Von allen Kindern, die geboren werden, erreichen nur die Hälfte das Jugendalter.«
Bis in die Gegenwart hinein wird in Gesellschaften mit hoher Kindersterblichkeit der Verlust eines Kindes anders bewertet und auch anders betrauert als in den technologisch fortgeschrittenen Ländern. Bei den Eipo, einem Naturvolk im Hochland von West-Neuguinea, wird ein totes Kind weder beklagt noch feierlich bestattet.[3]
Die nordöstlich von Australien beheimateten Inselbewohner der Neuen Hebriden verbrennen den Leichnam eines Kindes klaglos innerhalb der eigenen vier Wände und nicht, wie bei Erwachsenen üblich, mit einem öffentlichen Ritual auf einem dafür vorgesehen Ort.[4]
Die arabischen Jemeniten betrauern ihre Säuglinge erst ab dem

30. Lebenstag, weil sie erst dann an das Vorhandensein einer Seele glauben.[5]
Auch für die Serer, einen Volksstamm im westafrikanischen Senegal, ist der Verlust eines Kindes erst ab seinem sechsten Geburtstag ein Anlaß zur Trauer. Bis zu diesem Zeitpunkt – so nimmt man an – sind Kinder mit Leib und Seele halb in der Welt und halb im Reich der Ahnen verwurzelt und können von ihnen jederzeit als Strafe für ungesühnte Vergehen von Familienmitgliedern wieder abberufen werden. Erst wenn die Eltern die Botschaft dieses frühen Todes verstanden haben, darf das Kind, in einer Art Wiedergeburt, erneut zu seiner Familie zurück.[6]
Ganz anders verhält es sich in den Industrienationen. Durch die kulturgeschichtlichen und gesellschaftspolitischen Entwicklungen, die sich dort im Laufe der letzten hundert Jahre vollzogen haben, insbesondere auch durch den steigenden Trend zur Ein-Kind-Familie, ist die Verwundbarkeit durch den Verlust eines Kindes an eine kritische Grenze gestoßen, die für viele Mütter und Väter einer Identitätskrise gleichkommt.
»Rund jede zehnte Ehe in der Bundesrepublik bleibt ungewollt kinderlos«, sagt Privatdozent Wulf Schiefenhövel vom Max-Planck-Institut für Verhaltensphysiologie in Seewiesen bei München und folgert: »Wenn ein Kind schwierig zu bekommen ist, und wenn man nur ein Kind haben will, dann wird das Leben dieses einen Kindes besonders wertvoll, wird es ganz anders eingeschätzt als etwa noch vor hundert Jahren unter der damals hohen Kindersterblichkeit in Europa. Deshalb ist der Stellenwert eines Kindes heute höher als je zuvor.«
Ein weiterer Grund für die hohe emotionale Besetzung der Eltern-Kind-Beziehung liegt in der zunehmenden Entfremdung des einzelnen in der Arbeitswelt, die er durch um so stärkere Gefühlsbindungen innerhalb der Kleinfamilie wettzumachen versucht.
Und plötzlich ist alles vorbei. Mit dem Tod eines Kindes stirbt nicht nur ein Stück eigener Kindheit und Zukunft in den Eltern, auch die Angst vor dem eigenen Tod lebt wieder auf: Das Band, das sie einst mit der Geburt eines Kindes ausgeworfen haben in die Unsterblichkeit, ist endgültig zerrissen.
Trauernde Mütter und Väter sind einsam. Einsam in einer

Gesellschaft, die das Trauern verlernt und die dazugehörigen Rituale vergessen hat, unverstanden in einer durchrationalisierten Wirtschaftsordnung, die davon lebt, daß Menschen jederzeit ersetzbar sind. In einer Welt, die fast täglich den kollektiven Tod in Form von Berichten über Umweltkatastrophen und Terroranschlägen via Bildschirm ins Wohnzimmer geliefert bekommt, hat es der Tod als Einzelschicksal, haben es trauernde Eltern schwer.

Zwar erfährt der Tod ganz allgemein - auch der Tod von Kindern - neuerdings in den Medien so etwas wie eine Auferstehung, findet Beachtung durch die Erkenntnisse einer noch jungen Wissenschaftsdisziplin, der Todesforschung oder Thanatologie. Ob dieses Comeback des Todes nur eine besonders sublime Form der Abwehr im Umgang mit ihm ist oder ein echtes Fortschreiten der Menschheit bedeutet, werden die kommenden Jahrzehnte zeigen. »Man kann heute ein bißchen besser über den Tod reden«, meint Professor Dieter Bürgin, Leiter der Psychiatrischen Universitätspoliklinik für Kinder und Jugendliche in Basel, schränkt aber gleichzeitig ein: »Mit dem enttabuisierten Sterben und Tod geht es uns ähnlich wie mit der Sexualität. Der Tod ist zwar spruchfähiger geworden als Phänomen, doch die Auseinandersetzung mit dem Tod des einzelnen und vor allem mit dem Tod von Kindern wird durch die Fortschritte in der Medizin und einer daraus resultierenden Verlustunfähigkeit immer schwieriger.«

In der Tatsache, daß »Tod und Sterben heute in der Öffentlichkeit bis in den letzten Winkel ausgeleuchtet und ihrer Intimität beraubt werden«, sieht Professor Fritz Lampert, Direktor der Kinderpoliklinik der Justus-Liebig-Universität Gießen und Leiter der Kinderkrebsstation »Peiper«, »so etwas wie eine Stufe, durch die wir hindurch müssen, ehe wir den richtigen Umgang mit Trauer und Tod lernen«.

Was Sigmund Freud schon vor rund 70 Jahren über das gespaltene Verhältnis des Menschen zum Tod geschrieben hat, ist heute um vieles berechtigter: »Dies Verhältnis«, meditiert Freud zu Beginn des Ersten Weltkriegs, »war kein aufrichtiges. Wenn man uns anhörte, so waren wir natürlich bereit zu verstehen, daß der Tod der notwendige Ausgang alles Lebens sei, daß jeder von uns der Natur einen Tod schulde und vorbereitet sein müsse, die Schuld zu bezahlen, kurz, daß der Tod natürlich sei, unableugbar und unvermeidlich. In Wirklichkeit pflegten wir uns aber zu benehmen, als ob es anders wäre. Wir haben die unverkennbare Tendenz gezeigt, den Tod beiseite zu schieben, ihn aus dem Leben zu eliminieren. Wir haben versucht, ihn totzuschweigen, denn im Unbewußten ist jeder von uns von seiner Unsterblichkeit überzeugt.«[7]

Die Sprachlosigkeit der Umwelt vor einem Tod zur Unzeit zeigt sich an einem kleinen Detail, das sehr beredt ist: In keiner Sprache der Welt gibt es ein Wort, das die hinterbliebenen Mütter und Väter toter Kinder kennzeichnet. Männer und Frauen, die den Ehepartner verloren haben, werden Witwer und Witwen genannt, Kinder, deren Eltern gestorben sind, heißen Waisen. Eltern, die ihre Kinder überlebt haben, bleiben einfach Eltern. In neuerer Zeit hat man für sie den Begriff »verwaiste Eltern« gefunden, ein künstliches Gebilde, das zeigt, daß der Tod eines Kindes früher zur Routine des Lebens gehörte, heute aber nicht mehr vorgesehen ist.

Dieses Buch soll Einblick geben in die Innenwelten von verwaisten Müttern und Vätern, von Eltern, die den Tod ihres Kindes erlebt, durchlebt und überlebt haben, eingebunden in die Hilflosigkeit einer Außenwelt, die trösten will und einen doch nicht erreicht in diesem Trost-losen Zustand.

Die »Erinnerungen an das verlorene Kind« sollen keine Aneinanderreihung tragischer Familienschicksale sein, sollen nicht als Trostbuch verstanden werden. »Ohnedies wird dem Trauernden alles, was man ihm sagen kann, ein leerer Schall sein«, schreibt Freud in einem Beileidsbrief. »Seine Trauerarbeit ist ein intimer Vorgang, der keine Einmengung verträgt«.[8]

Und dennoch hoffe ich, daß dieses Buch Menschen, denen ein solcher Verlust erspart geblieben ist, vielleicht ein Stück Verständnis und Sicherheit für den Umgang mit trauernden Eltern an die Hand geben kann, daß es verwaisten Müttern und Vätern Mut macht, sich diesem trauernden Erinnern als einem therapeutischen Prozeß zu stellen und dadurch einen Schritt aus ihrer inneren Einsamkeit heraus zu tun.

# Frauentrauer

Eine Frau, die den
Verlust eines Kindes
durchgemacht hat,
erschrickt nicht mehr.

*Kethuboth, 62 a*
*Jüdische Spruchweisheit*

Gegenstand dieses Buches sind, wie der Titel sagt, vor allem die Frauen, ist der Weg, wie Mütter den Tod eines Kindes bewältigen. Mir erscheint es unehrlich und wenig hilfreich, von trauernden Eltern zu sprechen, als seien Mütter und Väter eine amorphe »Trauermasse«, die beliebig austauschbar ist. Die Trauer von Müttern und Vätern verläuft sehr unterschiedlich. Der Umgang von Männern und Frauen mit Abschieden und Verlusten ganz allgemein ist stark von ihrer jeweiligen gesellschaftlichen Prägung gezeichnet.
In den 22 Gesprächen, die ich mit trauernden Müttern geführt habe - zehn davon sind als Gesprächsprotokolle in diesem Buch veröffentlicht -, schimmert immer wieder die bittere Erkenntnis durch, daß Männer und Frauen in ihre Trauer eingesponnen sind wie in einen Kokon. Das tief verwurzelte eheliche Rollenmuster von der Gemeinsamkeit in guten und schlechten Tagen, vom geteilten Leid, das halbes Leid werden soll - es greift nicht angesichts der Trauer um ein Kind. Diese Erfahrung anzunehmen und ohne falsche Erwartungen und Bewertungen den Partner so trauern zu lassen, wie es für ihn notwendig ist, scheint mir ein wichtiger Schritt für die Überwindung der Entfremdung zu sein, die nicht selten nach dem Verlust eines Kindes eine Partnerschaft bedroht.
Ein gesonderter Abschnitt in diesem Buch (S. 339ff.) versucht - am Beispiel von zwei Gesprächen mit verwaisten Vätern -, die Gefühlswelt trauernder Männer und die gesellschaftlich geformten Rollenerwartungen an sie zu erhellen. Auch in diesem kraftlosen Dasein des Trauernden wird Vätern immer noch die tradierte Rolle des »starken Mannes« aufgebürdet, die sie bereitwillig übernehmen, auch wenn sie sich dabei übernehmen.
»Frauen sind die geborenen Verliererinnen«, sagt die Frankfurter Psychoanalytikerin Margarete Mitscherlich in ihrem Vor-

wort. Sie sind, meine ich, auch bessere Verliererinnen, weil sie äußere wie innere Verluste schlechter auf die Seite schieben können als Männer. Weit davon entfernt, ein heroisches Frauen- und Mutterbild, in dem viele Frauen gefangen sind, zementieren zu wollen, halte ich die Rolle der Verliererin dennoch für eine archaische Situation, die den Frauen sozusagen auf den Leib geschrieben ist.

Das beginnt mit dem monatlichen Blutverlust und setzt sich fort beim Verlieren der »Leibesfrucht« bis hin zur Geburt eines Babys, wo jede Mutter ihr Kind ein Stück hergeben muß, loslassen muß, um ihm sein Selbst zu ermöglichen. »Sie tut dies sicher auch freudig, hat aber gleichzeitig ein erhebliches Verlustgefühl«, sagt der Münchner Gynäkologe Jakob Derbolowsky. »Besonders schmerzlich sind der Verlust ihrer Phantasien, die bisher die Beziehung wesentlich mitgetragen haben, und das erneute Hintanstellen des eigenen Egoismus - mein Kind gehört mir - für das Wohlergehen des Kindes.«[9]

Mag sein, daß Frauen gerade aus dieser biologischen Einübung in das Verlierenmüssen die Kraft schöpfen, auch in Grenzfällen verlieren zu können.

Der vertraute Umgang von Frauen mit Verlust, Trauer und Depression wurde ihnen jedoch nicht nur in die Wiege gelegt. Die weibliche Trauer und Trauerfähigkeit ist auch ein Spiegelbild ihres Selbst- und Fremdverständnisses, ist eine Mitgift der Sozialisation von Frauen in der Gesellschaft.

Die vor 35 Jahren in Amerika verstorbene Hamburger Psychotherapeutin Karen Horney, Mutter von zwei Töchtern und Vertreterin der Neopsychoanalyse, hatte bereits Anfang der zwanziger Jahre begonnen, Sigmund Freuds trieblastiges Frauenbild zu korrigieren[10] und auf die Auswirkungen der weiblichen Erziehung nach den Wertvorstellungen und Rollenzuweisungen des kulturellen und gesellschaftlichen Umfelds hinzuweisen: Ohnmacht und Minderwertigkeitsgefühle, Angst vor Trennung und Einsamkeit, Angst vor den eigenen Aggressionen und vor Liebesverlust - das sind eingeschliffene Lebens- und Verhaltenseinstellungen in der Seele von Frauen, wo die Trauer gut gedeiht.

Vielleicht tragen Frauen die Trauer schon in ihrem Namen. Wer an so etwas wie die Magie von Buchstaben glaubt, kann sehen,

daß in den Worten FRAUEN und TRAUER jeweils nur die beiden Konsonanten an Anfang und Ende anders, austauschbar sind.
»Trauerarbeit zu leisten«, sagt Margarete Mitscherlich, »heißt auch, falsche Hoffnungen und Rollenstereotype aufgeben zu können, sich mit dem Ende einer Beziehung, einer Karriere, des Lebens überhaupt innerlich auseinanderzusetzen.«[11]
Frauen leben in Tuchfühlung mit dem Abschied.

# Trauer: Rückkehr in die Kindheit der Gefühle

Aus fernem, aus traumgeschwärztem
Hain weht uns an das Verhauchte,
und das Versäumte geht um, groß wie die
Schemen der Zukunft.

*Paul Celan*

Trauer ist ein Zustand, der in seinen Schattierungen - vom Traurigsein bis zur Melancholie - ein Kontinuum im Seelenleben des Menschen darstellt. Das Paradoxon der Trauer liegt jedoch darin, daß sie dem Menschen so vertraut ist und ihm gleichzeitig mit ihren fließenden Übergängen zur Krankheit immer ein Geheimnis bleiben wird.
Ähnlich formulierte es Sigmund Freud an einem Novembertag des Jahres 1915 in einem kurzen Artikel über »Vergänglichkeit«[12]: »Die Trauer ist der Verlust von etwas, das wir geliebt oder bewundert haben.« Der Laie ist so vertraut mit ihr, »daß er sie für selbstverständlich erklärt. Dem Psychologen aber ist die Trauer ein großes Rätsel, eines jener Phänomene, die man selbst nicht klärt, auf die man aber anderes Dunkle zurückführt.«
Freud entwirft ein Bild der menschlichen Seele, deren Motor die »Liebesfähigkeit, Libido genannt« ist. Diese seelischen Liebesenergien werden in den Anfängen der menschlichen Entwicklung erst »dem eigenen Ich« zugewandt und später auf andere Objekte* oder Dinge, an denen unser Herz hängt, übertragen. »Werden die Objekte zerstört oder gehen sie uns verloren, so wird unsere Liebesfähigkeit (Libido) wieder frei.« In diesem Zustand der Liebesleere können sich unsere freigewordenen Liebeskräfte »andere Objekte zum Ersatz nehmen oder zeitweise zum Ich zurückkehren«.
Was Freud an diesem innerseelischen Vorgang nicht verstand, ist, »warum diese Ablösung der Libido von ihren Objekten ein so schmerzhafter Vorgang sein sollte«. In Ermangelung einer Erklärung begnügt er sich mit der Feststellung: »Wir sehen nur, daß sich die Libido an ihre Objekte klammert und die verlore-

* In der psychoanalytischen Sprache sind »Objekte« meist wichtige Bezugspersonen aus der Außenwelt oder geliebte Dinge.

nen auch dann nicht aufgeben will, wenn der Ersatz bereitliegt. Das also ist die Trauer.«
In »Trauer und Melancholie«, das 1917 erschien und zu einem Klassiker der Trauerliteratur wurde, war Sigmund Freud in seinen Überlegungen weiter.[13] In diesem verzweifelten Festhaltenwollen am Verlorenen sah er den ersten Schritt eines Selbstheilungsprozesses, für den er das geniale Wort »Trauerarbeit« prägte.
Doch die Zeit, »bis das Ich nach der Vollendung der Trauerarbeit wieder frei und ungehemmt« weiterleben kann, geht »so langsam und schrittweise vor sich«, daß mit der Beendigung der Arbeit auch alle Trauerenergien verpufft sind.
Als erster Psychoanalytiker hatte Freud vor rund 70 Jahren in dieser seelischen Abnabelung vom verlorenen »Objekt« einen dynamischen Prozeß in Form von unterschiedlichen »Trauerphasen« erkannt, die dann von späteren Trauerexperten wie etwa Colin Murray Parkes oder John Bowlby in mannigfachen Variationen umbenannt und uminterpretiert wurden. Freuds Vorstellungen vom Ablauf der Trauer hört sich freilich knochentrocken an: »Die Realitätsprüfung* hat gezeigt, daß das geliebte Objekt nicht mehr besteht und erläßt nun die Aufforderung, alle Libido aus ihren Verknüpfungen mit diesem Objekt abzuziehen. Dagegen erhebt sich ein begreifliches Sträuben ... Dies Sträuben kann so intensiv sein, daß eine Abwendung von der Realität ... zustande kommt. Das Normale ist, daß der Respekt vor der Realität den Sieg behält.«
Was hier so cool, wie eine Transaktion an der Wall Street, geschildert wird, läßt in der seelischen Wirklichkeit des Menschen an Dramatik nichts zu wünschen übrig.

Die Trauer um den Verlust eines Menschen, hier im besonderen die um ein Kind, ist für jedes einzelne Familienmitglied eine Ich-Katastrophe, die eher mit der Eruption eines Vulkans verglichen werden könnte: Einige waren schon länger darauf vorbereitet, daß das Grollen aus dem Inneren des Vulkans die nahende Katastrophe bedeuten könnte, andere hielten es für

* Die Anerkennung der tatsächlichen Gegebenheiten in der Umwelt eines Menschen, die oft im Gegensatz zu seiner inneren Gedanken- und Gefühlswelt stehen.

eine Sinnestäuschung, weil der Vulkan doch als erloschen galt; wieder andere wurden über Nacht und ohne Vorwarnung von dem Ereignis überrascht: Der Vulkan ist ausgebrochen.
Glühende Lava ergießt sich über die weite Seelenlandschaft, an deren Hängen einst Häuser gebaut, Felder bebaut, blühende Gärten errichtet worden sind. Feurige Gesteinsbrocken prasseln auf die Häuser nieder, machen einige dem Erdboden gleich, lassen andere stehen, verändern Flußläufe, bedrohen Menschenleben, löschen sie aus. Und vom Himmel fällt ein Aschenregen, der sich grau und gnädig über die erschütterte Seelenlandschaft breitet, in deren Mitte nun der rauchende Krater steht.
Unter dem alles gleichmachenden Grauschleier verbirgt sich in jedem Betroffenen eine sehr persönliche Gefühlsgeographie, die dieser inneren Landschaft schon vor dem Tag der Zerstörung ein einzigartiges Gepräge gab. Auch jetzt, in den Wochen und Monaten nach dem Ausbruch, zeigt jedes einzelne Katastrophengebiet ein besonderes Panorama der Erschütterung. Der Krater, den der Verlust, den das tote Kind in die Seelenlandschaft von Müttern, Vätern und Geschwistern gerissen hat, weist unterschiedliche Durchmesser und Tiefen auf.
Wie eine nutzlose Ruine ragt der einst so friedlich anmutende Vulkan in den Himmel: ausgebrannt, leer, dumpf vor sich hinrauchend.
Die Landschaft wird nie wieder so sein, wie sie einst war. Sehnsüchtig holen die Überlebenden alte Ansichtskarten hervor und erinnern sich an die Tage, als die Region noch heil und wohnlich war. Und mit jedem Stück Erinnerung wird das Heimweh größer, werden die Risse und Wunden tiefer, weil man weiß, es ist nur die Erinnerung. Und draußen steht das Kraterloch wie ein Mahnmal der traurigen Wirklichkeit.
Andere wandern weinend und anklagend durch das Katastrophengebiet auf der Suche nach einem noch so kleinen Hoffnungsschimmer dafür, daß dies alles nur ein böser Traum sei. Alte, längst begrabene Ängste tauchen aus den Trümmern wieder auf: Alle Schmerzen, alle Abschiede der Vergangenheit vereinigen sich mit der frischen Trauer über die verlorene Landschaft und machen aus dem Krater einen Abgrund, der zu verschlingen droht.
Nur ganz allmählich kommt wieder Leben in die Verwüstung.

In jahrelanger Schwerarbeit werden die weitum verstreuten Gesteinsbrocken wieder aufgesammelt und für den Wiederaufbau einer neuen Landschaft verwendet. Der Boden an den Abhängen des Kraters wird neu bebaut, ist da und dort sogar fruchtbarer geworden.
Die Überlebenden haben sich auf ein Leben mit dem Krater eingerichtet.

Im Anschluß an Sigmund Freud waren es vor allem zwei Psychoanalytiker, die Licht in den Vorgang des Trauerns brachten, seine Theorien vertieften und um einige wichtige Aspekte ergänzten: Karl Abraham und Melanie Klein.
Der Bremer Psychiater Karl Abraham, Deutschlands erster Psychoanalytiker, wies in seinen Veröffentlichungen aus den Jahren 1912 und 1924 hin auf die Bedeutung der »Introjektion« und der »Manie« im Trauerprozeß.[14]
Bei der erstgenannten Art der Trauerverarbeitung, die man mit dem Wort »Wiedereinverleibung« umschreiben könnte, klärt der Trauernde seine widersprüchlichen Gefühle (»Ambivalenz«) gegenüber dem Verstorbenen, um ihn dann als volle Persönlichkeit mit eigenen Vorstellungen und Wünschen für immer in seinen Seelenhimmel aufzunehmen. Karl Abraham sah darin so etwas wie einen »Trost der Trauer«, der den Hinterbliebenen gegeben ist. »Das Liebesobjekt ist nicht verloren, denn nun trage ich es in mir und kann es niemals verlieren.«
Oft verkannt und Anlaß für Schuldgefühle ist das, was Karl Abraham ebenfalls herausgefunden hat: In der normalen Trauer gibt es auch Anwandlungen von Hochstimmung und Allmachtsgefühlen, Redseligkeit und Umtriebigkeit, im Fachausdruck »Manie« genannt. Das Aufbäumen der Seele in der Manie ist ein Rettungsversuch gegen die Bedrohung, daß mit dem Verlust des »Objekts« auch noch das eigene Selbst begraben wird. Ausdruck von leichten Formen der Manie kann auch eine ungewöhnliche Steigerung des sexuellen Begehrens sein. Es waren Männer, die Karl Abraham erstmals von ihrer Lust in der Trauer berichtet hatten, die sich – so der Bremer Psychoanalytiker – in ihrer sublimierten Form auch durch hektische Betriebskamkeit und allerlei ausgefallene Aktivitäten äußern kann.

Daß diese überschäumenden Stimmungen abwechselnd mit tiefer Verzweiflung bei Trauernden vorkommen können, davon war auch die Wiener Ärztin und Psychoanalytikerin Melanie Klein, eine Zeitgenossin Sigmund Freuds und Karl Abrahams, überzeugt. Ihre grundlegende Entdeckung liegt jedoch in der Beobachtung, daß die depressiven Urgefühle des Kleinkindes - Gefühle der Schuld, des Verlustes und der Kränkung - der Trauer von Erwachsenen sehr ähnlich sind. In einer Studie aus dem Jahre 1940 erklärt sie ausführlich, was die Umbruchsituation des Säuglings in der Zeit des Abstillens mit dem Trauerverhalten erwachsener Menschen gemeinsam hat.[15]

»Das betrauerte Objekt des Säuglings«, schreibt Melanie Klein, »ist die mütterliche Brust und alles das, was die Brust und die Milch in der kindlichen Seele repräsentieren, nämlich Liebe, das Gute und Sicherheit.«

Bis zu dem Zeitpunkt, der etwa dem zweiten Viertel des ersten Lebensjahres entspricht, hatte sich das Baby in seiner Seele mühsam ein Weltbild zurechtgezimmert, das - wie ein Puzzle - aus »guten und bösen Objekten«, aus den wirklichen Erfahrungen und Eindrücken mit den Menschen seiner Umwelt zusammengefügt wurde und gleichzeitig »durch seine eigenen Phantasien und Triebe« ständig verändert wird.

Die Innenwelt des Säuglings ist grundsätzlich bedroht durch ihre Doppelgänger in der Wirklichkeit. »So stellt die sichtbare ›äußere‹ Mutter einen dauernden Beweis für den Charakter der ›inneren‹ Mutter dar, ob sie liebend oder ärgerlich, hilfreich oder rachsüchtig ist«, sagt Melanie Klein.

Diese gute, innere Welt »wird vom Kind als verloren empfunden« in der Zeit, »die ihren Höhepunkt gerade vor, während und nach der Entwöhnung von der Mutterbrust erreicht. Das Kleinkind befürchtet, die eigenen ›guten‹ Objekte könnten sterben und sein Ich in den Tod mit hineinziehen.«

In seiner Angst vor dem Verlust zieht sich der Säugling auf eine »depressive Position«, wie Melanie Klein das nannte, zurück, die nur durch eine harmonische äußere Wirklichkeit »entkräftet und ausgeglichen« werden kann.

Dieses eingefleischte Muster des Säuglings kommt auch im trauernden Menschen wieder hoch. »Der Schmerz über den tatsächlichen Verlust einer geliebten Person«, schreibt Melanie Klein, »wird durch die unbewußten Phantasien des Trauernden, seine inneren ›guten‹ Objekte verloren zu haben, verschärft.« Auch er fühlt, »daß seine inneren ›bösen‹ Objekte überwiegen und daß seine innere Welt in Gefahr ist zu zerfallen«. In dieser Situation werden »die frühe depressive Position und mit ihr die Gefühle von Schuld, Verlust und Kummer, die Ängste, beraubt und von den in der Phantasie gefürchteten Eltern bestraft zu werden, in den tiefen Lagen der Seele wiedererweckt«.

Melanie Klein weiß, worüber sie schreibt. Sie ist mit Verlusten großgeworden. Sie ist verwaiste Schwester und verwaiste Mutter in einem. Als sie fünf Jahre alt war, verlor sie eine Schwester. Mit 20 nahm sie Abschied von ihrem herzkranken Bruder Emanuel, dessen Leiden sie so tief beeindruckt hatte, daß sie mit 14 Jahren beschloß, Medizin zu studieren. 1934, sechs Jahre vor Veröffentlichung ihrer bisher wenig beachteten Studie über die Trauerarbeit, erlitt Melanie Klein einen weiteren herben Verlust: Ihr ältester Sohn Hans kam bei einem Bergunfall ums Leben.

Vielleicht rührt gerade aus dieser persönlichen Betroffenheit die Empfindsamkeit, mit der Melanie Klein die Probleme der Trauernden aufgezeigt hat.

Das Thema des verlorenen Kindes beherrscht – im Unterschied zu vielen anderen Beiträgen zur Trauer, in denen häufig der Verlust des Ehepartners oder der eines Elternteils als wissenschaftlicher »Aufhänger« dienen – die von Melanie Klein angeführten Fallbeispiele. Aus diesem Grund soll ihre Arbeit hier besonders herausgestellt werden.

In meinen Gesprächen mit trauernden Müttern hörte ich immer wieder eine Klage, die mich zunächst verwunderte: Für Mütter, die ein Kind verloren haben, scheint es sehr schwierig, wenn nicht gar unmöglich, mit der eigenen Mutter darüber ins Gespräch zu kommen (ein Beispiel dafür gibt Florians Mutter, siehe S. 200). Melanie Klein erhellt dieses Phänomen aus tiefenpsychologischer Sicht:

»Wenn zum Beispiel«, schreibt sie, »eine Frau ihr Kind durch den Tod verliert, wird gemeinsam mit dem Gram und Schmerz ihre frühe Furcht, von der ›bösen‹, rachsüchtigen Mutter beraubt zu werden, wiederbelebt und bestätigt ... Die Verstärkung der Verfolgungsgefühle im Zustande der Trauer ist um so schmerzhafter, als die freundlichen Beziehungen zu Menschen, die gerade zu dieser Zeit hätten helfen können, wegen verstärkter Ambivalenz und Mißtrauen gehindert werden.«

Eine Überwindung dieses frühkindlichen Reaktionsmusters, das trauernde Mütter und Väter oft selbst wie einen Fremdkörper in der Seele empfinden, ist nur durch einen allmählichen Lernprozeß möglich, den sich Freunde, Bekannte und sonstige Helfer immer wieder vor Augen halten sollten. Erst »indem der normale Trauernde Vertrauen auf äußere Objekte und Werte aller Art wiedergewinnt«, kann er »die verloren geglaubten Menschen wieder einsetzen als Teil seiner guten inneren Welt«.

Die Rückkehr von der Insel der Trauer zum Festland der Lebenden zeigt Melanie Klein »am erschütternden Verlust einer Mutter auf (Frau A. genannt), deren junger Sohn plötzlich in der Schule gestorben war«.

Was zu Beginn von Melanie Kleins Fallschilderung wie das ganz normale Schicksal einer verwaisten Mutter aussieht, entpuppt sich im Laufe des Analyseprotokolls auch als Tragödie einer verwaisten Schwester, die den Tod ihres Bruders und die damit verbundenen, verdrängten Haß- und Schuldgefühle erst über den Verlust ihres eigenen Sohnes durcharbeiten und betrauern kann.

Der Hinweis auf diese generationsüberschreitende Verflechtung ungelöster Trauergefühle erscheint mir deshalb so wichtig, weil 14 von 22 verwaisten Müttern (rund 64 Prozent), die mit mir ihre Erinnerungen an das verlorene Kind geteilt haben, auch vom Tod eines Bruders oder einer Schwester in der eigenen Kindheit berichten. (Näheres dazu auf S. 105 u. 107)

»In der ersten Woche nach dem Tode des Kindes«, notierte Melanie Klein über ihre Patientin Frau A., »weinte sie nicht viel, und Tränen brachten ihr nicht die Erleichterung, die sie ihr später gaben. Sie fühlten sich stumpf, abgeschlossen und physisch gebrochen. Der Besuch einer oder zweier intimer Freunde gab ihr indessen gewisse Erleichterung. In dieser Phase hörte Frau A., die gewöhnlich jede Nacht träumte, auf zu träumen, da sie den wirklichen Verlust tief in ihrem Unbewußten verleugnete.«

Am Ende der Woche hatte Frau A. den folgenden Traum: »Sie sah zwei Menschen, eine Mutter und einen Sohn. Die Mutter

trug ein schwarzes Kleid. Die Träumende wußte, daß der Junge gestorben war oder sterben würde. Ihre Gefühle waren frei von Gram, aber sie fühlte eine Spur Feindseligkeit gegen die beiden Menschen.«
Auf die Frage der Psychoanalytikerin Melanie Klein, was ihr zu diesem Traum einfiele, förderte Frau A. eine wichtige Erinnerung zutage, die von der Therapeutin festgehalten wurde:
»Als Frau A. ein kleines Mädchen war, sollte ihr Bruder, der Schwierigkeiten in der Schule hatte, von einem gleichaltrigen Mitschüler, den ich B. nennen werde, Nachhilfeunterricht erhalten. B's Mutter benahm sich herablassend und ihre eigene Mutter erschien ihr ziemlich traurig. Sie selbst fühlte, daß eine schreckliche Schande die ganze Familie und ihren sehr bewunderten und geliebten älteren Bruder befallen hatte, den sie wegen seines größeren Wissens, seiner geistigen und physischen Überlegenheit im stillen beneidete.«
Im Laufe des analytischen Gespräches mit Melanie Klein wurde Frau A. klar, daß die beiden Menschen, die sie im Traum gesehen hatte, nur vordergründig diesen verhaßten Mitschüler B. und seine Mutter verkörperten, der sie damals am liebsten den Tod des Sohnes gewünscht hätte. Bei näherem Hinsehen »waren ihre Todeswünsche gegen ihren eigenen Bruder gerichtet«, steckte die Eifersucht auf ihn hinter dem »Wunsch, ihre Mutter durch den Verlust ihres Sohnes zu berauben und zu bestrafen«.
Frau A's unbewußter Todeswunsch, der häufig unter Geschwistern anzutreffen ist, hatte sich tatsächlich erfüllt. Zum Zeitpunkt ihrer Analyse waren sowohl ihre Mutter als auch ihr Bruder bereits tot.
»Beim Tode ihres Bruders fühlte sie neben großem Kummer unbewußt Triumph über ihn, der von ihrer früheren Eifersucht und ihrem Haß herstammte; dementsprechend fühlte sie sich schuldig. Sie übernahm gewisse Gefühle für ihren Bruder in ihre Beziehung zu ihrem Sohn. In ihrem Sohn liebte sie auch ihren Bruder; aber gleichzeitig hatte sie etwas von ihrer Ambivalenz gegen ihren Bruder ... auf ihren Sohn übertragen. Die Trauer für ihren Bruder floß - zusammen mit Kummer, Triumph und Schuld, die sie in Beziehung zu ihm erlebt hatte - in ihren gegenwärtigen Schmerz ein, wie der Traum zeigte.«

Erst allmählich verlor die Furcht von Frau A., »daß der Tod ihres Sohnes eine Bestrafung durch die Eltern für sie darstellte, an Kraft, und ebenso wurde das Gefühl schwächer, daß der Sohn sie durch seinen Tod einer Entbehrung und Bestrafung unterwarf«.

Haß und Angst, Mißtrauen und Härte verblaßten Schritt für Schritt in der Innenwelt der verwaisten Mutter A., befähigten sie, »sich ihren Gefühlen völlig hinzugeben und ihren Kummer über den wirklichen Verlust auszuweinen«, gaben ihr die Sicherheit, »daß das Leben innen und außen trotz allem weitergehen wird und daß das verlorene geliebte Objekt innerlich erhalten werden kann«.

Melanie Kleins Patientin, die anfänglich geglaubt hatte, »daß ihr der Verlust von rachsüchtigen Eltern zugefügt worden war, konnte nunmehr in ihrer Phantasie das Mitleid dieser Eltern, die schon lange tot waren, diesen Wunsch, ihr zu helfen und sie zu unterstützen, erleben. Sie fühlte, daß auch sie einen schweren Verlust erlitten hatten und ihren Kummer teilten, wie sie es getan haben würden, wenn sie am Leben gewesen wären. Die Tränen, die sie vergoß, waren auch zu einem gewissen Ausmaße die Tränen, die ihre inneren Eltern vergossen, und sie wollte sie trösten, wie sie – in ihrer Phantasie – sie getröstet hatten.«

Mit dieser Interpretation eines geglückten Trauerprozesses am Beispiel einer verwaisten Mutter, mit dem Hinweis auf die Möglichkeiten der Außenwelt, Hilfestellung beim Wiederaufbau der erschütterten Innenwelt der Trauernden zu leisten, ging Melanie Klein weit über das Verständnis von Trauer als seelischer Privatangelegenheit hinaus, sah sie Trauer auch in ihren sozialen Bezügen.

Es klingt fast wie ein Appell an die Solidarität der nicht betroffenen Umwelt, wenn Melanie Klein schreibt: »Beim Trauernden wird die Harmonie in seiner inneren Welt gefördert und seine Ängste und sein Leid werden schneller gelindert, wenn er Menschen hat, die er liebt und die seinen Gram teilen, und wenn er ihr Mitleid annehmen kann.«

# Trauern: Schwerarbeit für Leib und Seele

Meine Tage sind wie Rauch geschwunden,
meine Glieder wie von Feuer verbrannt.
Versengt wie Gras und verdorrt ist mein Herz,
so daß ich vergessen habe, mein Brot zu essen.

Vor lauter Stöhnen und Schreien
bin ich nur noch Haut und Knochen.
Ich bin wie eine Dohle in der Wüste,
wie eine Eule in öden Ruinen.

Ich liege wach, und ich klage
wie ein einsamer Vogel auf dem Dach.

*Psalm 102, 4–8*

Was fühlt der Körper, wenn die Seele trauert? Kann der menschliche Organismus den Schmerz der Trauer überhaupt verkraften? Wie wirkt sich der Streß der Trauer langfristig auf die seelische Gesundheit von trauernden Müttern und Vätern aus?
Mit diesen Fragen haben sich zahlreiche Wissenschaftler beschäftigt. Auch die Streßforschung der Gegenwart ist dabei, die hormonellen Vorgänge im Gehirn von Trauernden zu erforschen.
Bereits 1890 verwies Sigmund Freud in einem Beitrag über die »Seelenbehandlung«[16] auf die Körpersprache der Trauer: »Anhaltende Affektzustände von peinlicher oder, wie man sagt, ›depressiver‹ Natur, wie Kummer, Sorge und Trauer, setzen die Ernährung des Körpers im ganzen herab, verursachen, daß die Haare bleichen, das Fett schwindet und die Wandungen der Blutgefäße krankhaft verändert werden.«
Auch die Psychoanalytikerin Melanie Klein sah in der Trauer - allerdings auf seelischer Ebene - eine regelrechte Erkrankung: »Der Trauernde ist tatsächlich krank, aber da dieser Gemütszustand so allgemein erscheint, nennen wir ihn nicht eine Krankheit.«[17]
Daß Trauer schwerwiegende Krankheiten auslösen und manchmal sogar tödlich sein kann, behauptet der amerikanische Psychiater George L. Engel von der Psychiatrischen Universitätsklinik Rochester. In seinem 1961 veröffentlichten Beitrag mit dem Titel »Ist Trauer eine Krankheit?«[18] forderte er seine Kollegen auf, den tiefgreifenden biochemischen Veränderungen im Zentralnervensystem Trauernder mehr Aufmerksamkeit zu schenken als bisher. Engel vergleicht Trauer mit einer Wunde, die nach einer bestimmten Zeit vernarben oder sich entzünden kann. Aus dieser Sicht erübrigt sich für ihn auch die bisher immer noch übliche, anmaßende Unterscheidung zwischen »normaler« und »pathologischer« Trauer. Er ersetzt sie durch die Begriffe »unkomplizierte« und »komplizierte« Trauer.
Das Bild von der Trauer als Wunde griff auch Gottfried Benn in einem Gedicht auf:

Ich trage dich wie eine Wunde
auf meiner Stirn, die sich nicht schließt.
Sie schmerzt nicht immer und es fließt
das Herz sich nicht draus tot.
Nur manchmal plötzlich bin ich blind und spüre
Blut im Munde.

Ohne jeden Sinn für Poesie haben Psychiater, Psychologen und Soziologen versucht, die Trauer von Witwen und Witwern, von Waisen und verwaisten Eltern zu messen. Mit Hilfe von Trauerskalen (»Texas Grief Inventory«), Fragebögen, Interviews, Blut- und Harnanalysen wurden körperliche und seelische Erscheinungsbilder genauso festgelegt wie exakte »Fahrpläne« für die Gratwanderung über den Trauerpfad.
Die Trance im ersten Schock, von der viele trauernde Mütter und Väter berichten, ist ein Geschenk der körpereigenen Morphine (Endorphine). Diese Substanzen, die ähnliche Wirkungen wie die euphorisierenden chemischen Opiate haben, spielen unter anderem eine wichtige Rolle bei der Abschirmung von körperlichen und seelischen Schmerzen. Wenn die tödliche Diagnose feststeht oder die Todesnachricht überbracht wird, bewirken die Endorphine im Gehirn der betroffenen Angehörigen einen Blackout, der für Stunden oder Tage zu einer Art Seelennarkose führt. Sobald der trauernde Mensch sich wieder etwas gefangen hat und in der Lage ist, der Wahrheit ins Auge zu sehen, läßt die Wirkung dieses inneren Schutzes nach.
Erst seit wenigen Jahren weiß man, daß auch andere Hirnstoffe, wie das Wachstumshormon (STH), das »Stillhormon« Prolaktin und das von der Nebennierenrinde ausgeschüttete Hormon Kortisol empfindlich auf den Streß der Trauer reagieren. Zurückgeführt wird das auf eine Art Aufruhr im sogenannten Hypothalamus-Hypophysen-Nebennierenrinden-System, einer Schaltzentrale des menschlichen Gehirns, in der alle gefühlsgetönten Erregungen von Leib und Seele zusammenlaufen.
Ein spezieller Test, der »Dexamethason-Hemm-Test«, hat Wissenschaftlern die Erkenntnis gebracht, daß das Kortisol-Hormon nicht nur bei krankhaft depressiven Menschen vermehrt im Harn vorhanden ist, sondern auch bei Trauernden.[19]
In den ersten drei Monaten der Trauer haben die Hinterbliebe-

nen dieselben Symptome wie depressive Patienten, die mit schweren Melancholien in einer Psychiatrischen Klinik aufgenommen werden.[20] Nach einem Jahr lassen die körperlichen Beschwerden wie Rücken- und Gelenkschmerzen, Atemnot und Verdauungsstörungen zwar nach, die seelischen Beeinträchtigungen halten sich jedoch hartnäckig. Dreizehn Monate nach dem Tod eines nahestehenden Familienmitglieds klagen immerhin noch 50 Prozent über Schlafstörungen, Niedergeschlagenheit und innere Unruhe.[21]

Die Trauerdepression und mit ihr die krankhaften Veränderungen in der Ausschüttung von Kortisol schwächen auch das Abwehrsystem (Immunsystem) der Trauernden und machen sie besonders anfällig für die Entstehung von Krebs und anderen Krankheiten.[22]

Aus der Nebennierenrinde kommen auch die Kortikosteroide; das sind Streßhormone, die bereits seit annähernd drei Jahrzehnten relativ einfach und exakt im Blut und Harn bestimmt werden können. Entsprechende Messungen ergaben nicht nur Aufschluß über das Ausmaß der Trauer, sondern auch über die damit verbundenen Abwehr- und Bewältigungsstrategien.

Eine besonders interessante Studie hierzu lieferten bereits 1964 die New Yorker Psychiater Carl T. Wolff und Myron A. Hofer im Auftrag des National Institute of Mental Health, Bethesda.[23]

Eine Untersuchung von Eltern, deren Kind tödlich an Leukämie erkrankt war, ergab, daß Mütter und Väter in derselben Streßsituation unterschiedliche Mengen von Kortikosteroiden im Urin aufwiesen. Die beiden Psychiater folgerten, daß diese unterschiedliche Hormonausschüttung mit der sehr persönlichen Vorbereitung der einzelnen Elternteile auf den bevorstehenden Verlust des Kindes - im Fachjargon »vorwegnehmende Trauerarbeit« genannt - zu tun hat.

Diese Vermutung wurde durch psychologische Gespräche erhärtet: Eltern, die den schmerzhaften Gedanken an das nahende Lebensende ihres Kindes innerlich nicht zulassen konnten und allenfalls mit theatralisch zur Schau getragenen Gesten der Betroffenheit reagierten, waren so erfolgreich in der Verleugnung der Wirklichkeit, daß auch ihr Körper nur mit einer niedrigen Ausschüttung von Streßhormonen reagierte. Hohe Werte von Kortikosteroiden fanden sich hingegen bei

Eltern, die still in sich hineinlitten und nur wenige Möglichkeiten hatten, ihren Kummer auszudrücken. Je stärker also Mütter oder Väter die Bedrohung durch das Leiden des Kindes und seinen bevorstehenden Tod ausklammerten, desto niedriger war die Ausschüttung von Streßhormonen.
Carl T. Wolff und Myron A. Hofer fanden bei ihren Messungen auch geschlechtsspezifische Unterschiede: Väter hatten durchschnittlich höhere Streßwerte. Da sie meist nicht so unmittelbar mit der Pflege des sterbenden Kindes betraut sind wie ihre Frauen, da sie während des Tages im Beruf ihren »Mann stehen« müssen und erst abends ans Krankenbett können, haben Väter weniger Möglichkeiten, ihren Schmerz und ihre Trauer herauszulassen und sind deshalb auch gestreßter. Die väterliche Trauer im Angesicht des Todes eines Kindes darf nicht in der Seele stattfinden und wird deshalb an den Körper delegiert. Er weint Hormone.
Bei den meisten Müttern waren die Werte der Streßhormone fast halb so niedrig. Mütter, die meist an vorderster Front im Klinikalltag stehen, müssen bis zum letzten Atemzug an ein Weiterleben des Kindes glauben, müssen eine sinnlose Hoffnung aufrechterhalten, um ihre Aufgabe meistern zu können. Die Tatsache, etwas für das Kind tun zu können, führt zu einer Art ständiger Spannungsentladung in der Seele und schwächt deshalb auch den körperlichen Streß ab.
»Für Mütter ist eine vorwegnehmende Trauerarbeit wie die Quadratur des Kreises«, sagt Professor Dieter Bürgin, der Baseler Kinder- und Jugendpsychiater. »Man kann nicht beginnen, innerlich ein Kind zu betrauern und gleichzeitig alle Liebesenergien ihm gegenüber aufrechterhalten.«
Mit der »postmortalen« Trauerarbeit, der Trauer, die nach dem Tod eines Kindes einsetzt, scheint sich das Ausmaß der Verdrängung bei Müttern und Vätern umzukehren. Das geht nicht nur aus zahlreichen psychologischen Studien hervor, sondern auch aus Messungen von Streßhormonen, die die beiden New Yorker Psychiater jeweils sechs Monate und zwei Jahre nach dem Verlust eines Kindes durchgeführt haben: Von den insgesamt 40 verwaisten Eltern, die ihr Kind durch Leukämie verloren hatten, waren plötzlich die trauernden Väter die »besseren« Verdränger des Verlusts – was sich im Körper durch ein deutli-

ches Absinken der Streßhormone zeigte. Umgekehrt verhielt es sich bei den vorher so gefaßten Müttern: Ihr Streßhormon-Spiegel stieg nach dem Tod des Kindes stark an und blieb über einen langen Zeitraum erhöht.[24] Eltern, die ein Kind verloren haben, gehören unter allen Trauernden zur Risikogruppe Nummer eins. Der israelische Wissenschaftler Itzhak Levav beobachtete in einem Zeitraum bis zu fünf Jahren nach dem Tod eines erwachsenen Kindes einen sprunghaften Anstieg von Todesfällen unter verwaisten Eltern.[25] Vor allem bei Männern konnte die amerikanische Psychiaterin Paula Clayton aus Minneapolis im ersten Trauerjahr eine auffällige Häufung von Selbstmorden, tödlichen Unfällen und entzündlichen Erkrankungen feststellen; eine Tatsache, die sie auch auf den vermehrten Konsum von Alkohol, Tranquilizern, Schlafmitteln und Zigaretten zurückführt.[26] Bei Menschen, die mit dem Tod ihres Kindes konfrontiert werden, treten seelische wie körperliche Trauerreaktionen besonders intensiv auf und können über Jahre sogar chronisch werden. Der weinende Körper verfügt über ein großes Repertoire an Ausdrucksmöglichkeiten: Vom Haarausfall bis zum Hautausschlag, von Schwindelanfällen bis zu Schweißausbrüchen, von einer anhaltenden Appetitlosigkeit bis zum Heißhunger, von Verdauungsstörungen bis zum sprichwörtlichen »Herzschmerz«, von Gliederschmerzen bis zu geschwollenen Beinen - all das kann er aufbieten, um sein Leid zu entladen.

Die Seele trauernder Eltern spielt nicht minder verrückt: Panikattacken und Ruhelosigkeit, Depressionen und Alpträume, Schlaflosigkeit und Schuldgefühle, Zwangsgedanken und feindselige Ausbrüche gehören genauso zu den psychischen Ausdrucksmitteln des Trauernden wie die Trugwahrnehmung von Bildern und Stimmen, die Angst vor dem Verrücktwerden, das Gefühl des Unwirklichseins der eigenen Person und der Unwirklichkeit der Umwelt (Depersonalisation und Derealisation) oder »stille Anfälle von Gram«.[27]

Wie gefährdet Eltern sind, die ihre Kinder überleben, zeigt eine Vergleichsstudie von 1981, in der die Trauer von 15 Witwen, neun Witwern, zwölf verwaisten Müttern und acht Vätern verglichen wird.[28] Die befragten 44 Trauernden hatten 18 Monate zuvor bei einem Zugunglück in Sydney (Australien) ein Kind oder einen Ehepartner verloren.

Der Vergleich zwischen diesen vier Gruppen ergab, daß Mütter das stärkste Verlustgefühl und den schlechtesten Gesundheitszustand aufwiesen. An zweiter Stelle kamen die Väter, gefolgt von den Witwen. Am stabilsten nach dem Tod ihrer Ehefrauen blieben mit Abstand die Witwer. Von den 44 Trauernden mußten sich sieben in psychiatrische Behandlung begeben. Zwei Mütter benötigten eine stationäre Aufnahme in eine Nervenklinik.
Eine wichtige Rolle für eine gesunde Trauerbewältigung - so geht aus der australischen Untersuchung hervor - spielt das Abschiednehmen von dem Verstorbenen. Nur acht Witwer entschieden sich, die entstellten Körper ihrer Toten noch einmal zu sehen. Den restlichen 36 Trauernden war von wohlmeinenden Freunden und Verwandten davon abgeraten worden. 22 Trauernde haben diesen versäumten Abschied zum Zeitpunkt des Interviews bereut, weil es ihnen - so fühlen sie - besonders schwerfällt, die Wirklichkeit des Verlusts anzunehmen. Eine Mutter über ihren toten Sohn: »Heute glaube ich, daß keine Entstellung so schlimm sein kann, wie ich sie mir in meiner Phantasie ausmale.«
Die Trauer um ein verlorenes Kind kann, wenn sie nicht richtig gelingt, eine stille Zeitbombe mit Spätzündung für die gesamte Familie sein. Umso wichtiger scheint es, den betroffenen Eltern und Geschwistern, ohne sie zu bevormunden, Hilfen an die Hand zu geben, damit aus der Trauerwunde keine chronische Entzündung wird. Denkbar wäre beispielsweise ein »Trauerurlaub« für berufstätige Mütter und Väter, der ihnen für einige Zeit einen Schutzraum bietet, in der sie ihre Trauer ohne Hemmnisse auf den richtigen Weg bringen könnten.
Trauer ist nicht pflegeleicht, und sie entzieht sich den Anforderungen unserer Leistungsgesellschaft. »Das Leid, das Eltern nach dem Verlust eines Kindes tragen, mag nach einigen Monaten nicht mehr sichtbar sein«, sagt John Fischhoff, Kinderarzt am »Children's Hospital of Michigan« in Detroit.[29] »Und dennoch wird ihr lautloser Schmerz sie Jahre - und manchmal auch ein ganzes Leben begleiten.«

Wann und wie Familien über den Tod eines Kindes hinwegkommen, haben zahlreiche Wissenschaftler versucht herauszufinden. Hier eine Zusammenfassung der wichtigsten Ergebnisse:

- Mütter und Väter, die frühere Verluste und Trennungen nicht bewältigt haben, sind besonders gefährdet. »Sie reagieren mit neurotischen und psychosomatischen Formen der Trauer- und Angstabwehr, die den Dialog zwischen den Partnern auf Dauer blockieren können«, sagt der Mainzer Professor Hartmut Steffen vom Kinderneurologischen Zentrum des Landes Rheinland-Pfalz. Diese Unfähigkeit zu trauern wurde »über Generationen hinweg an sie weitergegeben und führt sie in eine Situation chronischer Belastung, die ihre Wurzeln bereits in den großelterlichen Familienschicksalen väterlicher- wie mütterlicherseits hat«.[30]
- Alter und Geschlecht eines Kindes, erwarteter oder plötzlicher Tod spielen bei der Verarbeitung des endgültigen Abschieds von einem Kind keine so große Rolle, wie man vermuten würde. Ausschlaggebend für eine geglückte Trauer ist die gute Beziehung, die Vater und Mutter in der Vergangenheit zu ihrem Kind hatten, eine stabile Persönlichkeitsstruktur, die Fähigkeit, schmerzliche Gefühle auszudrücken und sie auch anderen Menschen mitzuteilen sowie eine tragfähige Lebensphilosophie ganz allgemein.[31, 32, 33]
- Ältere Ehepaare, die ein Kind verlieren, zeigen eine stillere Trauer als junge Mütter und Väter. An die Stelle von Seelenschmerz treten körperliche Erkrankungen und ein verhaltenes Mißtrauen gegenüber der Umwelt. Diese scheinbare »Abwesenheit von Trauer«[34] ist nicht nur auf den anderen Umgang der Kriegsgeneration mit Tod und Trauer zurückzuführen. Psychoanalytiker sehen darin auch »eine Abwehrreaktion gegen dynamische Kräfte, die das geschwächte Selbst alternder Eltern zerstören würden.«[35]
- Der Tod eines Kindes »scheint eine« derart »schwere narzißtische Kränkung« – so mutmaßte Vater Freud bereits vor 70 Jahren nach dem Tod seiner Tochter[36] – daß über 50 Prozent aller betroffenen Eltern und Geschwister um psychotherapeutische Hilfe nachsuchen.[37]
- Für die überlebenden Kinder ist der Verlust eines Bruders oder einer Schwester eine seelische Belastung, die von den Eltern und der Umwelt oft verkannt wird: 40 Mütter und Väter, die ihr Kind sechs Monate zuvor durch Leukämie verloren hatten, wurden auf das Trauerverhalten ihrer insgesamt

64 verbliebenen Kinder angesprochen. 70 Prozent der Eltern berichteten, daß ihre Kinder innerhalb einer Woche wieder »zur Normalität zurückgekehrt« seien.[38]
Die Wirklichkeit sieht anders aus: Über 50 Prozent der verwaisten Brüder und Schwestern zeigen Leistungsabfälle in der Schule, Trennungsängste, Depressionen und Verhaltensstörungen, schlagen sich mit dem unbewußten Gefühl herum, Schuld am Tod des Geschwisters zu sein.[39] (Zur Problematik der verwaisten Geschwister siehe S. 43)

- Wie Mütter und Väter das erste Trauerjahr nach dem Tod eines Kindes erlebt haben, darüber berichtet eine Vergleichsstudie von 90 amerikanischen Müttern und 55 Vätern aus dem Jahre 1983.[40]
Die Soziologin Judit A. Cook aus Chicago wollte wissen, ob Mütter und Väter verschieden trauern: Verwaiste Väter trauern mehr in Familienzusammenhängen, vermissen »Ziele und Lebensperspektiven«, klagen über einen »eingetretenen Orientierungsverlust« innerhalb der Familie, sehnen sich nach etwas, »das die hinterlassene Lücke wieder auffüllen« kann. Trauernde Väter fühlen sich vor allem in der ersten Zeit dafür verantwortlich, die Trauer der anderen Familienmitglieder nicht ausufern zu lassen und sie in die richtigen Bahnen zu lenken. Ihre Trauer findet meist im stillen Kämmerlein statt. »Ich muß da alleine durch« heißt die stereotype Erklärung verbunden mit der Versicherung, daß ihre Frauen ja noch »viel mehr darunter leiden würden«.
Trauernde Mütter schildern den Tod eines Kindes als persönlichen Verlust, so »als wäre mir mein Arm mit einem Mal abgehackt worden«. Ihre Trauer ist viel sinnlicher als die der befragten Väter. Judith Cook führt das darauf zurück, daß besonders die nichtberufstätigen Mütter in ihrem Alltag zu Hause häufig auf die gegenständlichen Erinnerungen an das verlorene Kind stoßen und sich damit auseinandersetzen müssen. Die betroffenen Frauen berichten viel öfter von Visionen und akustischen Wahrnehmungen, die ihnen - für Augenblicke - das tote Kind zurückbringen. Festtage wie Weihnachten oder der Geburtstag des verstorbenen Kindes werden von verwaisten Müttern viel schmerzlicher erlebt als von Vätern. Trauernde Mütter holen sich häufiger Trost bei

Freundinnen und Verwandten als beim eigenen Ehemann. Sein Trost und seine Unterstützung wird im ersten Trauerjahr von den meisten Frauen als wenig hilfreich empfunden.

- Den langfristigen Auswirkungen der Trauer um ein Kind ist der Schweizer Kinderpsychiater Hansruedi Merk nachgegangen.[41]
  Drei bis zehn Jahre nach dem Tod eines Kindes befragte er 17 Schweizer Elternpaare, die ein Kind durch Krebs oder einen Unfall verloren hatten. Merk fand, daß über 50 Prozent der Eltern immer noch tief in ihrer Trauer stecken. Die Mütter haben ihren Verlust besser bewältigt als die Väter: Die trauernden Männer waren seltener an der Pflege ihres todkranken Kindes beteiligt und mußten daher ihren Schmerz weitgehend abkapseln. Auch nach der Beerdigung sahen sich die Väter schnell wieder in eine Arbeitswelt eingespannt, die wenig Raum für Trauer läßt.
  »Ein gemeinsamer Dialog zwischen den Ehepartnern« - so Hansruedi Merk - »scheiterte weitgehend am Unvermögen der Väter, über sich und ihre Probleme reden zu können.«
- Stand die Beziehung zwischen den Eltern bereits vor dem Verlust eines Kindes auf brüchigem Boden, bedeutet sein Tod meist auch das Todesurteil für die Ehe. Der endgültige Schlußstrich wird oft erst nach einigen Jahren gezogen, wenn die Zeit der gegenseitigen Schuldzuweisungen vorbei und die innere Vereinsamung von Mutter und Vater unerträglich geworden ist. Wie viele Ehen am Verlust eines Kindes scheitern - darüber gibt es nur Vermutungen. Die Todesforscherin Elisabeth Kübler-Ross schreibt, daß »bis zu 75 Prozent der Eltern, die ein Kind verloren haben, innerhalb des ersten Jahres nach dem Tod des Kindes am Rande einer Trennung oder Scheidung stehen«.[42]
  Nach den Erkenntnissen anderer Autoren pendelt sich die Scheidungsrate unter verwaisten Eltern auf einen Wert zwischen 20 und 50 Prozent ein. Feststeht: »Krankheit und Tod eines Kindes bringen Eltern nicht inniger zusammen wie noch vor 20 Jahren vermutet wurde«, sagt Shirley B. Lansky vom Kinderkrebszentrum der Universität Kansas City. »Sie machen die Familie für Jahre zu einem Minenfeld, auf dem ungelöste Konflikte aller Art schwelen können.«[43]

# Die verwundbaren Kinder

Vierzehn Monate vor meiner Geburt war es, fünfjährig, gestorben, das Brüderchen.
Ich weiß es heute ganz gut und habe es damals in kindlicher Ahnung erfühlt: Ich wäre nie auf der Welt erschienen, ohne daß mein Brüderchen an einem schönen Maitag sein lockiges Köpfchen in die Kissen legte und einschlief für immer ... Als ich zur Welt kam, wieder ein Knabe, blond und mit blauen Augen, da mögen ihre Hoffnungen, Wünsche und Gedanken wohl immer um den ängstlichen Glauben geflattert sein, daß sich der liebe Heimgegangene in meinem zarten Leben erneuert habe. Und so ist mir der Niegesehene lieb geworden, wie ein schönes Märchen, und ist mir doch zugleich wie ein wirklicher kleiner Bruder gewesen und geblieben.

*Rudolf Presber (1868–1935)*

Sie sind die doppelten Verlierer: Mit dem Tod einer Schwester oder eines Bruders stirbt für die zurückgebliebenen Geschwister nicht nur ein Spielkamerad, ein Vorbild oder ein Gegner - sie verlieren für Wochen und Monate, vielleicht auch für Jahre, die Zuwendung und Aufmerksamkeit ihrer Eltern. Nur wenigen Müttern und Vätern gelingt es, in der natürlichen Selbstbezogenheit ihrer Trauer die Ängste, Fragen und Schuldgefühle der verbleibenden Kinder wahrzunehmen und auf sie einzugehen.
Wenn das verlorene Kind nicht durch einen Unfall, sondern nach einer langwierigen Krankheit gestorben ist, tritt die Entfremdung zwischen Eltern und gesunden Kindern oft bereits vor dem Tod des Geschwisters ein. »Vor allem die Mutter sieht sich hier vor einem fast unlösbaren Problem«, sagt Professor Dieter Bürgin, Leiter der Psychiatrischen Universitätspoliklinik für Kinder und Jugendliche in Basel. »Sie muß dem kranken Kind beistehen, mit dem Ehepartner im Dialog bleiben, die Großeltern beruhigen und den gesunden Kindern zur Verfügung stehen.« Bürgin, der jahrelange Erfahrungen mit krebskranken Kindern und deren Familien gesammelt hat, fand bei den verwaisten Geschwistern »grobe Vernachlässigungen und auch grobe seelische Verwundungen vor«, über die zu Hause nicht gesprochen werden darf.
Kann ich diese Krankheit auch bekommen? Warum haben es meine Eltern nicht geschafft, meine Schwester vor dem Tod zu beschützen? Ist mein Bruder gestorben, weil ich ihn manchmal am liebsten umgebracht hätte vor Wut? Das sind die Fragen, die überlebende Geschwister meist im stillen mit sich herumtragen. Das sind Zweifel, die sich nachts im Bett in bedrückende Alpträume verwandeln.
Wenn bei diesen verwundeten Kindern die Schulleistungen nachlassen und Schmerzen auftreten, über die bereits der

kranke Bruder, die sterbende Schwester geklagt hatte, wenn das überlebende Kind plötzlich aggressiv oder teilnahmslos wird, ist das, so Professor Bürgin, »ein Versuch zu senden und eine Mitteilung zu machen«. Leider würde das von den Eltern oft als »erzieherisches Problem« und nicht als »Beziehungsproblem« angesehen, »was eher zur Verschlimmerung der Situation und damit zu einer immer tieferen Vereinsamung der hinterbliebenen Geschwister führt«.
Sylvia, eine 42jährige Schweizerin, die ihre Tochter Nicole mit zwölf Jahren durch einen Fahrradunfall verloren hatte, erinnert sich an ihre Gefühle für den zurückgebliebenen 14jährigen Sohn:

*»Ich habe ihn völlig zur Seite gestoßen. Er hat sich dann in die Musik geflüchtet, hat stundenlang die wildesten Platten gehört. Da wird man wahnsinnig, wenn man das nur hört. Das war eine ganz aggressive Musik mit Texten von Zerstörung, Mord und Blut.*
*Er hatte eine wahnsinnige Angst, seine Freunde zu verlieren, wenn er den ganzen Tag wie ein Trauerkloß herumhängt. Er hatte auch Angst, mir seine Gefühle zu zeigen. Ich weiß, der erste Schritt hätte von mir kommen müssen, aber ich war so unfähig dazu.*
*Es war ein schrittweises Aufeinanderzugehen. Einmal - das mag vier Jahre später gewesen sein - hat er zu mir gesagt: Mußt du denn immer so eine blöde Kerze auf den Friedhof bringen?*
*Drei Wochen später kam er mit einer Kerze an und sagte: Bring die zur Nicole rauf.*
*Das war ein erster Lichtblick für mich.*
*Nach sechs Jahren haben wir zum ersten Mal miteinander über Nicoles Tod gesprochen.«*

Viele Eltern sind enttäuscht darüber, daß ihre lebenden Kinder nach dem Tod der Schwester oder des Bruders scheinbar schnell zur Tagesordnung übergehen. Kinder trauern anders –, wenn sie überhaupt schon trauern können. Sie trauern nicht in einem in sich abgeschlossenen Prozeß, sie trauern in Raten, über Jahre hinweg, bis ins Erwachsenenalter hinein. Sie trauern so spontan wie sie spielen: Wenn Sehnsucht und Angst, Traurigkeit und Wut sie zu überwältigen drohen, wird der Schmerz wie

ein Turm aus Bauklötzen umgestoßen, links liegengelassen, und sie wenden sich etwas anderem zu.
»Trauerarbeit« im Sinne der Erwachsenen können Kinder frühestens leisten, wenn sie etwa 15 oder 16 Jahre alt sind. Bis dahin trauern Kinder so, wie es ihrem jeweiligen Entwicklungsstand, ihren Vorstellungen von Tod und Endlichkeit entspricht.
Wenn Kinder einen Bruder oder eine Schwester betrauern, versuchen sie zunächst nicht, den Verlust zu überwinden. Im Gegenteil: Sie setzen ihr gesamtes seelisches Spielmaterial ein, um der schmerzlichen Wirklichkeit so lange aus dem Weg zu gehen, bis sie reif für die Trauer sind.
Zu diesem Spielmaterial der kindlichen Seele gehören:

*Die Nachahmung des verstorbenen Kindes*
Häufig versuchen Kinder, die Krankheitssymptome des toten Bruders oder der Schwester anzunehmen, deren Hobbys, Sprache oder Vorlieben nachzuahmen, sich einen ähnlichen Freundeskreis aufzubauen, um wenigstens auf diesem Wege das tote Kind in ihrem Inneren am Leben zu erhalten. War das verstorbene Kind jünger, kehren die verwaisten Geschwister oft auf eine Entwicklungsstufe zurück, die sie »kindisch« wirken läßt.

*Die Wut auf sich und das tote Kind*
Verwaiste Geschwister erleben sich in ihrer Phantasie oft als Ungeheuer oder gar als Killer. Mit dem Tod eines Kindes werden alte Geschwisterrivalitäten wieder wach, die oft von Haß und Todeswünschen beseelt waren. Kinder, die den Tod von Bruder oder Schwester nicht annehmen können, flüchten sich in die Vorstellung, sie hätten diesen Tod durch ihre Feindseligkeit heraufbeschworen. Die Folge davon sind schwere Schuldgefühle und die Angst vor Rache und Tod. Viele Kinder werden darüber depressiv, suchen nach Bestrafung, setzen sich unbewußt Gefahren aus, um sich der Liebe ihrer Eltern zu versichern, entwickeln Krankheitsbefürchtungen und eine regelrechte Sehnsucht nach dem Tod.

*Die Tarnkappe der Gleichgültigkeit*
Am gefährdetsten sind die Kinder, die auf den Tod von Bruder oder Schwester scheinbar unauffällig reagieren oder die Trauer

der Erwachsenen nachahmen. Diese Kinder bereiten zwar in der ersten Zeit die wenigsten Probleme, werden von manchen Eltern sogar für ihr vorbildliches Betragen gelobt (und vielleicht auch als Stütze mißbraucht). Hinter dieser scheinbaren Gleichgültigkeit steckt jedoch ein schwaches Ich, das so oft verwundet wurde, daß es jetzt keine Trauerenergien mehr freisetzen kann, ohne dabei selbst zu zerbrechen.[44]

Wie verwaiste Geschwister mit ihrer Trauer fertigwerden, hängt nicht nur von ihrer Persönlichkeit ab. Wesentlich ist auch, wie offen der Umgang ihrer Eltern mit Sterben und Tod ist. »Je besser Mütter und Väter imstande sind, sich in den Prozeß der Trauer hineinzulassen und wieder daraus herauszufinden«, sagt der Baseler Professor Dieter Bürgin, »desto mehr gelingt es ihnen, ihren lebenden Kindern bei der seelischen Verarbeitung des Verlusterlebnisses behilflich zu sein«.

Das Verhalten der Eltern in den Wochen vor und nach dem Tod eines Kindes stellt in der Seele der überlebenden Geschwister Weichen, die tiefgreifende Auswirkungen auf ihr späteres Leben als Erwachsene haben. Das Ausmaß der Verwundung zeigt sich - nach Jahren einer unauffälligen Entwicklung - oft durch ein plötzliches Versagen im Beruf oder in der Partnerschaft.

So können Eltern ihren Kindern helfen, mit dem Tod eines Bruders oder einer Schwester leben zu lernen:

- Machen Sie kein Geheimnis aus dem bevorstehenden oder bereits eingetretenen Tod Ihres Kindes. Das Gefühl, von der Trauer der Eltern ausgeschlossen zu sein, ist für verwaiste Geschwister viel bedrohlicher als die Begegnung mit dem Tod selbst.
- Erlauben Sie den Geschwistern - wenn sie es wünschen -, sich vom toten Kind zu verabschieden. Lassen Sie sich dabei nicht von wohlmeinenden Ärzten oder Leichenbestattern abwimmeln. Überlegen Sie gemeinsam mit den verbliebenen Kindern, welche Begräbnisfeier der tote Bruder oder die tote Schwester am liebsten gehabt hätte.
- Ermutigen Sie Ihre Kinder immer wieder, ihre Eindrücke und Gefühle über diesen besonderen Tod zu verarbeiten. Penetrante Fragen dazu werden von den Kindern schnell entlarvt und abgeblockt. Hilfreicher sind ehrliche und verständlich

formulierte Antworten auf die spontanen Fragen der Kinder, die gemeinsame Lektüre von Märchen, Rollenspiele, eine Verarbeitung in Form von Zeichnungen, Gedichten und Musik.

- Erwarten Sie nicht, daß Ihre Kinder so trauern wie Sie selbst. Trauernde Kinder sind oft sehr reizbar, wütend, ärgerlich oder sogar übermütig und entsprechen nicht den Vorstellungen von Trauer, die erwachsene Menschen haben. Zwingen Sie Ihre Kinder weder zum sonntäglichen Grabbesuch noch zu anderen gesellschaftlich geformten »Ritualen« der Erwachsenen.

Bei der Beherzigung dieser Ratschläge sind viele trauernde Eltern überfordert. Das Wissen darum, bei den hinterbliebenen Kindern versagt zu haben, erfüllt Mütter und Väter mit zusätzlichen Schuldgefühlen, die sich wie Blei auf die gebrochene Seele legen.

Um diesem Teufelskreis von Schuld und Trauer zu entkommen, versuchen manche Eltern, den eingetretenen Tod durch eine neue Schwangerschaft ungültig zu machen. Andere Eltern sehen einen Ausweg in der Adoption eines Kindes. Es gibt auch Eltern, die unbewußt eines ihrer Kinder zum Stellvertreter des Toten bestimmen, der künftig alle Erwartungen und Erinnerungen an das verlorene Kind am Leben erhalten soll.

Wie gefährdet solche Ersatzkinder sind, dokumentiert die Studie des Amerikaners Albert Cain, Chef-Psychologe an der Psychiatrischen Universitätsklinik Michigan, und seiner Frau Barbara, die als Sozialarbeiterin in der Familienberatung tätig ist.[45] Die beiden gingen den Schicksalen von sechs »Ersatzkindern« im Alter von sieben bis zwölf Jahren nach.

Aus den Lebensgeschichten der Mütter, die besonders anfällig für die Suche nach einem »Ersatzkind« waren, wurde deutlich, daß sie selbst in ihrer Kindheit den Tod von Schwester oder Bruder erlebt hatten.

Die Ersatzkinder wurden in eine Trauerwelt bereits älterer Mütter und Väter hineingeboren, über der der Schatten des verlorenen Kindes wie ein Grabmal hing. Die Ersatzkinder mußten in einen aussichtlosen Wettkampf mit dem toten Kind einsteigen, das von den Eltern als besonders »intelligent, schön, sensibel,

folgsam, liebevoll und anhänglich« – kurz, engelgleich beschrieben wurde.
Zahlreiche Mütter berichteten von ihrer geradezu panischen Angst, dem neuen Kind könne ebenfalls etwas zustoßen. Die Ersatzkinder lebten wie unter einer Glasglocke, durften nicht auf Bäume klettern, nicht alleine auf die Straße gehen, standen unter ständiger Aufsicht. Gleichzeitig zu dieser Überbehütung fanden Albert und Barbara Cain in der Beziehung der Eltern zum Ersatzkind auch feindselige Regungen. Das neue Kind wurde nicht nur als Platzhalter, sondern unbewußt auch als Verdränger des verlorenen Kindes erlebt. Manchmal sprachen die Eltern ihren Wunsch, ein anderes ihrer Kinder hätte sterben sollen, deutlich aus.
Ersatzkinder stehen vor dem Dilemma: Entweder ich erfülle die Wünsche der Eltern und verzichte auf die eigenen Bedürfnisse, oder ich bin ich und verliere die Liebe meiner Eltern.
Die Identitätsstörung dieser Kinder führt zu schweren Todes- und Trennungsängsten, Schulversagen, depressiven Neurosen, hypochondrischen Krankheitsbefürchtungen, Schuldgefühlen und zur Unfähigkeit, sich von den Eltern abzunabeln. Das Gefühl, irgendwie verantwortlich für den Schmerz zu sein, den der Tod eines Kindes in Mutter und Vater hinterlassen hat, begleitet manche Geschwister ein Leben lang. Damit verbunden ist auch der Gedanke, auf jeden Fall am Leben bleiben zu müssen, um den Eltern einen zweiten Verlust zu ersparen.
Auch Sigmund Freud war so ein lebenslänglich verwundetes Kind: Als sein Bruder Julius im April 1858 mit acht Monaten starb, stand Sigmund kurz vor seinem zweiten Geburtstag. Die Freuds hatten damals noch in Freiberg (Mähren) in sehr beengten Wohnverhältnissen gelebt. Die Eltern, Jakob und Amalie, mußten das Schlafzimmer mit ihren kleinen Söhnen teilen. Den Tod seines jüngeren Bruders, auf den er sehr eifersüchtig gewesen war, hat Sigmund Freud aus nächster Nähe miterlebt. Er muß auch gesehen haben, wie seine Mutter im Schmerz der Trauer erstarrt ist.[46] Tief drinnen in der Seele des Zweijährigen könnten sich damals ähnliche Gedanken eingenistet haben: Das darf nie wieder passieren, daß meine Mutter so weint. Vielleicht hat meine Wut auf diesen Julius ihn totgezaubert. Ich darf meiner Mutter nie wieder so weh tun, ich darf sie jetzt nicht auch noch verlassen.

Sigmund Freuds Beziehung zu seiner Mutter war ein Leben lang geprägt von einem verschwommenen Schuld- und Pflichtgefühl ihr gegenüber. Ihr Tod, der sie in Wien, am 12. September 1930 im hohen Alter von 95 Jahren ereilte, war für Sohn Sigmund wie eine Erlösung.
»Es hat merkwürdig auf mich gewirkt, dies große Ereignis«, schrieb Amalie Freuds Erstgeborener, nunmehr ein betagter Mann von 74, vier Tage nach ihrem Tod an seinen Freund Sandor Ferenczi. »Kein Schmerz, keine Trauer, nur ein Gefühl der Befreiung, der Losgesprochenheit, das ich auch zu verstehen glaube. Ich durfte ja nicht sterben, solange sie am Leben war, und jetzt darf ich.«[47]

Am Beispiel Freuds wird deutlich, daß verwaiste Geschwister eine Wunde in ihrer Seele tragen, die – bei günstigen Voraussetzungen – vernarbt bleibt oder sich von Zeit zu Zeit entzünden kann.
Erst kürzlich hat die amerikanische Psychoanalytikerin Cassandra M. Klyman, Professorin am Institut für Psychoanalyse der Universität Michigan, auf die Spätfolgen einer nicht bewältigten Trauer bei verwaisten Geschwistern hingewiesen.[48] Klyman nahm sich zwei große Schwangerschaftsberatungsstellen im US-Staat Michigan vor und fand heraus, daß 25 Prozent aller Teenager, die ungewollt schwanger wurden, und über 50 Prozent der Ehefrauen, die zur Schwangerschaftsberatung kamen, in ihrer Kindheit einen Bruder oder eine Schwester verloren haben. In ausführlichen analytischen Gesprächen ist Cassandra Klyman diesen Schicksalen nachgegangen. Sie konnte feststellen, daß das unbewußte Motiv für diese unerwarteten Schwangerschaften die verschleppte Trauer in der Kindheit war. Mit der Schwangerschaft wollte sich die Seele dieser verwaisten Geschwister noch einmal Gehör verschaffen: Die Geburt eines Kindes ist auch die Wiedergeburt der toten Schwester oder des toten Bruders. Die Schwangerschaft verleiht diesen verwundeten Müttern endlich das schmerzlich vermißte Gefühl der Kontrolle über Leben und Tod.
Um den verwundbaren Kindern zu helfen, ihre Trauer zum richtigen Zeitpunkt anzusehen und zu verarbeiten, gibt es neuerdings in der Bundesrepublik »Wochenenden für trauernde

Geschwister«. Einen ersten Versuch wagte im Mai 1987 die Evangelische Akademie Nordelbien (Hamburg und Schleswig-Holstein) in ihrer Tagungsstätte in Bad Segeberg. Gemeinsam mit den Eltern wurden Schwestern und Brüder eines toten Kindes zu einem mehrtägigen Seminar eingeladen. In einfühlsamer Begleitung sollte hier geholfen werden, die vielfältigen Signale der kindlichen Trauer aufzuschlüsseln und besser zu verstehen. »Es war zunächst eine Gratwanderung, Eltern zu diesem Schritt zu bewegen«, sagt Dr. Mechthild Voss-Eiser, Studienleiterin an der Akademie. »Wir wissen, daß für die verwaisten Eltern das einzig lebendige Kind das tote ist; die noch lebenden Kinder sind zeitweise für sie ›gestorben‹«.

Viele Eltern spüren das, fühlen sich deshalb schuldig. »Es kann nicht unsere Aufgabe sein, mit dem psychologischen Zeigefinger die Schuldgefühle der überforderten Eltern zu verstärken«, sagt die Hamburger Psychologin und Theologin. Hilfreich sei letztlich nur das Bemühen, »behutsam auf die Fragen und Ängste von Eltern und Kindern einzugehen, um die Selbstheilungskräfte der ganzen Familie wieder in Fluß zu bringen.«

Das Echo auf diesen ersten Versuch war ermutigend: Rund achtzig Mütter und Väter kamen aus allen Teilen der Bundesrepublik angereist und brachten siebzehn Kinder im Alter von drei Monaten bis zu vierzehn Jahren mit. Während sich die Eltern zum gemeinsamen Erfahrungsaustausch in kleinen Arbeitsgruppen trafen, nahmen sich eine Psychotherapeutin und eine Sozialpädagogin der verwaisten Geschwister an. Viele waren mit großen Ängsten nach Bad Segeberg gekommen, hatten sich davor gefürchtet, die Tiefen ihrer widersprüchlichen Gefühlswelt preiszugeben. Filme und Bücher, Malen und Rollenspiele über Abschied und Sterben führten die Kinder auf den Weg zu dem, was ihnen allen auf der Seele brennt: Der Tod der Schwester, der Tod des Bruders.

Der Film nach dem Buch »Die Brüder Löwenherz« von Astrid Lindgren, die Geschichte von ihrer Reise in ein Land, wo das Leben nach dem Tod weitergeht, hinterließ einen tiefen Eindruck auf die Kinder. Die Szene mit dem Wiedersehen der beiden Brüder Krümel und Jonathan in der anderen Welt beschäftigte die verwaisten Geschwister immer wieder. Die Bilder, die sie dazu malten, sprachen eine andere Sprache. Da war kein

Happy-end, da waren eine dunkle Höhle in den Bergen, ein einsamer Weg, Verfolgungsjagden und Kämpfe mit Drachen – Motive, die Aufschluß über die offenen Fragen und Konflikte der Kinder gaben.
Die innere Vereinsamung, Gefühle von Schuld und Angst waren den trauernden Kindern genauso gemeinsam wie die Erleichterung, sich in dieser Mini-Selbsthilfegruppe »endlich mal ganz ohne Erwachsene aussprechen zu können«, so formulierte es die 13jährige Inga.
»Es war erschütternd zu erleben, was in diesen Kindern vorgeht«, sagt die Hamburger Sozialpädagogin Marie-Thérese Schins. Ein Mädchen konnte sich nicht von dem Gedanken lösen, daß die Mutter ihr die Schuld am Tod des Bruders geben würde. Ein Junge schilderte, wie sehr sich das ganze Familienleben geändert habe, war bekümmert über die Grabesstimmung zu Hause. Andere Kinder erzählten, daß ihnen jetzt erst recht alles egal sei: die Schule, das Leben und was die Eltern von ihnen halten mögen. Denn an ihren toten Bruder, an die verstorbene Schwester würden sie ohnehin nie heranreichen.
Eine ganze Reihe von Geschwistern sprachen offen über die Eifersucht auf das verstorbene Kind, über ihre Wut auf Vater und Mutter, die ständig nur mit ihrer Trauer beschäftigt seien. Damit die Eltern nicht noch trauriger würden, verhielten sie sich einfach so, als sei nichts geschehen.
Immer wieder kam die Frage, ob Mutter oder Vater sie überhaupt noch liebten. Und ob es eigentlich nicht besser wäre, auch tot zu sein. Der Tod schien vielen verwaisten Geschwistern erstrebenswerter als das Leben. »Nach dem Tod von Schwester oder Bruder wurde manchen Kindern von ihren Eltern ein glorifiziertes Bild des Todes vermittelt, andere sehen im eigenen Tod die einzige Möglichkeit zu prüfen, ob Vater und Mutter genauso traurig wären«, sagt die betreuende Psychologin Margit Baßler.
Die 12jährige Tanja spricht offen aus, was viele dieser verwundbaren Kinder fühlen:
»Manchmal hab ich mir gewünscht, daß ich auch tot bin, dann würden meine Eltern auch so lieb und so viel von mir sprechen wie von meiner toten Schwester.«

# Die Gesichter des Todes

Der Tod ist groß.
Wir sind die Seinen
lachenden Munds.
Wenn wir uns mitten im Leben meinen,
wagt er zu weinen
mitten in uns.

*Rainer Maria Rilke*

Wenn Eltern ihre Kinder überleben, kommt der Tod immer zu früh. Egal, ob das Kind im Mutterleib stirbt oder selbst schon eine Familie hat - immer wird der Abschied vom eigenen Kind als der schrecklichste Tod empfunden.

Es gibt Mütter und Väter, die sagen: »Ich hatte mein Kind 33 Jahre, so viele Erinnerungen verbinden mich mit ihm, das schmerzt so wahnsinnig. Wenn mein Kind schon mit zwei Jahren gestorben wäre, könnte ich seinen Tod leichter verwinden.«

Andere Eltern halten dagegen und meinen: »Wir kannten unser Kind nur ein halbes Jahr. Es war ja noch kaum eine Persönlichkeit. Wir haben so wenig Erinnerungen, an denen wir uns festhalten können. Wie gerne hätten wir ihm wenigstens noch ein paar Jahre gegönnt, gesehen, was aus ihm wird, gewußt, welche Anlagen in ihm stecken. Dann wäre uns der Abschied leichter gefallen.«

Ob sich der Tod zur Unzeit plötzlich einstellt oder ob er nach einem langen Leiden zuschlägt - auch hier sind alle Mütter und Väter überzeugt, daß sie das schwerste Los getroffen hat. »Dieser plötzliche Tod«, sagen die einen, »hat uns völlig kopflos gemacht. Ehe wir überhaupt wußten, was passiert ist, war das Kind schon eingesargt. Wie sehr hätten wir gewünscht, langsam von unserem Kind Abschied nehmen und es bis an die Schwelle des Todes begleiten zu können.«

»Warum mußte dieses Kind nur so leiden«, sagen wiederum jene Mütter und Väter, die ihr Kind nach einer qualvollen Zeit der Krankheit verloren haben. »Machtlos haben wir diesem grauenhaften Tod in Zeitlupe zugesehen, mußten immer wieder hoffen in dieser Sinnlosigkeit. Wäre es doch einfach so, über Nacht geschehen.«

Wann es geschieht, wen es auch trifft, der Schmerz sitzt tief wie ein Stachel. Und dennoch: Der Tod ist groß und hat viele Gesichter. Mit jedem der vielen Tode, die Kinder sterben können, sind für die hinterbliebenen Eltern unterschiedliche Probleme verbunden: Häufigste Todesursachen unter den 9,2 Millionen Kindern bis zu 15 Jahren und den 10,2 Millionen Jugendlichen im Alter zwischen 15 und 25 Jahren sind Krankheit (8500) sowie Unfälle in der Freizeit, auf der Straße und zu Hause (4300). An dritter Stelle steht der Tod durch Selbstmord. (1400)[49]

**Der plötzliche Tod**

eines Kindes erfordert von den betroffenen Eltern eine doppelte Anpassungsleistung: die Unzeit des Todes und die Unmittelbarkeit des Abschieds.

Während die natürlichen Sterbefälle von Kindern aufgrund der Fortschritte der Medizin immer mehr abnehmen, wird ihr zivilisationsbedingter Tod zunehmend zum Problem. Jedes Jahr ereignen sich insgesamt etwa drei Millionen Kinderunfälle, die im Jahre 1985 für rund 4300 Kinder und jugendliche Erwachsene bis zu 25 Jahren den Tod bedeuteten. Bei Straßenverkehrsunfällen sterben besonders viele junge Menschen im Alter von 15 und 25 Jahren, in den häuslichen vier Wänden, bei Sport und Spiel sind besonders Kinder bis zum 15. Lebensjahr gefährdet.[50]

Die Bundesrepublik Deutschland nimmt einen Spitzenplatz in der Kinderunfallstatistik ein. Während in Staaten mit vergleichbarer Verkehrsdichte wie Frankreich und Großbritannien jedes Jahr »nur« vier von 100 000 Kindern auf der Straße ums Leben kommen, trifft dieses Schicksal in Deutschland genau doppelt so viele Kinder.[51]

Wenn Kinder plötzlich sterben, wird die Trauer zum Notfall. Jede Handlung, jede Geste geschieht unter dem Druck des Plötzlichen. Im Nachhinein besehen, wird vieles von den Eltern in Frage gestellt. Die Todesnachricht kommt meist durchs Telefon oder wird an der Haustüre überbracht. Die meisten Eltern stehen unter Schock. Das macht sie sprachlos, unfähig zu fragen, unfähig nachzuhaken. Erst Tage und Wochen später schleichen sich Selbstvorwürfe und Schuldgefühle in die Seele: Warum habe ich mein Kind im Stich gelassen? Warum habe ich mich überrumpeln lassen, es nicht mehr zu sehen? Warum bin ich vor ihm geflohen in meiner Not? Warum habe ich mich wegdrängen lassen von seinem entstellten Gesicht?

Mütter und Väter, denen ein Kind von einer Minute zur anderen weggerissen wird, treten oft in eine unfreiwillige Komplizenschaft mit einer Gesellschaft, die den Tod am liebsten verleugnen möchte. Polizisten an der Tür entledigen sich einer ungeliebten Aufgabe, Ärzte müssen am Flur eines Krankenhauses ihre eigene Niederlage gegen den Tod bekennen. Als einziger Ausweg gegen die eigenen Ängste werden den betroffenen Eltern Beruhigungsmittel offeriert, die letztlich - so Elisabeth Kübler-Ross - nicht die Überlebenden, sondern das ärztliche Gewissen beruhigen sollen.[52] Deshalb fordert die große »Sterbedame« der USA seit Jahren die Einrichtung von »Klageräumen« oder »Familienzimmern« im Bereich der Intensivstation. In manchen Kinderkliniken Nordamerikas gehören diese Separées für hemmungslose Gefühlsausbrüche zur normalen Ausstattung. In der Bundesrepublik wird die Ordnung weiterhin mit »Valium« aufrechterhalten.

»Es ist einfach nicht mehr zu halten«, sagt der evangelische Pastor Wolfgang Birk, 43, »daß immer nur der Pfarrer oder Polizist den Totenvogel spielt«. Aus diesem Grund hat Birk in Stuttgart einen »ökumenischen Polizeibegleitdienst« eingerichtet, der einmalig in der Bundesrepublik ist. Im Augenblick der Todesnachricht stehen ehrenamtliche Frauen und Männer mit dem Polizeibeamten in der Tür, um den Hinterbliebenen in ihrer schwersten Stunde beizustehen.

»Familien, die ein Kind durch einen Unfall verlieren«, sagt der Schweizer Psychiater Hansruedi Merk, »fühlen sich häufig alleingelassen. Der Kontakt zum Krankenhaus steht unter Notfalldruck und wird in den seltensten Fällen auch nach dem Tod des Kindes fortgesetzt.« Es ist kein Wunder, daß 50 Prozent der von ihm befragten »Unfall-Eltern« auch neun Jahre nach dem Tod der Kinder keinen oder nur einen schmalen Weg zur Verarbeitung ihrer Trauer finden konnten.[53]

Ein modernes Problem, das immer wieder Gegenstand meiner Gespräche mit verwaisten Müttern war, ist die Organspende.

Inmitten der Trance der Trauer stehen Eltern von Unfallkindern oft vor der Frage, ob sie mit Auge, Herz, Niere, Knochenmark oder Leber ihres Kindes das Leben eines anderen retten wollen. Nur wenige Mütter und Väter werden sich in der Sinnlosigkeit ihrer eigenen Tragödie gegen diese sinnvolle Geste entscheiden.

Nur wenige Eltern wissen jedoch, was das für sie persönlich bedeutet: Ein ausführlicher Abschied von ihrem Kind ist kaum möglich, da der kleine Patient unmittelbar nach seinem Ende auf den Operationstisch muß.
Renate, 49, Mutter einer 23jährigen Krankenschwester, die von einem jungen Mann auf der Straße zu Tode gefahren wurde, berichtet:
»Der Arzt kam und sagte: Ihr Leben ist beendet. Ihr Herz schlägt nur noch am Apparat. Er druckste ein bißchen herum und meinte, er könnte sich vorstellen, daß sich unsere Tochter schon einmal Gedanken gemacht hat, Organe zu spenden.
Ich wußte, was dieser Mann von uns wollte, und dachte, ich möchte es ihm nicht noch schwerer machen. Dann sind wir eben gegangen.«
Die Eltern eines 15jährigen Unfallkindes hatten ihr Einverständnis zur Entnahme der Nieren gegeben, die einem Kind zum Überleben verhelfen sollten. Durch Zufall bekamen die Betroffenen den Obduktionsbericht ihres Kindes in die Hände. Sie stellten fest, daß nicht nur Nieren und Nebennieren entnommen worden waren, sondern auch die Milz und »große Teile des Knochenskelettes beider unterer Gliedmaßen«.
Welche Folgen Organentnahmen für die Trauerarbeit von Müttern und Vätern haben, wurde noch nicht erforscht. Aus meinen Gesprächen mit trauernden Müttern wurde deutlich, daß die Organspende für den Trauerprozeß eher hinderlich ist. Wenn irgendwo noch ein Teil des Kindes weiterlebt, ist die Anerkennung der Wirklichkeit des Todes doppelt schwer.
Die Mutter eines sechsjährigen Jungen, der beim Einkaufen plötzlich auf die Straße vor ein Auto gelaufen war, hatte sich entschlossen, die Augen des Kindes zu spenden. Ein halbes Jahr nach seinem Tod sagte sie:
»Ich hab so Heimweh nach seinen Augen. Wenigstens die Augen möchte ich noch einmal wiedersehen.«

## Das langsame Sterben

eines Kindes ermöglicht den Eltern eine schrittweise Annäherung an den Tod, eine geistige Vorbereitung auf den Verlust (»vorwegnehmende Trauerarbeit«). Diese Trauer vor dem Tod verläuft jedoch nicht geradlinig bis zum bittern Ende. Eltern von krebs- oder herzkranken Kindern, Mütter und Väter, deren Kinder chronische, vielleicht auch seltene Krankheiten haben, müssen sich auf eine Gratwanderung von Hoffnung und Hoffnungslosigkeit, von ängstlichem Anklammern und Loslassen begeben, die nur unter großen Anstrengungen bewältigt werden kann. Die Fortschritte der chirurgischen und ärztlichen Techniken, die verbesserten Heilungschancen besonders bei Krebserkrankungen (1990 wird es in der Bundesrepublik über 10000 Menschen geben, die als Kind Krebs hatten und davon geheilt wurden), stellen viele Eltern auf eine Zerreißprobe: Jahre der Unsicherheit sind der hohe Preis, den Mütter und Väter an die Macht der Medizin zahlen müssen.

Immer noch steht das Sterben durch Krebs nach dem Unfalltod an zweiter Stelle der Todesursachen von Kindern. In den letzten Jahren wurde eine deutliche Zunahme jugendlicher Krebspatienten beobachtet. Die lebensbedrohliche Erkrankung stellt Eltern von einem Tag auf den anderen in eine Krisensituation, die ihre Lebensgestaltung verändert, Geschwister- und Partnerprobleme schafft und sehr häufig soziale und finanzielle Belastungen mit sich bringt.

Seit Krebs kein Todesurteil mehr ist, mußte die Medizin umdenken und neue Schwerpunkte setzen. Die Bearbeitung von Fragen nach Sterben und Tod steht heute gleichrangig neben der Aufgabe, dem krebskranken Kind und seiner Familie Vertrauen in die Zukunft zu geben, berechtigte Hoffnung auf Heilung zu vermitteln und ihnen zu helfen, ein neues Leben nach dem Krebs zu beginnen.

Das lange Wechselbad von unterschiedlichen Emotionen bleibt nicht ohne Auswirkungen auf die betroffenen Familienmitglieder. Eine Befragung von 46 Eltern krebskranker Kinder, die Professor Hedwig Wallis von der Psychosomatischen Abteilung der Universitäts-Kinderklinik Hamburg durchführte, zeichnet ein Bild ihrer widersprüchlichen Gefühle. Das Vertrauen in die medizinische Behandlung ihres Kindes ist bei 93 Prozent aller Eltern fast genauso stark ausgeprägt wie ihre Furcht vor einem schlechten Ausgang der Krankheit.[54]

Die Väter der kranken Kinder berichten auffallend häufig von einem gesteigerten Bedürfnis nach Geselligkeit, nach Kontakten und Aktivität sowie dem Wunsch nach mehr Information über die Krankheit und Behandlungsmaßnahmen. Ein psychologischer Test zeigt jedoch, daß sich hinter dieser Fassade bei den meisten Vätern eine tiefe Niedergeschlagenheit verbirgt. Auch die Mütter schildern sich zwiespältig. Stark und dominant in der Verantwortung, die sie bei der Betreuung ihrer Kinder tragen, und gleichzeitig müde, erschöpft und depressiv verstimmt.

Die lange Zeit des Wartens und der Therapie hat in den letzten acht Jahren dazu geführt, daß Eltern, Ärzte, Schwestern und krebskranke Kinder zusammengeschweißt wurden wie nie zuvor. »Durch die Verbesserung der Heilungschancen krebskranker Kinder, waren die Kinder länger und häufiger da. Wir mußten uns einfach den Gesprächen mit den Eltern stellen«, sagt Ursula Kaufmann, Ärztin auf der »Station Peiper«, wie die Krebsstation der Universitätskinderklinik Gießen genannt wird. Ursula Kaufmann war die erste Ärztin in der Bundesrepublik, die 1979 Gesprächsrunden für Eltern krebskranker Kinder eingerichtet hatte. Seither setzen sich Eltern und Ärzte, Krankenschwestern und Klinikpsychologen regelmäßig an einen Tisch, um gemeinsam über ihre Ängste und Erwartungen, über Nöte und Mißverständnisse zu reden. Im Kampf gegen den Krebs von Kindern stoßen auch Ärzte und Schwestern immer wieder an die Grenze der Belastbarkeit.

Der Gießener Kinderkrebsspezialist Professor Fritz Lampert, der seit fünf Jahren mit prominenten Sportlern jeweils für eine Woche auf Spendentour durch Deutschland radelt, formuliert das so: »Wenn ich zu den hoffnungslosen Kindern gehe, beschleicht mich manchmal ein Schuldgefühl, daß ich zu Hause vier gesunde Kinder habe.«

1981 wurde auf der »Station Peiper« auch eine seelische Nachbetreuung eingerichtet für Eltern, deren Kinder es nicht geschafft haben. Zweimal im Jahr lädt Ursula Kaufmann verwaiste Eltern zu einem Gespräch in die Klinik ein. »Früher haben wir die Eltern mit einer Art Schuldgefühl entlassen, versagt zu haben«, erinnert sich die Gießener Kinderärztin. »In den Gesprächen mit Eltern nach dem Tod ihrer Kinder können beide Seiten unerledigte Dinge noch einmal aufarbeiten, erfahren wir, wie die Familien gelernt haben, mit dem Verlust zu leben.«

Seit März 1979 gibt es auf der Kinderkrebsstation an der Chirurgischen Universitätsklinik Heidelberg eine »Psychosoziale Nachsorgeeinrichtung« für krebskranke Kinder und ihre Eltern. 1984 wurde dieses Programm um »Familienseminare« erweitert, die an zwei Wochenenden im Jahr Eltern mit unterschiedlichen Erfahrungen zusammenführen: Mütter und Väter mit Kindern, die vom Krebs geheilt wurden, finden sich ebenso ein wie Eltern, deren Kinder noch in der Klinik sind. Aber auch trauernde Mütter mit ihren verbliebenen Kindern sind anwesend. »Nach dem Tod ihres Kindes sind Eltern nicht immer auf den Stationen willkommen«, sagt die Heidelberger Soziologin und Familientherapeutin Heide Häberle, die die Familienseminare betreut. »Das gilt vor allem für Ärzte, die damit alte Schuldgefühle neu belebt sehen.«

Das Angebot der Familienseminare reicht vom medizinischen Vortrag über Entspannungsübungen bis hin zum ganz normalen Kaffeeklatsch für die betroffenen Eltern. Zu den Treffen kommen Familien aus diversen Krebszentren, auch aus Österreich, um sich über ihre Erfahrungen auszutauschen. »Der Gedanke, die ganze Familie zusammenzubringen, entstand durch die Erfahrungen auf der Station, wo wir überwiegend Mütter erleben, aber nur sehr selten Väter, die das kranke Kind begleiten«, sagt Heide Häberle. »Auch die gesunden Kinder bleiben aus dem Klinikalltag ausgeklammert und stehen der Krankheit von Bruder oder Schwester oft fremd und ängstlich gegenüber.«

Aus ihrem Alltag mit krebskranken Kindern weiß Heide Häberle, daß die gesunden Geschwister nicht selten nach einiger Zeit zu Problemkindern werden. »Auch Väter reagieren immer wieder mit körperlichen und seelischen Störungen auf ihr Ausgeschlossensein in der Betreuung des kranken Kindes.«[55] Die Wochenendseminare sollen das durch Krankheit und Tod brüchig gewordene Familiensystem stärken und eigene Kräfte zur Bewältigung des drohenden oder bereits eingetroffenen Verlusts freisetzen.

Der Kinderpsychiater Dieter Bürgin aus Basel plädiert dafür, daß auf jeder Kinderkrebsstation ein Kinderpsychiater oder klinisch erfahrener Kinderpsychologe zur Verfügung stehen sollte, der sterbende Kinder und deren Familien, aber auch Ärzte und Pflegepersonal seelisch begleitet. Diesen Beistand haben alle nötig. Denn in der Verlorenheit eines Kindes erkennt jeder der Beteiligten seine eigene Brüchigkeit. Und schiebt sie weit von sich. Todkranke Erwachsene und Kinder müssen sich in ihrer schwersten Zeit »mit einer doppelten Vereinsamung abfinden«, sagt der Gießener Psychoanalytiker Horst-Eberhard Richter. Sie haben »einerseits das eigene Sterben-Müssen auszuhalten, andererseits ihren Mitmenschen zu helfen, daß diese nicht unter ihren eigenen Todesängsten zusammenbrechen«.[56]

»Viele Krankenschwestern werden nach dem Tod ›ihrer‹ Kinder sehr depressiv«, weiß Dieter Bürgin. Und auch der Krebsarzt würde manchmal gerne über seine Gefühle sprechen können. »Es ist ja eine ganz schreckliche Tätigkeit, wenn man nur mit Gift heilen kann. Und wenn's dann nicht gut geht, dann wird man sogar ein Stück schuldig.«

Es gibt Eltern, die ihre Kinder zum Sterben nach Hause holen – für Professor Fritz Lampert »die würdigste und menschlichste Lösung«. Nur wenige Mütter und Väter fühlen sich stark genug, ihrem Kind einen Tod im Kinderzimmer zu ermöglichen, nur wenige Kliniken in Deutschland bieten entsprechende Hilfen und Unterstützung an. In Gießen und Heidelberg fährt eine Ambulanzschwester regelmäßig zu den sterbenden Kindern nach Hause, gibt Schmerzmittel, Trost und Rat.

In den Vereinigten Staaten gibt es seit wenigen Jahren eine Alternative: Sterbekliniken für Kinder, »Kinderhospize« oder »Minihospize« genannt. Dort wird der kleine Patient zusammen mit Eltern und Geschwistern aufgenommen. Ein Spielzimmer, Küche und Schlafmöglichkeiten schaffen eine häusliche Atmosphäre, ohne daß man auf eine intensive und umfassende psychologische und medizinische Unterstützung verzichten muß.

Der würdige Abschied von einem Kind hat tiefe Auswirkungen auf den späteren Umgang von Eltern und Geschwistern mit der Trauer. Eine Vergleichsstudie zwischen Eltern, die ihr sterbendes Kind nach Hause holten, und Eltern, deren Kind in der Klinik starb, zeigt deutlich, wie die häusliche Pflege auch die spätere Trauer erleichtert.[57] 81 Prozent der Eltern, die ihr Kind zu Hause in den Tod begleitet hatten, sagten, sie hätten alles für ihr Kind getan und fühlten keine Schuldgefühle. Das konnten hingegen nur 19 Prozent jener Eltern von sich behaupten, deren Kind im Krankenhaus gestorben war. 52 Prozent der Hauspflege-Eltern empfanden, daß dieser gemeinsame Abschied positive Auswirkungen auf ihre Partnerschaft hatte, was wiederum bei nur 25 Prozent der anderen Eltern der Fall war. 88 Prozent der Eltern mit einem sterbenden Kind im Haus fanden, daß diese Erfahrung ihren Glauben an Gott gestärkt hat. Das konnten nur 12 Prozent der anderen Familien nachvollziehen. »Es scheint«, sagt die Autorin der Untersuchung, »daß Mütter und Väter, die ein sterbendes Kind zu Hause haben, maximal gefordert sind, sich weniger hilflos und ausgeliefert fühlen und deshalb auch früher als andere Eltern den Verlust ihres Kindes verarbeiten können.«

**Der Tod am Anfang des Lebens**

führt ein Schattendasein im Ansehen unserer Gesellschaft. Wenn vom Tod eines Kindes die Rede ist, gilt die Aufmerksamkeit und das Mitgefühl meist den Eltern, die ihr Kind durch Krebs oder durch einen Unfall verloren haben. Von den rund 4500 Kindern, die jedes Jahr in der Bundesrepublik während oder in der Woche nach ihrer Geburt sterben, von den rund 2500 Kindern, die tot zur Welt kommen,[58] von den schätzungsweise 300000 Frauen, die in den ersten zwölf Wochen ihrer Schwangerschaft eine Fehlgeburt erleiden, spricht kaum jemand. Still ist auch die Trauer jener rund 800000 Frauen in der Bundesrepublik, die sich ein Kind wünschen und keines bekommen; nicht viel Beachtung erfährt auch der chronische Schmerz von Eltern, deren Kind mißgebildet auf die Welt kommt. Auch die Nichterfüllung von Erwartungen an ein neugeborenes Kind, der Verlust von Phantasien, kann ein Grund zum Trauern sein.
Der Tod im Mutterleib und das Sterben nach dem ersten Atemzug werden häufig totgeschwiegen, als Fehltritt der Natur abgetan, auf ein Mißgeschick reduziert, das jederzeit durch eine neue Schwangerschaft wieder wettgemacht werden kann. Daß Frauen Föten, Embryos und Neugeborene genauso betrauern wie andere Kinder auch, wird kaum zur Kenntnis genommen.
Die zunehmend bessere medizinische Versorgung in Deutschlands Geburtskliniken steht oft in krassem Widerspruch zur seelischen Begleitung, die Eltern von kranken, mißgebildeten, fehl-

oder totgeborenen Kindern erfahren. Hebammen und Ärzte wollen Leben, gesundes Leben auf die Welt bringen. Die Entbindung des Todes ist für sie eine persönliche Kränkung, die sie im normalen Ablauf eines Krankenhausbetriebes emotional und zeitlich überfordert. Unsicherheit, Unkenntnis und Gedankenlosigkeit verschärfen die Trauer im Wochenbett und schlagen Wunden, die oft erst nach vielen Jahren aufbrechen.

Viele Frauen - vor allem Mütter mit Fehl- und Totgeburten - machen sich zunächst zu Komplicen der Todesverleugnung in den Geburtskliniken. Sie sind fügsam und stellen keine Fragen. Sie sind schuldbewußt, weil sie als Trägerinnen des Lebens versagt haben. Sie möchten nicht hysterisch wirken, wollen schnell und möglichst schmerzlos den Tod im eigenen Leib loswerden, um ihn zu vergessen.

Die quälenden Fragen, die Selbstvorwürfe, die Schuldgefühle, die Trauer kommen erst später. Zu einem Zeitpunkt, wo es meist zu spät ist. Was war mit meinem Kind (in der Fachsprache diskret als »Spätabort« oder »Leibesfrucht« bezeichnet) - was ist mit ihm geschehen? Liegt es auf dem Klinikmüll, ist es in der Pathologie, wurde es für die Gewinnung von Frischzellen für die Kosmetikindustrie ausgeschlachtet? Den Variationen der Alpträume um einen Tod am Anfang des Lebens sind keine Grenzen gesetzt. Wenn Frauen nach einer glücklosen Schwangerschaft rechtzeitig zum Fragen ermutigt würden, könnten sie ihre gestorbene Hoffnung besser betrauern und begraben.

Die Frage, was mit diesen Babys passiert, wird häufig mit Allgemeinplätzen beantwortet: »Unreife oder tote Leibesfrüchte werden generalverbrannt«, heißt es in einigen Kliniken. »Sie werden zur medizinischen Verwertung benutzt«, lautet die offizielle Formulierung in anderen Krankenhäusern. Nur wenige Eltern wissen, daß sie darauf bestehen können, auch diesen verlorenen Kindern einen eigenen Grabplatz zu geben oder sie einem anderen Grab beizulegen.

In einer Zeit, wo gerne vom »Schutz und von der Würde des ungeborenen Lebens« die Rede ist, bestimmen trauerfeindliche Bestattungsgesetze immer noch, wer Leiche sein darf und wer nicht.

»Ein Kind, bei dem nach der Scheidung vom Mutterleib entweder das Herz geschlagen oder die Nabelschnur pulsiert oder die natürliche Lungenatmung eingesetzt hat, gilt, wenn es verstorben ist, als Leiche«, schreibt Absatz 2 im Paragraph 1 des Niedersächsischen Gesetzes über das Leichenwesen (Nr. 1600/902) vor. Wenn ein Kind »keine der in Absatz 2 genannten Merkmale des Lebens gezeigt« hat und dennoch „mindestens 35 cm« groß ist, muß es ebenfalls bestattet werden, heißt es einen Absatz weiter.

Was mit totgeborenen Kindern geschehen soll, die nur 34 Zentimeter oder weniger groß sind, darüber schweigt sich das Niedersächsische Gesetz aus. Das Bayerische Bestattungsgesetz (Nr. 1095) verlangt immerhin, daß »eine totgeborene oder während der Geburt verstorbene Leibesfrucht unter 35 cm Länge (Fehlgeburt) ... durch den Verfügungsberechtigten ... unverzüglich in schicklicher und gesundheitlich unbedenklicher Weise beseitigt werden muß, soweit und solange sie nicht medizinischen oder wissenschaftlichen Zwecken dient oder als Beweismittel von Bedeutung ist« (Artikel 6, Absatz 2).[59]

In einem Klima, wo die Würde des Todes nach Zentimetern bemessen wird, haben es trauernde Wöchnerinnen schwer. Mit dem Tod eines ungeborenen oder gerade geborenen Kindes geht für viele Frauen auch ein Stück Daseinsberechtigung verloren, besonders dann, wenn sich Mütter von der zerbrechlichen Existenz eines Kindes die Aufwertung der eigenen Identität erhoffen. Das Selbstbild der »guten Mutter« und der »guten Ehefrau« wird mit dem toten Kind schmerzlich zu Grabe getragen. Doch auch andere Mütter, für die eine Selbstverwirklichung durch das Kind weniger im Vordergrund steht, erleben das plötzliche Ende der Schwangerschaft oder des kaum begonnenen Lebens als persönliche Schuld, als eigenes Versagen: Mein Bauch ist ein Haus des Todes, die Wohnung, in der das Unheil seinen Anfang nahm. Dieser Gedanke weitet sich zur Lebenskrise aus, bekommt die Macht einer still vor sich hin tickenden Zeitbombe, wenn sie nicht rechtzeitig durch Gespräche entschärft wird.

Nur selten gelingt es den Ehepartnern, über den besonderen Tod dieses Kindes zu sprechen. In der ersten Lebenszeit eines Kindes haben Mütter naturgemäß einen Gefühlsvorsprung, vor dem sich Väter hilflos zurückziehen. Viele Frauen empfinden das als Zurückweisung, vereinsamen in der Partnerschaft, erstikken an ihren traurigen Gefühlen, wie zwei Studien aus Kanada und Australien zeigen: 33 Prozent aller betroffenen Frauen schlagen sich noch zwei Jahre nach dem frühen Tod ihres Babys mit dem Gedanken herum, daß ihr Körper ein Killer ist. Der Selbsthaß erzeugt Angstattacken, Phobien, Alpträume, Frigidität, Unfruchtbarkeit und schwere Depressionen, die besonders ausgeprägt bei jenen Frauen sind, die ihr totes Kind nicht mehr berühren konnten.[60] 46 Prozent der Frauen, die ihr totes Baby nicht mehr im Arm gehalten hatten, bereuten nachträglich diesen Entschluß.[61]

Wenn auch die Trauer der Väter anders verläuft und gerade beim Verlust von Kindern kurz vor oder nach der Entbindung weniger heftig zu sein scheint,[62] bleiben doch auch Männer nicht von der Kränkung des eigenen Selbstwerts und von Schuldgefühlen verschont.

William Shakespeare läßt Heinrich VIII. im gleichnamigen Drama über die Totgeburt eines Sohnes meditieren:[63]

> »Erst dacht ich, ich sei nicht in des Himmels Gnade;
> welcher Natur befahl,
> daß meiner Frauen Leib,
> wenn er ein männlich Kind mir trug,
> nicht mehr ihm Dienste sollte tun,
> als wie das Grab dem Toten tut:
> denn alle Knaben starben, wo sie erschaffen
> oder bald nachdem sie hier im Licht:
> Da macht ich mir Gedanken,
> dies sei mir Himmelsstrafe.«

Über den richtigen Umgang mit Müttern und Vätern, die sich mit dem Tod eines noch nicht oder gerade erst geborenen Kindes auseinandersetzen müssen, wird in der Bundesrepublik erst seit kurzem nachgedacht. Pionierarbeit auf diesem Gebiet haben Psychologen, Ärzte und Krankenhausseelsorger in den Bundesländern Bremen und Niedersachsen geleistet. Eine Untersuchung, die sich größtenteils auf Erfahrungen von Frauen mit Totgeburten konzentrierte, brachte bedenkliche Ergebnisse zutage.[64]

- Über 55 Prozent der rund 100 Eltern, die befragt wurden, fühlten sich nicht ausreichend über den Tod und die Todesursache ihres Babys informiert.

- Knapp 22 Prozent von ihnen gaben an, daß sie keine ausreichende Möglichkeit hatten, über dieses traumatische Erlebnis mit einem anderen Menschen zu reden.
- 73,1 Prozent der Frauen mit einer Totgeburt hatten schlechte Erfahrungen mit ihren Ärzten und ihrer Umgebung gemacht. Annähernd 30 Prozent von ihnen berichten von langanhaltenden depressiven Verstimmungen, von starken und lebenshemmenden Schuld- und Versagensgefühlen.

Das Unverständnis von Verwandten und Freunden sowie die mangelnden Kommunikationsmöglichkeiten mit den behandelnden Ärzten, die sie - wie mehrere Mütter formulierten - nach dem Babytod fast wie Aussätzige mieden, machen diese Trauer zum verschämten Schmerz innerhalb der eigenen vier Wände. Nur 13 Prozent der betroffenen Frauen suchten bei psycho-sozialen Einrichtungen um therapeutische Hilfe nach.

Die Bremer Psychologin Gerda Mehl war eine der ersten Frauen in der Bundesrepublik, die zeigen wollte, daß man das auch anders machen kann. Im Rahmen ihres Psychologiestudiums an der Universität Bremen kam sie 1984 als Praktikantin in die Frauenklinik am Bremer Zentralkrankenhaus St.-Jürgen-Straße. Gerda Mehl sollte das Projekt einer neugeschaffenen »Arbeitsgruppe für Psychosomatik und Präventivmedizin bei Risikoschwangerschaften« begleiten. Sie beließ es nicht nur bei wissenschaftlicher Beobachtung, stieg in die Not der verwaisten Mütter auf der Wochenstation ein. Sie machte sich dafür stark, daß tote »Leibesfrüchte« nicht möglichst schnell und unauffällig verschwinden, bot den betroffenen Eltern die Gelegenheit, am folgenden Tag in aller Ruhe ihr Baby anzusehen. Gerda Mehls Fazit: »Das, was die Eltern an ihrem toten Baby wahrnehmen, ist niemals das, worauf die Medizin ihr Augenmerk richtet. Eltern sehen die feinen Händchen, den dunklen Haarschopf, die Füßchen, die Stupsnase, das Geschlechtsteil, die Ellbogenfalte oder was auch immer. Sie sehen das Gelungene an diesem Schöpfungswerk. Die Eltern sehen, streicheln, tasten, bewegen, spüren - und irgendwann gehen sie weg. Weinend gewiß; doch es sind die ungeweinten Tränen, die krank machen.«[65]
Über die gemeinsame Trauerarbeit mit verwaisten Müttern hat

die Bremer Psychologin eine noch unveröffentlichte Diplomarbeit geschrieben, bisher in der Bundesrepublik die einzige Arbeit zu diesem Thema.[66]

Von den zwölf Frauen, die Gerda Mehl während ihres Praktikums im Krankenhaus betreut hatte, stellten sich acht Frauen zehn Monate nach dem Verlust ihres Kindes für ein Gespräch zur Verfügung. Wenn auch alle Mütter noch tief in Depressionen steckten, zeigten sich doch deutliche Unterschiede zwischen den drei Frauen, die ihr totes oder sterbendes Kind gesehen hatten und den fünf Müttern, die von diesem Angebot keinen Gebrauch machen konnten.

Die drei Mütter hatten - wie Gerda Mehl fand - »erstaunlich lebhafte und plastische Erinnerungen an dieses tote Kind, haben den Schmerz über den Verlust des Kindes ausgiebig mit ihrem Ehepartner betrauert und die zertrümmerten Hoffnungen miteinander geteilt«. Die drei Frauen erwarteten zum Zeitpunkt des Nachgesprächs ein nächstes Kind, »das aber«, so urteilt die Psychologin, »kein Ersatzkind zu werden droht«.

Die kostbare und hilfreiche Erfahrung des Abschieds von einem toten Kind hat diesen Frauen die Angst vor ihm und vor weiteren Kindern genommen: »Sie leiden nicht mehr unter der Unheimlichkeit dieses hautnahen Todes und werden von keinen Monsterphantasien gequält.«

Schwieriger war die Situation der anderen Mütter. »Allen fünf Frauen ist der Tod ihres Kindes immer noch unheimlich, ungeheuer und ungeheuerlich«, stellte Gerda Mehl fest. Vier von fünf Müttern meinten, es wäre für sie unmöglich gewesen, ihr totes Kind anzusehen, weil sie befürchteten, es dann »nicht mehr hergeben« zu können.

Einer neuen Schwangerschaft standen diese Mütter gespalten gegenüber, weil sie nach einer solchen Erfahrung nicht wüßten, »ob sie ein solches Erlebnis noch mal durchstehen würden«. Drei Frauen nahmen wieder die Pille, die zwei anderen waren auch ohne Verhütung noch nicht wieder schwanger geworden.

Der Ratschlag, daß ein neues Baby die alten Wunden wieder heilt, kommt - so Gerda Mehl - sehr oft von Frauenärzten: »Diese ausgesprochen dummen Sprüche von Professionellen belasten die Freude auf das nächste Kind schon vor seinem Entstehen.«

Daß der frühe Babytod kein Bagatellverlust ist, wie oft angenommen wird, hat auch Dorothea Bobzin, Kinderseelsorgerin in einem Hannoveraner Kinderkrankenhaus, erfahren: »Es ist sehr wichtig, dem toten Kind auch einen Namen zu geben. Es ist wichtig, wenn es das Landesgesetz vorsieht, das Kind auch bestatten zu lassen. Wenn Mütter und Väter nicht wissen, welche Möglichkeiten sie haben, unternehmen sie in den meisten Fällen nichts und versuchen, manchmal erst Jahre später, herauszubekommen, was mit ihrem Kind geschehen ist.« Würden die Krankenkassen die Bestattungskosten für diese Mini-Babys bezuschussen, kämen sie - so die Kinderseelsorgerin - »immerhin preiswerter weg als bei der Übernahme von kostspieligen Therapien, die durch eine verschleppte Trauer nötig werden«.
Auf Drängen von Dorothea Bobzin hat sich jetzt auch die Evangelische Landeskirche Hannover dieses Themas angenommen. In einem Rundbrief wurden alle kirchlichen Funktionsträger auf die Problematik der totgeborenen Kinder aufmerksam gemacht:
»Uns ist mitgeteilt worden«, heißt es in der kirchlichen Rundverfügung, »daß in manchen Fällen die Leichen totgeborener oder bald nach der Geburt verstorbener Kinder nicht mehr bestattet, sondern ohne Benachrichtigung und Einwilligung der Eltern medizinischen Institutionen zur dortigen Verwendung übergeben werden. Sollte es noch solche Handhabung geben, so würde sie der Achtung vor dem werdenden Leben widersprechen und gegen das Elternrecht verstoßen, das auch bereits die Fürsorge für das totgeborene Kind umfaßt.«

Wenn sich die Sterblichkeitsrate von Neugeborenen in der Bundesrepublik bis zu ihrem 7. Lebenstag in den letzten fünf Jahren auch drastisch verringert hat - Deutschland lag 1987 an zweiter Stelle hinter Schweden -, es sterben in der Bundesrepublik immer noch zu viele Säuglinge im ersten Lebensjahr: 5244 Babys waren es im Jahr 1985.
Die meisten Todesfälle bei Kindern im Alter zwischen einem Monat und einem Jahr sind seit den letzten 20 Jahren auf den »Plötzlichen Kindstod« (Sudden Infant Death Syndrome, kurz SIDS) zurückzuführen. Nach Angaben der »Gesellschaft zur Erforschung des plötzlichen Säuglingstods e. V.« (GEPS), Stutt-

gart, sterben in der Bundesrepublik jedes Jahr rund 2000 Kinder am sogenannten Krippentod. Besonders oft betroffen sind Frühgeburten, meist Jungen im Alter von zwei Wochen bis zu eineinhalb Jahren. Die Zeit vom zweiten bis vierten Lebensmonat gilt als besonders gefährlich. Der »Plötzliche Kindstod« holt die Babys immer im Schlaf.

1986 hatte die Arbeitsgruppe »Physiologie der Atemregulation« (Ruhr-Universität, Bochum) 170 gefährdete Säuglinge untersucht und festgestellt, eine »Unreife der Atemregulation« könne schuld am plötzlichen Baby-Tod sein. Bei verstorbenen SIDS-Kindern wurde eine verminderte Anzahl von Nervenzellen im Atemzentrum des Gehirns nachgewiesen. Durch diesen Mangel ist bei SIDS-Babys die körpereigene Alarmanlage bei Atemstillstand gestört: Normalerweise beantwortet der Organismus jede Atemlosigkeit sofort mit einer Anhäufung von Kohlensäure im Blut. Diese wiederum löst im Hirnstamm, der Atmung und Kreislauf reguliert, das Signal aus, Luft zu holen. Anders bei SIDS-Kindern: Ihre auf Atmung spezialisierten Hirnzellen reagieren nicht auf den lebensnotwendigen Reiz der Kohlensäure.

Auch ein Infekt kann die ohnehin schon eingeschränkte Kohlensäure-Empfindlichkeit verstärken. Bei Säuglingen, die einen plötzlichen Tod erleiden, wird in etwa einem Drittel der Fälle eine vorangegangene akute Lungenentzündung festgestellt, bei einem weiteren Drittel können leichtere Entzündungen nachgewiesen werden, das letzte Drittel stirbt ohne Anzeichen einer Krankheit.

Wenn Babys morgens nicht mehr aufwachen und der Tod aus dem Gitterbett schaut, bricht für Mütter und Väter plötzlich eine Welt zusammen. Wer hat versagt, was hat versagt: War es der Gurt am Schlafsack, lag es am Milchbrei von gestern abend, warum bin ich ausgerechnet heute nacht nicht mehr zu ihm ins Zimmer gekommen? Selbstvorwürfe und gegenseitige Schuldzuweisungen sind die spontanen Antworten auf den plötzlichen, unerwarteten Kindstod.

In diesem Zustand völliger Verwirrung und Verleugnung der Wirklichkeit waren bereits um 550 vor Christi Geburt zwei Frauen zum weisen König Salomon gerannt, von denen das Alte Testament berichtet:[67]

Die eine sagte: Bitte, Herr, ich und diese Frau wohnen im gleichen Haus, und ich habe dort in ihrem Beisein geboren. Am dritten Tag nach meiner Niederkunft gebar auch diese Frau. Wir waren beisammen; kein Fremder war bei uns im Haus, nur wir beide waren dort. Nun starb der Sohn dieser Frau während der Nacht; denn sie hatte ihn im Schlaf erdrückt. Sie stand mitten in der Nacht auf, nahm mir mein Kind weg, während ich schlief, und legte es an ihre Seite. Als ich am Morgen aufstand, um mein Kind zu stillen, war es tot. Als ich es aber genau ansah, war es nicht mein Kind, das ich geboren hatte.
Da rief die andere Frau: Nein, mein Kind lebt, und dein Kind ist tot. Doch die erste entgegnete: Nein, dein Kind ist tot, und mein Kind lebt.
So stritten sie vor dem König.

Viele Eltern, die ihr Kind in den ersten Lebensmonaten unter so unerklärlichen Umständen verloren haben, kapseln sich ab, mißtrauen ihrer Umgebung, fühlen sich schuldig, als hätten sie ihr Kind tatsächlich umgebracht. Aus der bereits genannten Untersuchung der Medizinischen Hochschule Hannover[68] geht hervor, daß 72,7 Prozent der befragten Mütter von verstorbenen SIDS-Kindern die Art und Weise der polizeilichen Ermittlungen nach dem plötzlichen Tod des Babys als besonders verletzend empfunden haben. Eltern von SIDS-Babys müssen in ihrer Trauer nicht nur die Stigmatisierung der Verdächtigung auf sich nehmen, sie stehen schon vor dem Tod ihres Kindes am Rand der Gesellschaft. Der »Plötzliche Kindstod« hat ein schlechtes Image: Betroffene sollen vor allem in Familien zu finden sein, die zur unteren sozialen Schicht gehören. Besonders auffallend ist der hohe Anteil von Eltern ohne abgeschlossene Schul- und Berufsbildung. Doppelt so häufig sind alleinerziehende und nicht verheiratete Mütter vertreten. Schlechte wirtschaftliche Verhältnisse und eine beengte Wohnsituation erhöhen die Gefahr für ein Baby, an diesem geheimnisvollen Tod zu sterben.[69]
Das Weiterleben der Eltern mit dem Tod im Gitterbett ist beherrscht von Angst vor einem weiteren Kindsverlust. Auch bei jüngeren Geschwistern von SIDS-Kindern ist das Risiko der

»mors subita«, wie der plötzliche Tod im lateinischen Fachjargon heißt, 21mal höher als bei normalen Babys.[70]
Seit einigen Jahren lebt ein ganzer Industriezweig vom Geschäft mit der Angst vor dem »Plötzlichen Kindstod«. Zur Kontrolle von Atem und Puls wurden mechanische Tag- und Nacht-Babysitter auf den Markt gebracht: Aufblasbare Matratzen und batteriebetriebene Monitoren, die jeden Atemzug registrieren und im Notfall Alarm schlagen. Die Störungsanfälligkeit dieser Geräte und die häufig ausgelösten Fehlalarme tragen vielfach zu einer zusätzlichen Verunsicherung der Eltern bei. »Es ist unverantwortlich«, sagt Werner Baeßler, Arzt und Vater einer verstorbenen SIDS-Tochter, »daß immer wieder solche Geräte verordnet werden, ohne die Eltern zusätzlich in Wiederbelebungsmaßnahmen für Säuglinge einzuweisen.« Werner Baeßler, Leiter der Münchner Geschäftsstelle der »Gesellschaft zur Erforschung des plötzlichen Säuglingstods (GEPS) e.V.«, gibt folgende Empfehlungen zur Vorsorge für nachgeborene Geschwister von verstorbenen SIDS-Kindern oder Babys (»Nearmiss-Kinder«), die in letzter Sekunde vor dem Krippentod bewahrt werden konnten:

- Das Kind sollte regelmäßig zweimal in der Woche gewogen, das Gewicht in ein besonderes Schaubild eingetragen werden. Diese Gewichtskurve kann bei der GEPS (Bundesgeschäftsstelle Stuttgart, Postfach 610149, 7000 Stuttgart 61) angefordert werden.
- Gefährdete Kinder sollten möglichst bis zum 4. Monat gestillt werden.
- Wenn ein Baby im Schlaf stark schwitzt, sollte man vor dem Schlafen und nach dem Aufwachen Fieber messen. Ist die Temperatur nach dem Aufwachen wesentlich höher als zuvor, sollte der Kinderarzt verständigt werden.
- Bei beginnenden Erkältungen und verstopfter Nase ist eine sorgfältige Beobachtung und das Hinzuziehen des Kinderarztes angebracht. Wenn ein Baby morgens träge im Bett liegt oder nachts auffällig unruhig ist, sollte dies ebenfalls mit dem Kinderarzt besprochen werden.
- Weitere Signale für eine Gefährdung des Säuglings: häufiges

Weinen oder Atemnot beim Trinken, weiße Beläge im Mund, Erbrechen nach dem Trinken.

- Eltern von SIDS-Kindern müssen sich in die Wiederbelebungstechniken einweisen lassen, um für den bedrohlichsten Ernstfall vorbereitet zu sein.

**Der eingeleitete Tod**

ist, egal, ob er gewünscht oder nicht gewollt wurde, ein »störender Eingriff intensivster Gewalt in den körperlich-seelischen Organismus der Frau und des Mannes, der langzeitige seelische Veränderungen und Trauerreaktionen nach sich zieht«. Das sagt Professor Peter Petersen, Leiter des Arbeitsbereichs Psychotherapie im Zentrum Psychologische Medizin der Medizinischen Hochschule Hannover.[71]

586155 Kinder kamen im Jahr 1985 zur Welt, über 200000 Schwangerschaftsabbrüche wurden bei den gesetzlichen Krankenkassen abgerechnet. Kirchen und Politiker, ärztliche Standesorganisationen und Hebammen streiten sich oft sehr unsachlich um juristische, ethische und religiöse Standpunkte. Die unmittelbar Betroffenen stehen dem ratlos gegenüber, weil sie sich »in einer Welt des Wertchaos an keine allgemein erfahrbaren und selbstverständlichen Verhaltensnormen klammern können«. (Petersen)

Über die Trauerarbeit von Frauen nach einem vom Gesetz abgesegneten Schwangerschaftsabbruch hat Professor Petersen eine statistische Gesamtschau von 28 Studien zusammengestellt, die in den Jahren 1948 bis 1974 bei 2771 Frauen in Skandinavien, der Schweiz, Großbritannien, den USA und in der Bundesrepublik Deutschland vorgenommen wurden.[72]

Die Ergebnisse:

- Die Mehrheit der Frauen reagiert zunächst mit einem Gefühl von Entlastung und großer Zufriedenheit. Vor allem depressiv gestimmte Frauen erleben es als außerordentlich entlastend, daß sie einen Teil dieser schwerwiegenden Entscheidung an den Arzt abschieben konnten. 15 bis 24 Prozent der Frauen weisen leichte seelische Störungen auf, für vier bis neun Prozent führt ein Schwangerschaftsabbruch zu den verschiedensten psychischen oder psychosomatischen Störungen und zu archaischen Ängsten: Schwere Schuldgefühle, Depressionen, Apathie oder Gereiztheit, Haß auf den Partner, den Arzt oder auf Männer ganz allgemein, Frigidität und schlimme Alpträume sind nur einige der quälenden Verarbeitungsformen eines innerlich nicht bewältigten Schwangerschaftsabbruchs.

- Soziale Isolation und starke religiöse Bindung begünstigen eine seelische Fehlentwicklung nach dem künstlich herbeigeführten Ende einer Schwangerschaft genauso wie eine besonders mütterliche Persönlichkeitsstruktur oder der Zwang durch den Partner.
- Sensible und kreative Frauen können diesen gewaltsamen Eingriff schlechter verarbeiten als seelisch unreife und infantile Frauen.
- »In einer schwierigen Lebenssituation« – so Professor Petersen – »werden Frauen mit einer zerbrechlichen Seele auf eine unerwünschte Schwangerschaft in jedem Fall mit Störungen reagieren: egal, ob sie ihr Baby austragen oder nicht.«

Ein besonders konfliktbeladener Schwangerschaftsabbruch ist der eingeleitete Tod für ein ungeborenes Baby, das mit einer schwerwiegenden genetischen Krankheit zur Welt kommen würde (»kindliche oder eugenische Indikation«).

Eine Fruchtwasserpunktion bringt es an den Tag: Die Chromosomen spielen verrückt, die Biochemie ist gestört, sie lassen einem normalen Wachstum des heranreifenden Babys keine Chance. Frauen, meist ältere Mütter, die sich seit langem ein Kind gewünscht haben, sehen sich von einer Stunde auf die andere vor die mörderische Frage gestellt: Will ich ein krankes, ein behindertes, ein mißgebildetes Kind oder nicht? (Siehe auch S. 146)

Die Namen der Erbkrankheiten klingen exotisch, undurchdringlich für den Laien. Ob Franconi-Anämie oder Down-Syndrom, ob Trisomie 18 oder 21 – immer stürzen diese Diagnosen Eltern in ein Dilemma, das die Fundamente ihres Selbstvertrauens erschüttert und sie zutiefst mit der Frage nach dem Sinn des Lebens konfrontiert. Die Techniken zur Früherkennung von Krankheiten des erwarteten Kindes werden immer besser;

Ultraschall und biochemische Fruchtwasseranalysen gehören längst zur Routine des Frauenarztes. Neuere Methoden, wie die Fetoskopie, die Entnahme von Blut oder Haut des heranwachsenden Fötus, wie die Enzymanalysen an Fruchtwasserzellen, werden künftig neue Krankheitsbilder und neue Defekte ans Licht bringen. Und damit auch neue Konflikte schaffen.
Die Seelen von werdenden Müttern und Vätern hinken hinter den technischen Möglichkeiten her. Wie immer ihre Entscheidung auch ausfällt - ob für oder gegen das kranke Leben -, sie ist immer mit Trauer und langjährigen seelischen Nebenwirkungen verbunden, erfordert Trauerarbeit wie kaum ein anderer Verlust.
Es ist das Janusgesicht dieser Tragödie, das die Trauer so widersprüchlich macht: Eine sichere Diagnose kann oft erst nach Ablauf der gesetzlichen Abbruchsfrist gestellt werden. Der Schwangerschaftsabbruch findet zwischen dem fünften und sechsten Monat statt, in einer Zeit, wo die Eltern bereits eine sehr intensive Gefühlsbindung zu ihrem Kind aufgenommen haben. Die Entscheidung für oder gegen eine Schwangerschaftsunterbrechung kommt oft unter großem Zeitdruck zustande; Mütter und Väter sitzen seit Tagen unter der Trauerglocke, da der medizinische Befund alle ihre Hoffnungen und Erwartungen an ein gesundes Kind zerstört hat. Der eingeleitete Tod ist nur die Steigerung einer schweren persönlichen Kränkung.
Auch nach der Entscheidung zum Abbruch ist die Seele der betroffenen Eltern gespalten: Auf der einen Seite steht die Ohnmacht vor den Launen der Natur, auf der anderen das Gefühl der Mittäterschaft an diesem Verlust. Archaische Schuldgefühle vermischen sich mit der bewußt gefällten Verantwortung für diesen Schritt. Väter und Mütter müssen über etwas trauern, was auch vermeidbar gewesen wäre.
Es gibt nur wenige Nachuntersuchungen, die zeigen, wie Mütter, Väter und Geschwister diesen künstlichen Tod eines ungeborenen, kranken Kindes verkraftet haben.
Die beiden amerikanischen Humangenetiker Bernard Adler und Theodore Kushnick (New Jersey Medical School, Newark) befragten zwölf Familien, die sich entschlossen hatten, ihr mongoloides Kind (Trisomie 18 oder 21) nicht zur Welt zu bringen.[73] Mit Ausnahme von zwei Paaren war es für alle ein tragisches

Ereignis. Als besonders quälend haben die Betroffenen die 36 Stunden Wartezeit bis zum Tod ihres Kindes in Erinnerung. Die Monate nach dem Eingriff waren mit sehr gemischten Gefühlen erfüllt: Trauer, Erleichterung, Verbitterung und Zweifel an der eigenen Fortpflanzungsfähigkeit. Bei manchen hielt sich der Seelenschmerz über ein Jahr, bei anderen brach die Trauer beim Jahrestag des Abbruchs oder des errechneten Geburtstermins wieder auf. Nur wenige Mütter und Väter hatten sich darüber Gedanken gemacht, das Kind noch einmal zu sehen und ihm ein Grab zu geben. Die Idee wurde schnell wieder verworfen.
Der Mannheimer Kinderarzt Alexander von Gontard hält eine seelische Nachsorge bei diesen Eltern für mindestens genauso wichtig wie das technische Know-how der Genetiker. »Das Angebot, das Kind anzufassen oder Bilder von ihm anzuschauen, die Möglichkeit, dem Kind einen Namen zu geben und es beizusetzen, die Ermutigung, auch später noch über Ängste, Phantasien und Schuldgefühle sprechen zu können, sollte auch für diese Frauen gelten.[74]

## Auf der Suche nach dem Tod

Ich möchte gern einmal tot sein,
einfach nur tot,
Nichts sehen,
Nichts hören,
mich durch nichts stören lassen,
nicht durch Ärger,
nicht durch Spott,
nicht durch Qual,
nicht durch Angst,
Nichts müssen,
Nichts wollen,
Nichts sollen,
einfach
Nichts sein im Nichts,
Selbst sein.

Mit 13 Jahren schrieb Elke Rosemeier aus Gehrden bei Hannover dieses Gedicht. Fünf Jahre später fand sie den Tod, den sie

immer schon gesucht hatte. Es war das Ende und die Vollendung einer durchlittenen Existenz.
In der Bundesrepublik Deutschland sucht alle vier Minuten ein Mensch den Tod. »In der Sprache eines Selbstmordversuchs« - so der Münchner Psychiatrie-Professor Hans Lauter (Klinikum rechts der Isar) - sind das jedes Jahr 150000 bis 200000 Hilferufe.
Die Zahl der versuchten und geglückten Selbsttötungen ist steigend, besonders unter Jugendlichen und jungen Erwachsenen. Im Jahr 1985 gingen 2254 Menschen im Alter zwischen zehn und dreißig Jahren freiwillig in den Tod.[75]
Probleme mit der Schule, den Eltern, den Freunden, Angst vor Arbeitslosigkeit und der atomaren Apokalypse, Orientierungslosigkeit und Wertverluste sind oft nur soziale Auslöser. Warum es wirklich einen jungen Menschen aus dem Leben treibt, bleibt sein Geheimnis.
Psychoanalytiker sehen im Aussteigen in den Tod eine Selbstaufgabe, einen Mord an einer ambivalent geliebten Bezugsperson (Freud) oder das Schachmatt des eigenen Ich vor dem großen inneren Richter, dem Über-Ich. Kinder, die den Tod suchen, erhoffen sich dadurch auch eine Rückkehr in das verlorene Paradies frühester Allmachts- und Unsterblichkeitsgefühle. »Jugendliche«, sagt John E. Schowalter, Professor für Kinderpsychiatrie an der Yale-Universität in New Haven (USA), sehen im Tod »sowohl eine massive Bedrohung der neugewonnenen Unabhängigkeit wie auch ein tief faszinierendes Ereignis«.[76]

Biologisch orientierte Psychiater machen eine Entgleisung des Hirnstoffwechsels für den Hang zum Freitod verantwortlich. Marie Åsberg, Psychiatrie-Professorin am Stockholmer Karolinskahospital, fand heraus, daß nur bestimmte depressive Menschen Selbstmord versuchen oder begehen: Eine Gefährdung ist vor allem dann gegeben, wenn es im biochemischen Labor des menschlichen Gehirns am Gefühlsübermittlungsstoff »Serotonin« mangelt. Solche Menschen suchen nicht nur besonders häufig den Tod, sie sind auch darin erfolgreicher. Ihre Methoden, Hand an sich zu legen, zeichnen sich durch eine besondere Härte aus und bieten gute Chancen, zum Ziel zu führen. Merkwürdigerweise haben nicht nur depressive Selbstmörder weni-

ger Serotonin im Hirn. Sie teilen diesen erblichen Mangel mit Mördern und Gewalttätern.[77]
Bereits 1979 hatte eine Kommission der Europäischen Gemeinschaft festgestellt, daß die Selbsttötung junger Menschen im Alter von 15 bis 29 Jahren in Europa die zweithäufigste aller Todesursachen in dieser Altersgruppe ist.
Am kleinen Beispiel zeigte sich der dramatische Anstieg des Selbstmords von Jugendlichen im Februar 1987 an einem »Wochenende für trauernde Eltern«, zu dem die Evangelische Akademie Bad Boll eingeladen hatte. Von den 30 Teilnehmern kamen knapp die Hälfte, weil sie ein Kind durch Suizid verloren haben. »Im vorigen Jahr waren es noch die Eltern von Krebskindern, die so häufig hier vertreten waren«, sagt Akademieleiter Pastor Volker Methelmann. »Jetzt kommen immer mehr Mütter und Väter, deren Kinder freiwillig aus dem Leben gegangen sind.«
Eltern von Suizid-Kindern haben es mit sich und mit der Umwelt besonders schwer. Im Raum hängt bleiern ein Warum. Warum wollte dieses Kind von uns fort? Warum hat es den Tod einem Leben in unserer Familie vorgezogen? Warum hat unser Kind uns das angetan?
Die Suche nach Schuld und Versäumnissen, aber auch eine ohnmächtige Wut auf den, der einfach so gegangen ist, beides gehört zu den zermürbensten Anstrengungen dieser Trauer.

*Elke Rosemeier*
** 9. 12. 1965 †14. 5. 1984*
*sie nahm sich das Leben*

Diesen Text hatten Elkes Eltern für die Todesanzeige gewählt. Dietrich Rosemeier, Elkes Vater, sagt:
*»Einige sahen darin nur einen Vorwurf, eine Anklage, eine Provokation. Andere vermißten die Worte ›in tiefer Trauer‹ vor unserem Namen. Wir hielten sie vor allem für ehrlich und hatten damit alles gesagt, was wir sagen mußten und konnten, ohne unser Entsetzen, unseren Schmerz, unseren Zorn und – auch sie war dabei – unsere Wut zu kaschieren. Für ›tiefe Trauer‹ – wenn man darunter ein ruhiges Nachdenken, Begreifen, die stille Hinnahme des Schicksalsschlages oder des Sich-abfindens mit dem Verlust unseres Sorgenkindes versteht – war bei uns kein Raum.«*

Eine verständnislose und oft auch hilflose Umwelt trägt dazu bei, um – ausgesprochen oder unausgesprochen – den Eltern die Schuld am Tod ihres Kindes in die Schuhe zu schieben: Da muß doch was vorgefallen sein, denken manche, so heil war die heile Familie also doch nicht. Oder noch schlimmer: In dieser Familie muß irgendwann einmal ein schweres Vergehen passiert sein, das damit jetzt gesühnt wurde.
Eine kleine Gemeinde im Württembergischen hat nach dem Selbstmord des Pastorensohnes dagegen protestiert, daß der »unwürdige« Vater weiterhin predigen darf.
Dietrich Rosemeier weiter:
*»Viele Menschen machten lange Zeit einen Bogen um uns. Eine Frau gestand meiner Frau nach zwei Jahren, daß sie nicht gewußt habe, was sie hätte sagen sollen und ihr deshalb aus dem Weg gegangen sei. Auch ein älterer Herr, der so viele unterschiedliche Gerüchte gehört hatte, kam erst jetzt, um sich endlich bei uns größere Gewißheit zu verschaffen. Ein Grund für Elkes Selbstmord, hieß es, sei der von uns angeblich ausgeübte Leistungsdruck und Disziplinierungszwang gewesen.«*
Wenn bei den Eltern keine Schuld auszumachen ist, muß als Erklärungsmodell die übermäßige Begabung herhalten. Eine Mutter, die im bäuerlichen Milieu lebt, berichtet:
*»Als die Nachbarin vom Selbstmord meines 18jährigen Sohnes gehört hatte, kam sie und meinte nur: Das sind immer diese Hochg'scheiden, die tun so was.«*
Viele Eltern ziehen sich zurück, brechen alle Brücken zur Umwelt und auch zu weiteren Verwandten ab. Viele Mütter, Väter und Geschwister stellen den Sinn ihres eigenen Weiterlebens in Frage.
Eltern von Suizid-Kindern sehen sich vor die fast unlösbare Aufgabe gestellt, die Entscheidungen ihres Kindes zum Nicht-Sein anzunehmen, ohne sie selbst zu verinnerlichen. Das ist besonders schwierig dann, wenn aus der Szenerie des Selbstmords eine feindliche und anklagende Botschaft für die Hinterbliebenen sprach. Je friedlicher sich der Ausstieg aus dem Leben vollzog – aus einem Leben, das geliebt wurde, aber nicht länger als erfüllend angesehen werden konnte –, desto eher werden Eltern mit dieser Entscheidung für den Tod leben können.

»Er tut den Schritt«, sagte der dänische Philosoph Sören Kierkegaard über den Selbstmörder, »im gleichen Gemütszustand, wie wenn man sich bückt und eine kleine Blume abpflückt ... Das Besondere und Ungewöhnliche ist, daß man sich selbst objektiv wird, ... daß man sich idyllisch mit einer kleinen Blume verwechselt. Es wäre ein starkes Beispiel dafür, daß man mit dünnem Faden am Leben hängt.«[79]

## Die Trauer der Mütter Salomons

Zwei Mütter, im Alten Testament als Dirnen oder Huren bezeichnet, stritten sich, wie geschildert, vor dem biblischen König Salomon um ihre unehelich geborenen Kinder. Das eine war im Schlaf gestorben, das andere lebte noch. Die Mutter des toten Kindes wollte dem König weismachen, daß ihr Kind von der anderen Mutter heimlich gegen das verstorbene ausgetauscht worden sei. Und Salomon sagte:[79]

> Holt mir ein Schwert! Man brachte es vor den König. Nun entschied er: Schneidet das lebende Kind entzwei, und gebt eine Hälfte der einen und eine Hälfte der anderen!
> Doch nun regte sich in der wahren Mutter des lebenden Kindes die mütterliche Liebe zu ihrem Kind und sie bat den König: Bitte, Herr, gebt ihr das lebende Kind, und tötet es nicht!
> Aber die andere rief: Es soll weder mir noch dir gehören. Zerteilt es!
> Da befahl der König: Gebt jener das lebende Kind und tötet es nicht; denn sie ist seine Mutter.

Diese Episode aus der Bibel könnte für jene Frauen geschrieben sein, die ein Kind zur Adoption freigeben. Die uneheliche Mutter, die König Salomon als die wahre ausgemacht hatte, wollte ihr Kind lieber abgeben als es leiden sehen.
Die Trauer der Mütter Salomons, in der Gesellschaft häufig als »Rabenmütter« verachtet, ist eine Trauer ohne Begräbnis, ohne Grab, ohne Mitgefühl.
Jedes Jahr geben in der Bundesrepublik rund 6000 Mütter ihr Kind ab. Das eigene Kind fortgeben paßt nicht zum Image der

»guten Mutter«. Unter welchen seelischen und sozialen Bedingungen diese Mütter ihre Kinder in fremde Hände geben, wird selten hinterfragt. Um das »kollektive Gewissen« zu retten, wird diesen Frauen die Trauer abgesprochen. Es hat sie ja niemand dazu gezwungen, heißt es meist.

Zwei amerikanische Psychiater, Leverett Millen und Samuel Roll (New Mexico State University) gingen dieser Frage nach und fanden, daß Frauen, die ihre Kinder abgeben, über einen noch beschwerlicheren Trauerpfad gehen müssen als verwaiste Mütter.[80]

Das Dilemma ihrer Trauerwunde, die über Jahre und Jahrzehnte offen bleibt, liegt in der Illusion der Wiederbringlichkeit dieses Verlustes, in der scheinbaren Freiwilligkeit dieses Schrittes, der oft unter großem Druck zustande kommt. Nach langem Suchen und Sehnen lernen verwaiste Mütter, daß der Tod ihres Kindes endgültig ist, geben sich geschlagen, söhnen sich aus mit dem Unwiederbringlichen. Den Müttern Salomons gaukelt der Schmerz stets ein Hintertürchen aus der Trauer vor: Wer weiß, ob er mich nicht doch noch mal findet? Vielleicht läuft sie mir eines Tages über den Weg? Es ist eine Trauer ohne Ende.

Die amerikanische Befragung von 22 Frauen zeichnet ein Bild der widersprüchlichen Gefühle, denen abgebende Mütter ausgesetzt sind:

- Wohlmeinende Hebammen, Ärzte und Krankenschwestern schirmen das zur Adoption anstehende Kind unmittelbar nach der Geburt von seiner Mutter ab im Glauben, daß der Abschied dann leichter fällt. Häufig darf sie das Baby weder sehen noch stillen. Der abrupt unterbrochene Kontakt erspart ihr zwar zunächst den Trennungsschmerz. Langfristig jedoch schafft er ein Seelenklima, in dem die Verleugnung des Verlusts vor sich hinschwelt. Frauen, die ihr Kind nie gesehen haben, wissen nicht, was sie betrauern sollen.
- Die Mehrzahl der Mütter berichtet von Phantom-Bewegungen des Kindes in ihrem Bauch, lange nachdem ihr Baby fort war; von Träumen, in denen sie ihr Kind wiederfanden; von schweren Schuldgefühlen und Versagenserlebnissen, Angstzuständen, Depressionen und psychosomatischen Beschwerden.

- Alle Frauen beklagen, daß ihre Trauer weder von Eltern noch von Sozialarbeitern ernstgenommen wird. Ihre Bemühungen, Näheres von ihrem Kind zu erfahren, werden häufig von einer unsensiblen Bürokratie vom Tisch gewischt.

In der Bundesrepublik ist die Situation der Mütter Salomons nicht anders. Die Hannoveraner Erziehungswissenschaftlerin Christine Swientek befragte 75 Frauen, die in den ersten zwei Jahren nach der Entbindung ihr Kind abgegeben haben.[81]
Allen Müttern war eines gemeinsam: Sie hatten sich mit ihrer Schwangerschaft zutiefst allein gelassen gefühlt.
Eltern und Kindesväter brachen die Beziehung ab oder setzten die jungen Frauen unter massiven Druck. Unter diesen Bedingungen hatten es Sozialarbeiter oder die Behörden in den Jugendämtern nicht schwer, der werdenden Mutter die Adoption als »einzige und beste Lösung« schmackhaft zu machen. Häufig waren es aber auch die Eltern, die über den Kopf ihrer Tochter hinweg eine Adoption anbahnten. Konkrete Alternativen und andere Lösungsmöglichkeiten wurden kaum oder nur halbherzig aufgezeigt. Die meisten Frauen wußten nicht, daß eine rechtskräftige Unterschrift für die Adoptionsfreigabe erst acht Wochen nach der Geburt geleistet werden kann. Diesen Mangel an Aufklärung über Rechte und andere staatliche Hilfen führt Christine Swientek darauf zurück, daß »die Kinder dieser unverantwortlichen, lieblosen Rabenmütter eine begehrte Ware auf dem Adoptionsvermittlungsmarkt darstellen«.
Die Folge: Viele Mütter kommen sich oft noch Jahre danach überrumpelt vor, sind verbittert, erleben die Adoption und ihre Unterschrift als Todesurteil.
Die Adoption hat das Leben dieser Frauen verändert. Einige brachen Schule oder Studium ab, andere flüchteten in Drogen und Alkohol, gingen ins Ausland, suchten den Tod. Ehen gingen auseinander. Spätere Geburten lösten schwere Krisen aus.
Jahrelange Psychotherapien brachten nur vorübergehend Hilfe. Im Hintergrund steht immer das abgegebene Kind, »von dem« – so die Autorin der Untersuchung – »manche Mütter wünschen, es wäre tot, damit sie um es trauern können«.

## Die »inneren« Verluste

Abschiednehmen von einem Kind ist nicht nur mit Tod verbunden. Auch die Loslösung von Wunschvorstellungen und Erwartungen an ein Kind kann wie ein langsames Sterben sein. Eltern verlieren ihre Kinder auch *an* etwas. Der Verlust an die Droge, an die Sekte, an den Scheidungspartner, an den Untergrund der Kriminalität oder an ein stilles Sichauseinanderleben ist Anlaß zur Trauer, fordert Trauerarbeit.

Diese Mütter und Väter tragen ein offenes Grab in ihrer Seele. Ein Grab, auf dem keine Blumen blühen können, ein Grab, über das kein Gras wachsen kann, weil mit der Trauer die ständige Hoffnung auf eine Wiederauferstehung verbunden ist.

Die Quelle des Leidens an einem verlorenen Sohn, an einer verlorenen Tochter ist die Trauer über den Verlust der Liebe.

Die Angst vor Liebesverlust macht Müttern mehr zu schaffen als Vätern. »Mit der Angst vor Liebesverlust«, sagt die Psychoanalytikerin Margarete Mitscherlich, »verbindet sich beim Mann häufig die Angst vor Potenzverlust, die Angst vor der Beschädigung des eigenen Körpers und die Angst vor gesellschaftlicher Zerstörung.« Wie immer auch: Es ist eine auf das Selbst bezogene, »narzißtische« Angst. Um gar nicht erst in die Verlegenheit von Liebesverlust zu kommen, sind viele Männer bestrebt, »sich möglichst dagegen immun zu machen: Sie lassen Vorsicht walten, um Verluste von vornherein zu vermeiden«. Falls diese dennoch drohen, versuchen sie, »sie möglichst unmittelbar durch andere Liebesobjekte zu ersetzen«.

Die Angst vor Liebesverlust zeigt sich bei Frauen nach Mitscherlich in anderen Formen. »In ihrer Abhängigkeit vom Geliebtwerden«, von Menschen, »deren liebevolle Gefühle sie für sich erhalten und verstehen möchten«, neigen Frauen »zu Schuldgefühlen und zu einer Leidensbereitschaft, zu oft übermäßig gefühlsbezogenen oder auch vorwurfsvollen Haltungen«.[82]

Die »inneren Verluste« sind die inneren Friedhöfe vieler Alleinerziehender. In der Bundesrepublik gibt es – nach Mitteilung des Bundesfamilienministeriums – 1,76 Millionen ledige Frauen und Männer, die sich um ein oder mehrere Kinder kümmern müssen.* Viele alleinerziehende Mütter haben nur ein geringes

Einkommen zur Verfügung: Mehr als die Hälfte verdient weniger als 1400 Mark netto, 11,5 Prozent sind auf Sozialhilfe angewiesen.
Zahlreiche Mütter müssen mit den Wunden fertig werden, die Trennung oder Scheidung in ihnen und den Kindern hinterlassen haben. Wie eine geschiedene Mutter aus Hamburg, deren ältester Sohn mit achtzehn Jahren eines Tages einfach gegangen war:

*»Als ich nach Hause kam, lag der Hausschlüssel da und die nüchterne Mitteilung: Ich bin ausgezogen.*
*Stundenlang saß ich stumm und innerlich leer in seinem Zimmer. Um mich herum die nackten Möbel und das nackte Bett. Ich war fassungslos, ausgehöhlt und ohne Tränen. Auch die beiden jüngeren Geschwister standen schweigend da.*
*Die Tränen kamen erst spät abends. Das ganze Wochenende schliefen wir nachts zusammen im ehelichen Doppelbett, weil wir die gegenseitige Nestwärme brauchten.*
*Die Trauer um dieses verlorengegangene Kind war dreieinhalb Jahre lang furchtbar schwer. Oft konnte ich mich der Tränen einfach nicht erwehren. Sie flossen am Arbeitsplatz, auf dem Heimweg und zu Hause. Die beiden verbliebenen Kinder versuchten, sich aufs beste zu trösten. Bei ihnen hatte der Zorn die Oberhand über die Trauer gewonnen. Kinder schütteln die Trauer nach außen hin ab. ›Ach ja, ich hatte ja noch einen größeren Bruder‹, sagen sie, wenn ich sie darauf anspreche.*
*Auch heute, nach vier Jahren, zittert meine Stimme, wenn ich seinen Namen ausspreche. Erst jetzt kann ich meine Mutter verstehen, die den Tod meiner Schwester nie überwunden hat; verstehe Eltern, die ein Kind auf dem Friedhof haben, Mütter und Väter, die jahrelang ihre verschollenen Kinder suchen und keine Kosten scheuen.*
*Auch wir wissen nichts von unserem Andreas, nur, daß er irgendwo beim Bund sein soll.*
*Um ein totes Kind kann ich wenigstens am Grab weinen und weiß, es kommt nie wieder. Uns Eltern mit ›verschollenen‹ Kindern geht es oft schlimmer. Wir fühlen uns hilflos und so verraten. Wir müssen versuchen, mit einem gebrochenen Herzen zu leben.«*

---

* Stand 1987

# Die Trauernden trösten

Die drei Freunde Hiobs
hörten von all dem Bösen,
das über ihn gekommen war.
Sie saßen bei ihm
auf der Erde
sieben Tage und sieben Nächte;
keiner sprach ein Wort zu ihm.
Denn sie sahen,
daß sein Schmerz sehr groß war.

*Hiob 2,13*

## Wie Trauernde sich selbst besser verstehen können

Häufig verstehen trauernde Mütter und Väter sich und die Welt nicht mehr. Sie sind in das Land der Trauer eingetaucht, in eine Landschaft, deren Weitläufigkeit ihnen bisher unbekannt war. Sie fühlen sich befremdet, entfremdet. Wie eine Naturgewalt ist der Schmerz über sie gekommen, sie fühlen sich ihm ausgesetzt, sie erleben sich als Aus-sätzige in der Gesellschaft der »Normalen«.
Trauernde Eltern stehen oft machtlos vor der Übermacht ihrer eigenen Gefühle. Vielleicht hilft es ihnen zu wissen, daß alles, was sie erleben - auch das Unmögliche und Unglaubliche -, Schritte für ein Durcharbeiten des schwersten Verlusts ihres Lebens sind.

Versuchen Sie nicht, Ihrer Trauer mit dem sogenannten gesunden Menschenverstand beizukommen.

Sie werden weiße Flecken in ihrer Seele entdecken, Wahrnehmungen, die Ihnen bisher unbekannt waren: Es könnte sein, daß Sie in den ersten Wochen nach dem Tod Ihres Kindes sprachlos sind. Daß es Ihnen schwerfällt zu sprechen und sich zu bewegen. Vielleicht fühlen Sie sich wie ein Eisklotz, starr vor Leid. Oder als Marionette, die immer in Bewegung bleiben muß, nie zur Ruhe kommen kann. Der Schmerz schnürt Ihnen förmlich die Luft zum Leben ab. Weinkrämpfe und Lachanfälle, Wutausbrüche und ein Drang zum hemmungslosen Schreien sollten Sie nicht erschrecken. Das sind notwendige Ventile, mit denen Ihre Seele sich wieder Luft machen will.

Lassen Sie Ihre Seele an der langen Leine laufen.

Manchmal galoppieren Ihre Gefühle wie wildgewordene Pferde dahin. Und Sie stehen da, als abgeworfener Reiter, und können sie nicht mehr einfangen. Manchmal überkommt Sie eine richtige Wut auf diese Gedanken, die mit Ihnen treiben, was sie wollen: Sie quälen Sie mit immer neuen Wenn und Aber, mit immer neuen - berechtigten und unberechtigten - Schuldgefühlen, mit Haß und Zorn auf sich selbst, auf Ärzte und Leichenbestatter, auf Pfarrer, auf Angehörige und auf Menschen, denen so ein Schicksal erspart geblieben ist. In Ihrer Trauer werden Sie dazu neigen, alles, was war, wie unter einem Vergrößerungsglas zu sehen: Für Sie gibt es nur Schwarz oder Weiß, Nuancen und Schattierungen können und wollen Sie im Augenblick nicht sehen. Es gibt nur Feinde und Helden für Sie. Lassen Sie Ihren Gefühlen Zeit. Sie müssen erst langsam wieder lernen, die Wirklichkeit in ihren komplizierten Verknüpfungen anzuerkennen.

Gehen Sie gut mit sich um, auch wenn Sie traurig sind.

Im Grunde Ihres Herzens glauben Sie, ein Stück Tod mit Ihrem verlorenen Kind teilen zu müssen, kein besseres Schicksal als es verdient zu haben. Sie fühlen sich schuldig, noch am Leben zu sein und überlegen immer wieder, daß es am besten wäre, Ihrem Kind in den Tod zu folgen. Essen, Schlafen, Ihr Körper und Ihre Gesundheit zählen nicht mehr. Vielleicht finden Sie im Alkohol, bei Zigaretten und Tabletten für Momente ein wenig Erleichterung. Eine Lösung für Ihre Trauer ist das alles nicht. Auch wenn Sie sich selbst nicht mehr wichtig sind, sollten Sie weiterleben für Ihre Familie und Ihr verstorbenes Kind.

Geben Sie sich uneingeschränkt Ihren Erinnerungen hin.

So schmerzlich bestimmte Feiertage, Orte und Gerüche, Geräusche und Begegnungen für Sie sein mögen - tauchen Sie in sie hinein. Die Wellen der Erinnerung tragen Sie vorwärts auf Ihrem Weg durch die Trauer. Die vielfältigen Erinnerungen, die Sie mit Ihrem Kind verbinden, werden Sie manchmal überflu-

ten, auch wenn Sie es nicht erwarten. Gehen Sie ihnen nicht aus dem Weg, setzen Sie sich ihnen aus. Dieses oft schmerzliche Bad in der Erinnerung ist Ihre ganz persönliche Therapie, die Ihnen überall und immer zur Verfügung steht. Vielleicht finden Sie einen Menschen, mit dem Sie über Ihre Erinnerungen sprechen können. Schreiben Sie sie auf. Verpacken Sie darin Ihr ganzes Leid, Ihren berechtigten und unberechtigten Zorn, Ihren Ärger, Ihre Tränen, Ihre Ohnmacht und Hilflosigkeit. Versuchen Sie, Ihren Erinnerungen nachzuspüren. Es wird Szenen und Situationen geben, die Ihnen nicht mehr einfallen wollen. Überlegen Sie, warum Ihre Seele die Notbremse des Vergessens gezogen hat. Fördern Sie auch diese besonders leidvollen Erinnerungen zutage. Sie sind oft sehr wichtig. Vielleicht hilft Ihnen auch ein Traumtagebuch, die verschlüsselten Botschaften Ihrer Erinnerung zu verstehen.
Bauen Sie aus Ihren Erinnerungen keine Scheinwelt für Ihre traurige Wirklichkeit. Nutzen Sie die Fähigkeit, sich trauernd zu erinnern, als lebendiges und stets wandelbares Geschenk.

Erwarten Sie nicht, daß Menschen auf Sie zukommen. Gehen Sie auf Menschen zu.

»Ich bin so anders geworden«, werden Sie denken, »mich kann ohnehin niemand mehr verstehen.« Nach dem Tod eines Kindes neigen viele Mütter und Väter dazu, sich und ihre Familie in eine Art Trauerfestung einzuschließen, zu der niemand Zutritt hat. Nach einem solchen Tiefschlag fürchten Eltern, daß sie nun vogelfrei für das Schicksal geworden sind, daß jeder Tag und jede Stunde ein neues Unglück bringen kann. Es ist gut, wenn Sie sich in Ihrer Verletzbarkeit zunächst von allem fernhalten, was Sie noch mehr verwunden könnte. Ihre Festung darf jedoch nur eine Übergangseinrichtung sein. Wenn das Festungsdenken zur Lebensphilosophie gerät, zur »splendid isolation« auf einer Insel der Trauer, dann wird Ihr Leben zum Museum des Todes. Zunächst gibt es für Sie nur zwei Welten: Die Welt der Trauernden und die Welt der Nichttrauernden. Sie fühlen sich zu trauernden Menschen hingezogen, nur von ihnen verstanden. Was wissen die anderen schon von meinem Leid, denken Sie von Menschen, denen ein solcher Verlust erspart

geblieben ist. Sie haben großes Leid erfahren und damit eine Erfahrung gemacht, die Sie anderen Menschen ein Stück voraus sein läßt - für einen hohen Preis. Schauen Sie nicht auf Menschen herab, denen die Trauer noch fremd ist. Lassen Sie sie Anteil nehmen, damit sie von Ihnen lernen.
Einige Menschen werden einen großen Bogen um Sie machen, weil sie den Tod fürchten. Andere werden es nicht wagen, Sie anzusprechen, weil sie nicht so recht wissen, was sie Ihnen sagen sollen. Sie haben Zweifel, ob das, was sie sagen möchten, bei Ihnen ankommt. Die Vorstellung, Sie zu verletzen, an Wunden zu rühren, von Ihnen abgewiesen zu werden, schreckt viele ab. Sie belassen es oft bei guten Gedanken, von denen Sie nichts wissen.
Helfen Sie solchen Menschen, ihre guten Ansätze zu verwirklichen. Gehen Sie auf sie zu. Sie können damit vielen Ratlosen und Sprachlosen zum Helfen verhelfen.

## Was Menschen im Umgang mit Trauernden wissen sollten

Sie hören, zwei Häuser weiter ist es passiert. Sie wissen, die Kollegin nebenan hat es getroffen: Ein Kind ist tot.
Der Tod bei den anderen ist immer peinlich, erschreckend. Warum bei den anderen und nicht bei mir, werden Sie sich fragen. Sie sind erleichtert darüber, daß der Tod an Ihnen, an Ihren Kindern vorübergegangen ist. Die Güte des eigenen Schicksals beschämt Sie vielleicht auch ein wenig. Am liebsten möchten Sie die Augen vor der Trauer der anderen verschließen, nichts damit zu tun haben.
Der Tod in Ihrer Nähe läßt Ihnen keine Ruhe, auch wenn Sie ihn nicht an sich heranlassen wollen. Mit dem Tod des anderen scheint auch Ihr eigenes Dasein zerbrechlicher geworden zu sein.
Vielleicht genügt ein Blumenstrauß, ein kurzer Händedruck, um Ihre eigenen Todesängste zu besänftigen. Sie sind einer gesellschaftlichen Pflicht nachgekommen, Ihr Leben geht weiter.
Wenn Sie sich wirklich auf Trauernde einlassen wollen, müssen Sie sich zuerst mit Ihrer eigenen Angst vor der Endlichkeit auseinandersetzen. Erst dann wird Ihre Hilfe angenommen und zur Handreichung für trauernde Mütter und Väter.

Haben Sie keine Angst, mit trauernden Eltern über ihr totes Kind zu sprechen.

Vielleicht befürchten Sie, damit Wunden aufzureißen und weh zu tun. Doch der Schmerz und die Verwundung sind immer gegenwärtig. Das tote Kind steht im Raum, auch wenn Sie die Eltern auf andere Gedanken bringen möchten. Weichen Sie im Gespräch mit Betroffenen nicht in Belanglosigkeiten aus, fragen Sie nach dem verlorenen Kind und nach den Gefühlen, die Mutter und Vater bewegen. Schauen Sie mit Ihnen Fotos an und alles, was von ihm noch geblieben ist. Manchen Müttern fällt es leichter, in der Begleitung eines vertrauenswürdigen Menschen den schmerzvollen Erinnerungen wieder zu begegnen.

Der beste Trost für einen Trauernden ist es, ihn getrost trauern zu lassen.

Nehmen Sie die betroffenen Eltern so, wie sie sind. Mit ihrer Wut, mit ihrem verzerrten Weltbild, in ihrer Bitterkeit und manchmal auch Ungerechtigkeit. Trauer ist ein Ausnahmezustand. Ihre guten Ratschläge sind nicht erwünscht und auch nicht möglich. Lassen Sie Mutter und Vater Ihre eigene Verunsicherung, Verwirrung und Ohnmacht dem Tod gegenüber spüren. Spielen Sie nie den Besserwisser. Denn Sie wissen es nicht besser.

Seien Sie ein geduldiger Zuhörer und stellen Sie sich selbst nicht in den Mittelpunkt.

Eltern, die ein Kind verloren haben, kreisen in ihren Gedanken nur um sein Sterben und seinen Tod. Am liebsten würden sie immer wieder ihr totes Kind im Gespräch zum Leben erwecken. Der Dialog mit Trauernden ist oft eintönig, sprunghaft, schwer nachzuvollziehen, selbstbezogen, irrational. Bleiben Sie ein stiller und geduldiger Zuhörer, auch wenn Sie sich immer wieder die gleiche Geschichte anhören müssen. Die Wiederholung hat ihren Sinn. Etwas besonders Schmerzhaftes wird so lange wiederholt, bis es erträglich geworden ist.

Tiefschürfende Analysen sind nicht angebracht. Das Nächstliegende, Praktische ist oft viel wichtiger. Nehmen Sie den Betroffenen Behördengänge ab, soweit dies möglich ist. Stellen Sie sich als Chauffeur zur Verfügung. Erledigen Sie den täglichen Einkauf, der zum Problem wird, putzen Sie, räumen Sie auf. Betreuen Sie die hinterbliebenen Kinder, die nicht nur traurige Gesichter sehen wollen. Im konkreten Alltag, der weitergehen muß, können Sie hilfreicher sein als mit neugierigen Fragen, die eher Ihrem Informationsbedürfnis entgegenkommen als den echten Bedürfnissen Trauernder.

Werfen Sie alle guten Floskeln über Bord, die Sie bisher für den Umgang mit Trauernden gelernt haben.

Gemeinplätze sind Gemeinheiten gegen die verletzte Seele. Trauernde Mütter und Väter haben besonders feinfühlige Antennen für die klischeehaften und oft unbedacht geäußerten Redewendungen ihrer Mitmenschen. »Wer weiß, was dem Kind erspart geblieben ist«, kann keine tröstliche Zukunftsaussicht sein. »Sie haben Gott sei Dank ja noch andere Kinder« wird kein Betroffener als Trost annehmen können, da sich im Augenblick alles nur um das verlorene Kind dreht. Wenn Sie sagen: »Ich weiß, was Sie fühlen«, sagen Sie die Unwahrheit. Sie können diesen Schmerz bestenfalls ahnen, nicht nachvollziehen. Hüten Sie sich auch vor gutgemeinten Sätzen wie: »Sie sind ja noch jung, Sie werden bestimmt wieder schwanger.« Oder: »Das Leben muß weitergehen.«
In dieser bodenlosen Trauer kann sich niemand jung fühlen und schon gar nicht an ein neues Kind denken. Das Leben steht zunächst einmal still. Sie sollten nicht sich selbst und Ihre eigenen Verlustängste beschwichtigen, sondern versuchen, die Trauer und die Ohnmacht mit dem anderen auszuhalten. Es wird auch nicht von Ihnen erwartet, daß Sie um jeden Preis ein Fünkchen Positives in dieser Tragödie sehen. Sie bleibt zunächst sinnlos. Nur der Trauernde selbst wird - wenn überhaupt - im Lauf der Zeit dem Sinnlosen so etwas wie Sinnfindung abringen können.

Lassen Sie sich nicht von Zurückweisungen kränken. Bleiben Sie trotzdem mit den Betroffenen im Gespräch.

Ihre Hilfe wird meist zu einem Zeitpunkt gebraucht, wenn sie nicht mehr nötig zu sein scheint: Sechs bis acht Monate nach dem Tod eines Kindes kehren die meisten Eltern zur Alltagsroutine zurück. Das Schlimmste - so scheint es - ist überstanden. Wenn die Trauer ihr dramatisches Gesicht verliert, ziehen sich Großeltern, Verwandte und Freunde zurück. Die Fähigkeiten zur Einfühlung sind erschöpft. Alle glauben, das Ihre getan zu haben und erwarten, daß Mutter und Vater nun langsam wieder die »alten« werden. Sie werden jedoch nie wieder die Menschen, die sie einmal waren. Verwaiste Eltern benötigen gerade gegen Ende des ersten Trauerjahres die Unterstützung ihrer Umwelt, da sie häufig erst in dieser Zeit ihre innere Sprachlosigkeit überwunden haben und fähig sind, die Hilfe mit Gewinn anzunehmen.

## Miteinander weinen: Die Selbsthilfegruppe

Trauer ist einsam. Trauer läßt sich nicht umgehen und nicht beschleunigen. Sie folgt den Gesetzen der Seele, einem Flußlauf, der in jedem Menschen anders vorgezeichnet ist. Die Trauer kommt und geht, wann sie es für richtig hält.
Dies anzunehmen, fällt vielen betroffenen Eltern schwer. In einer Zeit der Computer wird die Trauer als Fremdkörper empfunden, die sich jedem Output und Input entzieht. Sie wirkt wie ein Überbleibsel aus der Steinzeit der Gefühle. Viele Menschen haben verlernt, mit den Naturgewalten der äußeren Wirklichkeit umzugehen. Machtlos und unwillig stehen sie auch vor den Katastrophen, die über ihre Seele kommen können. Mit der pflegeleichten Routine des Alltags hat sich der Glaube an ein Anrecht auf Unversehrtheit eingeschlichen. Die Unfähigkeit, mit Verlusten umzugehen, macht die Menschen um so verletzbarer.
Die industrielle Gesellschaft bietet kaum Hilfen für die Verarbeitung von Trauer. Rituale, die aus der Erfahrung des einzelnen erwachsen sind, von Generation zu Generation weitergegeben wurden, sind heute zu leeren historischen Hüllen geworden,

mit denen der Trauernde nichts mehr anfangen kann. Die natürlichen Trauerhilfen von einst brauchen wieder neue, zeitgemäße Füllungen, müssen durch schöpferische Formen des Umgangs mit Trauer ersetzt werden.

Eine Möglichkeit moderner Trauerarbeit ist die Selbsthilfegruppe. Nach dem Verlust eines Kindes haben Mütter und Väter sehr oft den Wunsch, mit ihrem Schmerz alleine zu sein. Wenn sie ihr Leid mit jemanden teilen wollen, dann in der Begegnung mit Menschen, die Verständnis für sie haben, die ähnliche Erschütterungen aus eigener Anschauung kennen. Einen Weg, diese beiden Bedürfnisse in Einklang zu bringen, sehen einige Betroffene in der Selbsthilfegruppe.
Die Idee, trauernde Mütter und Väter zusammenzubringen, kommt aus Conventry in England. Dort gründete der anglikanische Pastor Simon Stephens 1969 die erste Selbsthilfe-Organisation dieser Art. »The Compassionate Friends« (Die einfühlsamen Freunde) gibt es seit 1972 auch in den USA. Dort bestehen inzwischen etwa 300 Gruppen.
Unter dem Namen »Regenbogen« wurden »The Compassionate Friends« auch in der Schweiz und in der Bundesrepublik bekannt. In Deutschland steht der »Regenbogen« vor allem als Zeichen für Eltern, die ihr Kind durch Fehl- oder Frühgeburt, durch einen Tod kurz nach der Entbindung verloren haben. »Diese Eltern haben einen besonders schweren Stand«, weiß Barbara Künzer-Riebel, deutsche »Regenbogen«-Initiatorin, aus eigener Erfahrung. Ihr Sohn Matthias starb an seinem sechsten Lebenstag an einer Lungenentzündung. »Wenn ein Kind im Bauch oder gleich nach der Geburt stirbt, ist das ein Bagatellverlust«, sagt die 36jährige Mutter aus dem schwäbischen Waldstetten. Und dennoch »sind es gerade die nie gelebten Erinnerungen, die von uns so schmerzlich betrauert werden«.
Silvia und Bill Walton aus Effretikon bei Winterthur importierten den englischen »Regenbogen« vor fünf Jahren in die Schweiz. Das Ehepaar hatte eine 12jährige Tochter durch einen Fahrradunfall verloren. In diesen Gesprächskreisen versucht man, ohne therapeutische Begleitung auszukommen.
So gut die Selbsthilfe trauernder Eltern auch sein mag, sie stößt an Grenzen. »Die Schweizer sind auch hier sehr qualitätsbe-

wußt«, stellt Silvia Walton fest. »Die sind bereit, ihre 1000 Franken hinzublättern, weil sie sich davon ein Rezept erhoffen. Es wird möglichst etwas gesucht, wo sie sich nicht selbst hineingeben müssen. Und wenn das was gebracht hat und die kleine heile Welt wieder in Ordnung ist, zieht man sich schnell wieder zurück und will mit dem Ganzen nichts mehr zu tun haben.«
Im Laufe ihrer Arbeit mit betroffenen Eltern mußte Silvia Walton erkennen, daß »diese Anspruchshaltung es unwahrscheinlich erschwert, trauernde Mütter und Väter auf den Weg zur Selbsthilfe und zur Selbstverantwortung zu bringen«.
Der Baseler Psychiatrie-Professor Dieter Bürgin sieht in einer Selbsthilfegruppe für trauernde Eltern »eine nützliche Sache, wenn sie gut gemacht ist«. Nichts hält er dagegen von »der Trauer auf der Bühne und der damit verbundenen Desintimisierung sehr persönlicher und feinfühliger Gefühle«, wie das häufig in Amerika praktiziert wird. »Ich glaube«, sagt Bürgin, »es ist eher die Krönung einer kindlichen Illusion, daß Trauer in einer Woche Intensivkurs schmerzlos hinter sich gebracht werden kann.«
Eine Selbsthilfegruppe ist keine Alternative zur stillen und mühsamen Trauer in den eigenen vier Wänden. Sie kann bestenfalls dazu ermutigen, den ganz persönlichen Trauerpfad zu finden. »Die betroffenen Eltern kommen in tiefer Verzweiflung in eine unserer Gruppen«, sieht die Hamburger Theologin und Psychologin Dr. Mechthild Voss-Eiser, »und erwarten konkrete Tips, handfeste Hilfen für die Bewältigung ihres Verlustes. Sie sind zunächst enttäuscht und manchmal auch verärgert, daß wir ihnen keine Patentrezepte für Trauer liefern können. Erst nach und nach erfahren sie, daß die echten Chancen der Gruppe in der Selbsterfahrung des einzelnen liegen.«
Im Rahmen ihrer Arbeit an der »Evangelischen Akademie Nordelbien« in Hamburg hatte die 48jährige Mutter von drei Kindern erkannt, daß Eltern nach dem Tod eines Kindes zu Einzelgängern in der Gesellschaft werden. »Außer kostspieligen Einzeltherapien, die nicht jedem zugänglich sind, gibt es für die vielfältigen Folgeprobleme der betroffenen Familien so gut wie keine sozialen Hilfen«, stellte sie fest und schritt zur Tat. In mühevoller Kleinarbeit begann die Hamburgerin im Herbst 1984 damit, ein bundesweites Netzwerk von Selbsthilfegruppen

aufzubauen, die den Namen »Verwaiste Eltern« tragen. Einschließlich der zwei bereits existierenden Gesprächskreise in Berlin und Dortmund stehen heute 50 Gruppen für verwaiste Eltern zur Verfügung, fast ebenso viele sind in Planung.
»Täglich kommen neue Anfragen: Wo gibt es eine Gruppe in meiner Nähe? Wie kann ich eine Gruppe aufbauen?« sagt Mechthild Voss-Eiser und sieht darin ein »erschütterndes Zeichen dafür, wie groß der Nachholbedarf von betroffenen Müttern und Vätern an Austausch und Gespräch ist«. Die Begegnung mit Gleichbetroffenen scheint trauernden Eltern eine Geborgenheit zu geben, die sie in ihrer natürlichen Umgebung vermissen. Mechthild Voss-Eiser: »Hier können Trauernde mit Anstand zusammenbrechen, ohne jemandem eine Erklärung für ihre Tränen schuldig zu sein.«
Das bedeutet nicht, daß verwaiste Eltern mit ihrer Trauer in ein neues, modernes Ghetto abgeschoben werden sollen. Ziel der Gruppen ist es, ein hilfreiches Netz von Beziehungen und Erfahrungen zu spinnen, das über die regelmäßigen Treffen hinaus tragfähig ist, sich manchmal als lebensrettend erweist und den Schutz der Gruppe eines Tages überflüssig macht. Müttern und Vätern soll geholfen werden, die Trauer um ihren bitteren Verlust in ihr Leben hineinzunehmen und die ohnmächtige Wut auf ihr Schicksal wieder in ein Stück Lebensmut zu wandeln.
»Verwaiste Eltern« sind keine Selbsthilfegruppen im eigentlichen Sinn. »Unsere Erfahrung hat gezeigt, daß für die betroffenen Eltern weder eine Batterie von Fachleuten noch das gemeinsame Schmoren im eigenen Schmerz sinnvoll ist«, sagt Mechthild Voss-Eiser. Aus diesem Grund steht jeder Gruppe ein Begleiter zur Seite, der gleichermaßen über psychologische wie theologische Sachkenntnis verfügt, um sich »mit-leidend« und hilfreich auf die ganze Bandbreite an Gefühlen und schmerzvollen Erfahrungen einlassen zu können. »Wichtiger als bei anderen Gruppen ist hier eine äußerst einfühlsame, gezielte – wenn auch stark zurückgenommene – Begleitung«, sagt die Initiatorin der »Verwaisten Eltern«. »Wir brauchen Menschen, die das Gruppengeschehen sowie den einzelnen sorgsam beobachten, um notfalls auch eine medikamentöse Therapie oder Einzelgespräche zu vermitteln.«
Die richtigen Menschen für diese Arbeit zu finden, erweist sich

zunehmend als ein Problem, das bewältigt werden muß. In den kommenden Monaten wird die »Evangelische Akademie Nordelbien« Kurse für Gruppenleiter anbieten. »Die Schwierigkeit für die Begleiter besteht darin dazusitzen, zuzuhören und zu wissen: Ich kann diesen Menschen auch beim nächsten oder übernächsten Treffen nicht sagen, warum ihr Kind gestorben ist«, sagt Mechthild Voss-Eiser. »Wie die Trauernden leiden auch sie an der Deutungslosigkeit des einzelnen Schicksals, die auszuhalten ist. So werden die Begleiter zu Mitleidenden. Vielleicht ist das ihre eigentliche Chance als Helfer.«

Seit Ende 1986 hat sich auch die katholische Kirche der Eltern angenommen, die ein Kind verloren haben. Das Projekt »Selbsthilfe für verwaiste Eltern« wurde nach dem Hamburger Muster aufgebaut. Träger ist die Abteilung »Soziale Dienste« bei der Caritas, München. Dr. Christian Schmierer, Leiter dieser Abteilung, will den verwaisten Eltern »eine Heimat geben, ohne sie in einem Elfenbeinturm abzukapseln«. Die Probleme betroffener Mütter und Väter können nur »in der Verbindung zwischen professioneller Hilfe und dem natürlichen Umgang mit Trauernden innerhalb der Gemeinde gelöst werden«.
Zur Zeit gibt es in München und Augsburg eine Gruppe »Verwaiste Eltern«, weitere Selbsthilfegruppen im süddeutschen Raum sind im Entstehen.
In Süddeutschland hat eine betroffene Mutter den »Verwaisten Eltern« zum Durchbruch verholfen. Tina Quacks Sohn Michael starb mit sechs Jahren an Leukämie. Wie tröstlich der Austausch mit Schicksalsgefährten in der Trauer ist, hatte sie bereits auf der »Station Peiper« in der Kinderklinik erfahren, wo vergeblich um Michaels Leben gekämpft worden war. Nach seinem Tod suchte Tina Quack nach einer ähnlichen Elterngruppe in München. Es gab keine. Sie wollte ihren Gemeindepfarrer für die Bildung einer neuen Gruppe interessieren. Er winkte ab.
Nach vielen vergeblichen Anläufen beginnt der unbeirrbare Einsatz der 45jährigen Mutter, die ihr einziges Kind verlor, nun Früchte zu tragen. Zweimal im Monat treffen sich rund zwanzig verwaiste Eltern in den Räumen des Psychosozialen Dienstes der Caritas in München. In Seewies am Starnberger See finden

Wochenenden für trauernde Mütter und Väter statt. »Vier Jahre lang bin ich von Hinz zu Kunz gelaufen, um jemanden zu finden, der einer solchen Gruppe zum Leben verhilft und sie auch begleitet«, sagt Tina Quack. »Ich war zunächst richtig enttäuscht, daß die meisten Pfarrer sich für den Tod nicht zuständig fühlten, bis ich merkte, die haben genauso Angst vor ihm wie wir alle.«

Daß Pfarrer »im Umgang mit Trauernden ins Schwimmen kommen«, bestätigt Klaus Günter Stahlschmidt, katholischer Pfarrer in der Münchner Pfarrei Leiden Christi. Es fehle an der richtigen Ausbildung und an der nötigen Sensibilität.

In einer Zeit, wo den trauernden Eltern der Grund unter den Füßen fehlt, spüren zahlreiche Mütter und Väter ein Bedürfnis nach mehr spiritueller Ausrichtung ihres Lebens. Mit dem erschütterten Selbstbild und Weltbild steht auch ihr Gottesbild zur Diskussion. Die Grundfragen der Existenz werden neu gestellt. Auch Eltern, die bisher eher unscheinbare Mitglieder in der Pfarrgemeinde waren, würden gerne mit ihrem Pfarrer darüber ins Gespräch kommen. Doch immer wieder fühlen sich viele Trauernde von ihrem Seelsorger verlassen.

Die Selbsthilfegruppen »Verwaiste Eltern« wollen auch diese spirituellen Bedürfnisse berücksichtigen. »Die besten therapeutischen Konzepte können trauernden Eltern nicht gerecht werden, wenn die letzten geistlich-religiösen Fragen ausgespart werden«, sagt Mechthild Voss-Eiser.

Miteinander weinen heißt, gemeinsam auszuhalten und durchzuhalten. Nur »indem die Lücke wirklich unausgefüllt bleibt, bleibt man durch sie miteinander verbunden«, schreibt der große evangelische Theologe Dietrich Bonhoeffer. »Es ist verkehrt, wenn man sagt, Gott füllt die Lücke aus; er füllt sie gar nicht aus, sondern er hält sie vielmehr gerade unausgefüllt und hilft uns dadurch, unsere echte Gemeinschaft miteinander - wenn auch unter Schmerzen - zu bewahren.«[83]

# Erinnerungen an das verlorene Kind

Die Vergangenheit wird wiedergeholt,
um in ihr noch nicht Gewordenes
auf das Zukünftige hin
in Fluß zu bringen.

*Igor A. Caruso*

22 Frauen und zwei Männer haben in ihren Erinnerungen an das verlorene Kind »die Vergangenheit wiedergeholt«. Gewesenes, das oft noch zu sehr schmerzte, um vergangen zu sein. Durch das Sieb der Erinnerung fielen Worte und Momentaufnahmen, Gefühle und Gedanken, die zum Gespräch wurden.
Leid und Tränen lassen sich nicht in Zahlen übersetzen. Trauer kann man nicht statistisch erfassen. Und dennoch ist auch das ein Versuch der Wissenschaft und der betroffenen Nichtbetroffenen, die Trauernden zu verstehen. Ihre Trauer festzumachen, irgendwo, im Raum des Verständlichen. Aus den Zahlen und Trauerphasen, die Fachleute in der Beobachtung Trauernder aufgestellt haben, spricht Hilflosigkeit. Es sind nur Annäherungswerte, die Annäherung der Trauerforschung an die Unerforschlichkeit dieser Naturgewalt in der menschlichen Seele.
So soll auch meine Zusammenfassung der Gespräche mit trauernden Müttern (die Zahl der Väter ist zu gering, um ein Fazit daraus zu ziehen) verstanden werden.
Auf ihrem Weg über einen sehr persönlichen Trauerpfad scheinen Mütter, die ein Kind verloren haben, über fünf Gefühlsstationen gehen zu müssen.

## Der Augenblick des Unglaublichen

Er steht am Anfang des langen und beschwerlichen Trauerpfads. Egal, ob dieser Moment mit der Eröffnung der lebensbedrohlichen Diagnose verbunden ist oder erst mit der Todesnachricht kommt: Der Endlichkeit eines jungen Menschen und damit auch der eigenen Vergänglichkeit ins Auge schauen zu müssen, ist ein unglaublicher Augenblick.

*»Ich habe zwar gewußt, er ist todkrank, aber ich habe es nicht geglaubt. Das ging einfach nicht rein. Ich habe immer nur*

*gedacht: Das gibt es doch nicht, nicht Christian; nein, der doch nicht. Das passiert anderen Familien, aber dir doch nicht.«*
(Karin, 48. Ihr 18jähriger Sohn Christian starb an Krebs.)

## Eingefroren im Schmerz

Die scheinbare Abwesenheit von Gefühlen kurz nach dem Tod eines Kindes wird als Bedrohung erlebt. Die Brücken der Seele zur Zeit, zum Raum, zum eigenen Körper sind abgebrochen. Alles ist fremd, befremdlich. Das Weiterlebenmüssen in einem Zustand von Starre und Unempfindlichkeit, als hätte es diesen Tod nie gegeben, ist die einzige Wahrnehmung, die so etwas wie ein schmerzliches Gefühl zuläßt.
Der eingefrorene Schmerz ist ein Totstellreflex vor der Übermacht der Gefühle. Man schaltet ab.

*»Irgendwie saß ich in einem Glaskasten. Ich sah mich da hocken und wußte nicht mehr, bist du nun draußen oder drinnen.«*
(Susanne, 45. Ihre vierjährige Tochter Miriam starb auf dem Heimweg vom Kindergarten.)

## In der Gefühlslawine

bahnt sich die Starre den Weg zur Trauerarbeit. Es sind Begegnungen mit Menschen, mit Büchern, mit Gott, mit der Natur, die den Stillstand der Seele lösen. Die Gefühle schlagen Purzelbäume. Zorn auf die Ungerechtigkeit des Schicksals, auf den Tod, auf Ärzte und auf sich selbst vermischen sich mit der Erleichterung über das Ende des Schrecklichen. Schmerz, Angst, Haß, Neid, Sehnsucht und Schuldgefühle toben durch die Seele und hinterlassen Verwirrung.
Das ist die Zeit, in der viele Mütter befürchten, verrückt zu werden. Sie sind ver-rückt, weil sie den Maßstäben des Normalen entrückt sind.

*»Ich lag im Bett und habe immer nur die Worte gehört: Ihr Sohn hat sich erhängt. Nachts bin ich hochgeschreckt und habe die Türklingel gehört, obwohl es überhaupt nicht geläutet hat. Ich bin rausgerannt, habe die Tür aufgemacht, habe gedacht: Um Gottes willen! Und draußen stand niemand.«*

(Isolde, 50. Ihr 20jähriger Sohn Peter erhängte sich im Drogenrausch.)

*»Wenn ich in unser Schlafzimmer gehe, muß ich immer durch Anjas Kinderzimmer. In den ersten Monaten sah ich sie oft auf ihrem Bett sitzen. Ich dachte, du bist verrückt, bin auf sie zu, habe die Hand nach ihr ausgestreckt. Und jedesmal hat sie sich wie in einem Nebel aufgelöst.«*
(Helga, 41. Ihre 9jährige Tochter starb an Leukämie.)

Das »Verrücktsein« in der Trauer ist kein Monopol gefühlsübersteigerter Mütter. Es ist der normale Ausnahmezustand, den auch trauernde Väter kennen. Sie sprechen nur weniger darüber.

*»Ich ging zum Friedhof, an sein Grab, um die Kerzen des kleinen Weihnachtsbäumchens anzuzünden, den wir für ihn gerichtet hatten. Ich stand da, betete, unterhielt mich ein wenig mit ihm. Es war ein stürmischer Winterabend gewesen. Ich blies die Kerzen wieder aus und ging. Als ich am Ende der Gräberreihe angelangt war, drehte ich mich noch mal um. Und sah, daß eine Kerze brannte.«*
(Michael, 48. Sein gleichnamiger Sohn starb mit sechs Jahren an Leukämie.)

Viele Mütter versuchen, Spuren ihres verlorenen Kindes zu sichern. Augen, Nase, Ohren und Mund, alle Sinne werden wie Antennen ausgefahren, um ein Stück Leben des Kindes zurückzuholen.

*»Du schnuffelst dich halb verrückt. Du suchst ihn, willst ihn wenigstens noch mal riechen. Ich habe in seinen Schuhen, in seinem Bett, in seinen Kleidern gerochen, um ihn wenigstens auf diese Weise noch ein bißchen für mich zu retten. Und du schaust dir dabei zu und denkst, jetzt drehst du durch.«*
(Christa, 49. Ihr Sohn starb mit sechs Jahren an Krebs.)

In der Gefühlslawine ist auch das Unmögliche möglich: Aggressionen scheinen genausowenig zum Image verhaltener

Trauer zu passen wie ein Gefühl freudiger Erregtheit und hektischer Betriebsamkeit. Doch auch sie gehören zum Bild der Trauernden.

*»Manchmal habe ich anderen Müttern gewünscht, daß ihr Kind auch sterben soll, einfach aus Neid. Sicher, das ist kein edler Gedanke. Aber man lernt sich dadurch besser kennen, man wird sich bewußt: auch das bist du.«*
(Barbara, 42. Ihr zweijähriger Sohn Stephan starb am »Plötzlichen Kindstod«.)

*»Ich war irgendwie auch beglückt. Ich dachte, ich bin ein Egoist, ich trauere doch nur um mich selber. Christine ist gut aufgehoben. Wir wissen doch, daß uns etwas Schönes erwartet, das eigentliche Leben kommt doch erst, und das hat unsere Christine schon jetzt erfahren.«*
(Renate, 49. Ihre 23jährige Tochter wurde auf der Straße zu Tode gefahren.)

In dieser Zeit sind die trauernden Mütter mehr in der Welt der Toten zu Hause als bei den Lebenden. Der Sog ins Jenseits ist häufig so stark, daß viele Betroffene ihrem toten Kind am liebsten nachsterben würden.
Renate, die oben zitierte Mutter, spricht diesen Wunsch deutlich aus:

*»Jetzt denke ich halt immer still, ich wünschte, bei Christine sein zu können. Ich weiß, es ist nicht recht von mir, aber ich empfinde es so. Man spricht es nicht so ohne weiteres aus.«*

Auch an die Wochen der Rast- und Ruhelosigkeit kann sich Christines Mutter noch gut erinnern:

*»Zwei Monate nach Christines Tod machte ich, vielleicht in übertriebenem Maße, Besuche bei Alten, Kranken oder Witwen, die über ihre Trauer nicht wegkommen. Ich kam nicht mehr zur Ruhe, denn Besuche und Anrufe nahmen kein Ende. Für meinen Mann kam die harte Vorweihnachtszeit im Geschäft. Es kam so weit, daß er auch noch am Heiligen Abend ins Geschäft mußte. Es gab*

*kaum mehr einen Abend, an dem wir ruhig zusammensaßen. Ich kam mir so alleingelassen in meinem Schmerz vor. Mein Mann hatte doch auch sein Kind verloren, ich verstand die Welt nicht mehr. Sollte denn alles so weitergehen als ob nichts gewesen wäre?*
*Am Heiligen Abend habe ich allein an Christines Grab gestanden; hab durchgedreht. Bin im Schnee in den Wald getaumelt, und es sah alles trostlos in mir aus. War vier Stunden gelaufen. Ich weiß nicht, wie die Zeit verging. Mein Mann meinte später, ich hätte die Weihnachtstage verdorben. Das gab mir völlig den Rest.*
*Ich schäme mich noch heute, wenn ich daran zurückdenke. Beten konnte ich überhaupt nicht mehr. Und ich dachte, nun geht unsere Ehe auch kaputt.*
*Erst jetzt haben wir wieder zu uns gefunden und führen wieder eine harmonische Ehe.«*

## Überleben mit dem Denkmal in der Seele

»Das klingt verrückt«, sagt Renate, »manchmal bete ich darum, Christine soll in mir verwurzelt sein, so wie danach, als ich schwanger war.«
Was Christines Mutter mit anschaulichen Worten beschreibt, ist ein Phänomen, das in der Sprache der Psychoanalyse »Introjektion« oder »Inkorporation« genannt wird.
Die trauernden Mütter geben dem verlorenen Kind einen Platz in ihrem Herzen und machen es dadurch zu ihrem unsterblichen inneren Begleiter. »Es kommt mir vor, als ob ich zeitlos schwanger wäre«, sagt Anita, 41, vierzehn Monate nach dem Tod ihres Sohnes, der mit zehn Jahren an Leukämie starb.
Die Bausteine für das Denkmal in der Seele müssen in einem schmerzlichen Prozeß des Suchens, des Sicherinnerns, des Loslassens gesammelt werden. Viele Mütter lassen ihr Leben mit dem verlorenen Kind noch einmal Revue passieren, ihre Gefühle zu ihm, ihre Erinnerungen an es, die mit ihm verknüpften Gedanken und Hoffnungen. Wünsche, Phantasien und Tagträume reiben sich ständig an der Wirklichkeit des Unwiederbringlichen.
Die Träume der Nacht werden in dieser Zeit zu echten Helfern für verwaiste Mütter.

*»Ich bin auf einem Familientreffen mit meinem Mann, unserem jüngeren Sohn, meinen Eltern und beiden Geschwistern samt Familien. Und da sehe ich auch unseren toten Christian, der unheimlich fleißig und tätig ist, so wie er eigentlich wirklich war. Er ist umgeben von einem Blütenmeer und wunderschönen Pflanzen, die ich noch nie gesehen habe. Es sieht alles richtig paradiesisch aus. Ich will auf ihn zugehen, frage: Christian, was machst du denn? Da merke ich, daß eine Glaswand zwischen uns ist. Ich kann ihn nicht anfassen. Er dreht sich um, lächelt mich an, ganz glücklich, zufrieden, selig, und sagt: Ach Mutti, ich bin sehr beschäftigt, ich tue für jeden von euch etwas.*
*Dieser Traum ist mir auch heute noch eine ganz, ganz große Hilfe.*
(Karin, 48. Ihr 18jähriger Sohn Christian starb an Krebs.)

Der Dialog mit dem »inneren« Kind kann erst dann beginnen, wenn Mütter Abschied genommen haben von dem, was das Kind einmal in der Welt war. Wenn sie es haben gehen lassen aus einem Dasein, das sie weiterleben müssen. Wenn sie nicht mehr klammern. Wenn sie loslassen können.
Das geschieht nicht über Nacht. Irrwege und Hindernisse lassen den Trauerpfad oft als Labyrinth erscheinen. Es gibt keine Schleichwege durch die Trauer. Immer wieder erzählen Mütter, daß sie sich bewußt schmerzhaften, erinnerungsträchtigen Situationen aussetzen, um zu prüfen, wie weit sie auf ihrem Weg schon gekommen sind. Vielen Müttern erscheint die Trauer um ein verlorenes Kind wie ein verschlingender Tunnel ohne Ende, dessen Ausgang sie nie erreichen werden.
Es gibt kein Ziel auf dem Trauerpfad. Doch der Weg wird mit der Zeit weniger steil, freundlicher. Irgendwann kommt für sie

## Das Wiedererwachen zur neuen Wirklichkeit

Das verlorene Kind ist nicht mehr verloren. Es ist Bestandteil der Seele geworden. Die Steine am Weg sind kleiner geworden, der Pfad wird breiter, die Landschaft menschlicher.
Im Leben trauernder Mütter gibt es einen Zeitpunkt, wo sie spüren, daß die Liebe nicht mit ihrem Kind gestorben ist. Das Denkmal in der Seele steht auf so festem Grund, daß sich viele Mütter ohne Schuldgefühle jetzt auch anderen Interessen

zuwenden können. Es hat sie bereichert, ihr Herz wieder geöffnet für alles, was Leben ist. Ihr Weiterleben mit dem »inneren Kind« hat sie stark gemacht, feinfühlig auch für das Leid anderer.
Karin kam fünf Jahre nach dem Tod ihres Sohnes auf die Idee, Eltern nach dem Tod ihres Kindes zu schreiben, um sie zu trösten. Die Adressen fand sie aus den Todesanzeigen in der Tageszeitung.

*»Manche haben mich dann angerufen und gefragt, ob ich zu den Zeugen Jehovas oder zu irgendeiner Sekte gehöre. Andere wiederum waren von Herzen dankbar.«*

Eine andere Mutter sagt:

*»Ich habe für mich gewonnen. Ich habe früher immer alle anderen wichtiger genommen als mich selbst. Heute habe ich auch meinen Platz gefunden.«*

Erst dreizehn Jahre nach dem Tod ihrer Tochter hat eine Mutter für sich erkannt:

*»Mich hat dieser Tod gestärkt für anderes, was in meinem Leben auf mich zukommt. Ich kann mit Kummer und eigenem Schmerz viel besser umgehen, als ich das vorher gekonnt habe. Das Bedrohliche des Todes ist mit Mirjam in mir gestorben.«*

Von den zweiundzwanzig Frauen, die ihre Erinnerungen mit mir geteilt haben, verloren sechs ihr Kind durch einen Unfall. Zwölf Müttern wurde das Kind durch eine Krankheit, durch Mord oder Selbstmord, durch eine Totgeburt genommen. Die verbliebenen vier Mütter trauern um einen besonderen Verlust: Eine junge Frau gab ihre Zwillinge zur Adoption frei, eine andere Mutter weiß bis heute nicht, ob ihr verschollener Sohn noch lebt. Eine Bäuerin verlor ihre Tochter an die Mun-Sekte, für eine Frauenärztin bedeutete ein Schwangerschaftsabbruch den Tod ihres einzigen Kindes.
Zweiundzwanzig Verluste im Rückblick, von vier Monaten bis zu zwanzig Jahren. Erinnerungen von Frauen unterschiedlicher

Herkunft. Frauentrauer, die gleich erlebt und von jeder Mutter anders bewältigt wurde. Einige von ihnen konnten ihrem Verlust ein Stück Reifung abgewinnen. Andere stecken noch in Gram und Groll.

Für fünfzehn Frauen kam der Verlust aus heiterem Himmel, sieben Frauen hatten Zeit, sich mit dem Tod des Kindes vertraut zu machen. Alle Mütter, die bereits vor dem endgültigen Abschied eine Chance zur Trauer hatten, konnten den Verlust ihres Kindes besser verarbeiten. Von den Frauen, die einem plötzlichen Tod gegenüberstanden, fühlen nur drei, daß sie es »geschafft« haben. Bis dahin mußten sieben, acht und dreizehn Jahre vergehen. Die verbleibenden zwölf Frauen haben gelernt, mit der Wunde zu leben.

Der Tod einer Tochter scheint die Trauer einer Mutter mehr zu erschweren als der Verlust eines Sohnes: Nur eine von zwölf Müttern, die vor durchschnittlich vier Jahren eine Tochter verloren haben, kann von sich sagen, daß sie »mit der Trauer fertig« ist. Das komplizierte Mutter-Tochter-Verhältnis ist oft durch widersprüchliche Emotionen belastet. Die notwendige Bereinigung dieser Gefühle nach dem Tod einer Tochter könnte die Ursache für die erschwerte Trauer sein. Vergleicht man dagegen den Umgang der zehn Mütter, die um einen Sohn trauern, wird deutlich, daß es diese Frauen leichter haben: Ihre Trauer ist heftig, doch weniger von Schuldgefühlen belastet. Acht von zehn Müttern meinen, daß sie sich »bedingungslos dem Schmerz der Trauer hingeben« konnten.

Ob Tochter oder Sohn – der Dialog mit der Großmutter über den Tod des Kindes gestaltete sich für alle befragten Mütter schwierig. Siebzehn von neunzehn Frauen, die noch eine Mutter haben, sagen, daß »die eigene Mutter keine Hilfe« war. Vor allem jene Großmütter, die selbst ein Kind verloren haben, fühlen sich nicht in der Lage, ihrer Tochter beizustehen. Und sie sind zahlreich vorhanden: Vierzehn von zweiundzwanzig Frauen (rund 64 Prozent) berichten, daß ihre eigene Mutter ein Kind verloren hat. Dreizehn dieser Großmütter waren zum Zeitpunkt des Gesprächs noch am Leben. Elf von ihnen gehö-

ren zu den siebzehn Großmüttern, die von ihren trauernden Töchtern als »wenig einfühlsam«, »abwehrend« und »selbstbezogen« beschrieben wurden.
Eine dieser Mütter bringt die Unfähigkeit zum gegenseitigen Gespräch auf den Punkt, wenn sie sagt:

*»Ich habe eine Liebesbeziehung zu meiner Tochter verloren, meine Mutter einen Besitz. In der Nacht, als es geschah, war meine Mutter bei uns im Haus. Meine Mutter hat immer nur mit ganz lauter Stimme geklagt: Wie sag ich das meinem Mann, wie bring ich ihm das bei.*
*Das war so penetrant, daß der Notarzt zu ihr gesagt hat: Nun sind Sie doch erst einmal still. Was sollte da Ihre Tochter sagen, die hat doch ihr Kind verloren.*
*Und ich stand daneben und hab nur noch gedacht: Wie frech der doch zu meiner Mutter ist.«*

Drei meiner zweiundzwanzig Gesprächspartnerinnen hatten sich bereits vor dem Tod des Kindes von ihrem Ehepartner getrennt. Von den restlichen neunzehn leben fünf (23 Prozent) seit dem Verlust ihres Kindes in Scheidung. Vier von vierzehn Frauen berichten von schweren Ehekrisen, die auch Jahre nach dem tragischen Ereignis noch nicht ausgeräumt sind. Zehn von neunzehn Müttern (53 Prozent) führen nach wie vor eine intakte Ehe.
Und dennoch kommt ein echter Dialog über das verlorene Kind mit dem Ehepartner nur mühsam in Gang. Von den vierzehn Frauen, die heute noch in einer Ehe leben, können nur sechs Frauen - auch im Abstand von mehreren Jahren - mit ihrem Mann darüber reden. Die restlichen acht (57 Prozent) suchen nach Aussprache bei Freundinnen oder in einer Selbsthilfegruppe.

Über die Trauerarbeit ihrer Männer sind die vierzehn verheirateten Mütter geteilter Meinung. Nur zwei von ihnen sagen, daß ihr Partner den schmerzlichen Verlust angenommen habe und über den langen Trauerpfad gegangen sei. Fünf Frauen haben den Eindruck, ihr Mann fresse alles in sich hinein, stürze sich immer noch tiefer in seine Arbeit. Die Hälfte der Frauen kann immerhin anerkennen, daß der Vater des verlorenen Kindes auf eine andere, auf seine Weise trauert.

Dreizehn der insgesamt zweiundzwanzig Frauen erlebten bereits vor dem Tod ihres Kindes eine oder mehrere depressive Episoden, die eine psychiatrische oder psychotherapeutische Behandlung nötig machten. Bei drei Müttern setzte die Depression ein halbes Jahr nach der Geburt des später verlorenen Kindes ein, bei vier Müttern ein halbes Jahr vor dem Tod des Kindes. Sechs Frauen konnten keinen Grund für die immer wiederkehrenden depressiven Zustände ausfindig machen.
In diesen Depressionen eine Vorahnung des Todes zu sehen, wäre vermessen. Realistischer erscheint mir die Erklärung, daß alle dreizehn verwaisten Mütter auch als verwaiste Geschwister oder Halbwaisen herangewachsen sind: Sieben haben einen Bruder oder eine Schwester verloren, sechs sind ohne Vater aufgewachsen. Die Kindheitsverluste könnten diese Mütter »allergisch« auf weitere Trennungserlebnisse und daher anfälliger für Depressionen gemacht haben.

Die befragten Mütter berichten von unterschiedlichen Versuchen, mit dem Tod und der Trauer um ihr Kind umzugehen.
Am hilfreichsten für viele der befragten Mütter war ein Engagement im pflegerischen und sozialen Bereich. 41 Prozent der Betroffenen fanden in einer Arbeit als Altenpflegerin, Sozialhelferin, als ehrenamtliche Patientenbetreuerin im Krankenhaus wieder einen neuen Sinn für ihr Leben.
Für 38 Prozent war ein Umzug die nächstliegende Therapie, um den ersten Trauerschmerz zu überwinden.
33 Prozent der verwaisten Mütter brachte eine Vertiefung ihres religiösen Lebens die entscheidende Hilfe.
Die Teilnahme an einem Gesprächskreis Betroffener bedeutete für 32 Prozent eine wesentliche Unterstützung in ihrer Trauerarbeit.
Der Rest versuchte, durch die Adoption eines Kindes oder durch eine neue Schwangerschaft über den Tod des Kindes hinwegzukommen. Einige Mütter holten sich mit Radio und Kassettenrecorder Trost. Sie sind davon überzeugt, die Stimme ihres

Kindes aus dem Jenseits auf Tonband einfangen und mit ihm sprechen zu können.

Es gibt keinen Königsweg durch die Trauer. Alles, was einer Mutter in dieser schmerzlichen Situation guttut, wird das Richtige für sie sein, so skurril und verrückt es auch immer sein mag.
»In der Trauer kann das Leiden produktiv werden«, sagt die verwaiste Mutter und Psychoanalytikerin Melanie Klein. »Manche Menschen beginnen ... zu malen, zu schreiben oder andere schöpferische Tätigkeiten auszuüben. Andere werden auf einem anderen Weg produktiver – werden fähiger, Menschen und Dinge zu verstehen, toleranter in ihrer Beziehung zu anderen – sie werden weiser.«[84]

# Ein Tod am Anfang des Lebens

Ein trauriges Geschick spannen die
Moiren auf ihren Spindeln, als die
junge Frau in Wehen kam, die arme.
Denn nicht sollte sie ihr Kleines in
den Arm nehmen und ihres Kindes Lippe
netzen an ihrer Brust.

*Auf einem Kindergrab in Demetrias,*
*Thessalien, 3. Jh. v. Chr.*

Violas* Mutter: »Wenn in einem etwas stirbt, noch ehe es so richtig da war, dann ist das eine ganz schlimme Bedrohung.«

*586155 Babys in der Bundesrepublik kamen im Jahr 1985 lebend zur Welt. 2414 Kinder waren tot, noch ehe das Leben begann.*[85]
*Viola ist eine von ihnen. Ihre Mutter hatte sie am 28. Juni 1985 geboren, tot, in der 37. Schwangerschaftswoche.*
*Violas Tod war für Marie, 28, eine tödliche Bedrohung. Auf einem langen Weg des Trauerns und der Depression mußte sie lernen, das in ihr Leben einzubeziehen.*
*Marie ist Fremdsprachenkorrespondentin. Sie lebt mit ihrem dreijährigen Sohn Sebastian und ihrem Mann Kurt in einer Stadt in Baden-Württemberg.*

* Alle Namen und Orte in den folgenden Gesprächsprotokollen wurden geändert.

Zwischen mir und Kurt lief überhaupt nichts mehr. Mein Mann war beruflich stark eingespannt und hatte kaum Zeit für die Familie. Er war ständig auf Achse, und ich saß da mit diesem Kind. Ich kam mir vor wie der Frust auf zwei Beinen und dachte immer: Ich habe die Sprachen gelernt und soll zu Hause bleiben. Und er kann überhaupt keine und fliegt in der Weltgeschichte rum.

Irgendwann haben wir uns dann ausgesprochen. Da öffneten sich Schleusen bei Kurt, und es kam alles raus, was an Unausgesprochenem zwischen uns war. Daß ihm auch dieses Prickeln und die ganze Erotik zwischen uns abginge. Und die Fröhlichkeit und Unbeschwertheit, die er so sehr an mir gemocht hatte. Ich war ja auch wirklich zu sehr Mutter geworden seit Sebastians Geburt, knapp zwei Jahre zuvor. Das andere hatte ich nur noch als eheliche Pflicht aufgefaßt.

Schon die Geburt war ein einziger Alptraum gewesen: Wehen, die sich über Stunden hinzogen, Dammriß und Dammschnitt, es hat wirklich alles zerrissen. Ich brauchte drei Monate, um wieder laufen zu können, ohne daß es weh tat.

Ich bekam eine Wochenbettdepression, die über ein halbes Jahr anhielt. Ich hatte das Gefühl, der Bastian saugt mich aus. Sieben Monate war er an meiner Brust gehangen. Er hatte schon vier Zähne, und ich war ständig wund.

Ich dachte immer, das Kind nimmt so Besitz von mir. Das denke ich manchmal heute noch. Er war ein anstrengendes Kind, vom ersten Tag an, und es hat lange gedauert, bis wir zueinandergewachsen sind.

In dieser Zeit war ich eigentlich nur Mutter, ganz meine Mutter, die perfekte Hausfrau mit Mutterpflichten. Die Frau ohne Ansprüche auf Selbstverwirklichung, die Frau ohne eigenen Beruf. Ich konnte nicht mehr jung sein, jede Fröhlichkeit war mir abhanden gekommen.

Andererseits konnte ich mir nicht vorstellen, Sebastian einfach jemandem anderen anzuvertrauen. Ich liebte ihn ja und befand mich ständig im Zwiespalt.
Ich hatte auch begonnen, die Pille zu schlucken, zum ersten Mal seit unserer Ehe. Das hat ein übriges getan, daß ich irgendwie mit meinem Rollenverständnis nicht mehr zurecht kam. Wer war ich überhaupt: verhinderte Karrierefrau mit Kind oder überforderte Mutter, die mit der Pille einem weiteren Muttersein den Riegel vorschieben wollte?
Als Sebastian kam, hatte ich einen vielversprechenden Job als Fremdsprachenkorrespondentin in einer großen Firma an den Nagel gehängt.
Nach unserer Aussprache war uns klar geworden, daß sich etwas ändern mußte. Ich wollte diese Pille nicht mehr nehmen und mein Dolmetscherdiplom machen. Gut, sagten wir uns, wenn ein Kind kommt, macht das auch nichts. Aber ich will versuchen, wieder Anschluß im Beruf zu finden.
Es waren noch wenige Wochen bis zu Sebastians zweitem Geburtstag. Und ich, voll in Aktion, stand kurz vor meinem ersten Examen. Das war für Freitag, den 27. Oktober 1984, angesetzt. Schon am Montag zuvor merkte ich, daß etwas mit mir nicht stimmte. Ich war schlapp und müde und mußte mit mir kämpfen, um nicht vor diesen Vokabeln einzuschlafen. Da begann es bei mir zu dämmern: Du kriegst ein Kind.
Ohne Genaueres zu wissen, ging ich zur Dozentin und bat sie, die Prüfung am Freitag nicht anzuerkennen. Ich bin schwanger, sagte ich, im Juni kommt das Kind zur Welt.
Gut, sagte sie, Sie sind in einer Ausnahmesituation. Wenn es schiefgeht, dürfen Sie die Prüfung wiederholen. Und die ärztliche Bescheinigung reichen Sie mir bitte nach.
Es ging fürchterlich schief: Ich habe wirklich nur Mist gebaut, weil mit mir absolut nichts los war.
Abends holte mich der Kurt ab. Und ich sagte: Du, es war nichts, wir kriegen ein Kind. Ich freute mich riesig und nahm mir fest vor, diese Schwangerschaft zu genießen. Ich wollte alles besser machen als beim ersten Mal.

*Diese Prüfung wäre ja irgendwo auch ein Markstein auf Ihrem Weg zur Selbstfindung gewesen. Und prompt wurden Sie schwanger. Sehen Sie darin einen Zufall oder hat das eine Bedeutung für Sie?*

Vielleicht hat hier mein Kopf etwas gewollt, was meine Seele nicht gewollt hat. Und wahrscheinlich war die stärker. Rein rechnerisch war es fast unmöglich, in dieser Zeit schwanger zu werden. Ich habe ja nur mehr auf diese Prüfung hingelebt.
Aber wenn Sie das so sagen, muß ich an meine Zeit an der Fachhochschule denken. Ich war gerade ein Jahr verheiratet und vier Wochen an der Fachhochschule gewesen: Da hat sich Sebastian angemeldet. Damals dachte ich noch, das schaff ich locker. Das zieh ich lässig durch. Ich hatte ja noch keine Vorstellung von dem, was ein Kind eigentlich bedeutet.
Kurz vor dem ersten Examen kamen vorzeitige Wehen. Da mußte ich mich wirklich entscheiden: Will ich jetzt die Prüfung oder will ich das Kind? Und da habe ich mich für das Kind entschieden.
Als ich damals Sebastian auf die Welt gebracht hatte, 2700 Gramm leicht und nur 48 Zentimeter groß, war festgestellt worden, daß meine Plazenta sehr schlecht war.
Das habe ich diesmal auch gleich meinem neuen Frauenarzt erzählt. Dr. Eickhoff, einem jungen Mann, der sehr einfühlsam war. Er hat gesagt, gut, dann werden wir aufpassen und das Kind verstärkt mit Ultraschall beobachten.
Im Mutterpaß stand: Risikoschwangerschaft.
Und dennoch konnte ich die erste Zeit der zweiten Schwangerschaft so richtig genießen. Zwischen Kurt und mir lief es wieder prächtig, zumal er eine neue Stelle angenommen hatte und mehr Zeit für das Familienleben blieb. Er war eigentlich in dieser zweiten Schwangerschaft so richtig der liebe Vater, den ich mir auch in der ersten gewünscht hätte. Er beschaffte einen Stubenwagen, holte die Babysachen aus dem Keller und nahm mir Bastian ab, wann immer es ging.
Der Arzt hatte auch gesagt, ich sollte mich schonen. Mich immer wieder hinlegen, damit die Plazenta besser durchblutet wird, damit das Kind auch wirklich den nötigen Sauerstoff bekommt.
Wie macht man das mit einem Zweijährigen? Der noch dazu furchtbar eifersüchtig ist, daß die Mama jetzt ein Baby kriegt?

So was brauchen wir nicht, hat er immer gesagt, ich will kein Baby.
Er hat die Babysachen aus der Schublade gerissen und im ganzen Zimmer verstreut. Er hat mich in den Bauch getreten beim Wickeln, um sich geschlagen und einen Mordszirkus gemacht. Ich mag nicht, ich mag nicht, ich hab nichts in der Windel, hat er immerzu gebrüllt, wenn ich ihn wickeln wollte. Aber seine Hosen waren eben doch voll bis in die Kniekehlen. Und da mußte ich dieses schreiende Bündel eben in die Badewanne tragen und abduschen.
Es war eine richtige Trotzphase. Es war jeden Tag ein Kampf. Und ich haßte diesen Kampf. Das paßte gar nicht in mein Bild von einer liebenden Mutter.
Meine Schwägerin, Bastians Patentante, bot mir an, das Kind jeden Donnerstagnachmittag abzuholen. Das war ihr freier Nachmittag, der jetzt zu meinem wurde. Margot ist die jüngste Schwester meines Mannes. Sie wohnt noch bei meiner Schwiegermutter. Da gibt es einen großen Garten und viel Platz. Da konnte sich Sebastian so richtig austoben.
In dieser Zeit, es war im Frühjahr 1985, fing ich an, sehr merkwürdige Ängste zu entwickeln. Der Bastian war so unruhig und schusselig, hat sich bei jeder Gelegenheit von der Hand losgerissen. Da hab ich zum Kurt gesagt: Mensch, der Kindersitz in unserem Auto, der ist so ungünstig angebracht. Immer muß ich den Basti zur Straßenseite rauslassen. Kannst du ihn nicht an der Gehwegseite festmachen? Wenn der Bastian mir rausrast, erwisch ich den nicht mehr mit meinem dicken Bauch.
In diesen Wochen hatte ich auch sehr seltsame Träume. Ich träumte, Sebastin fällt aus dem Fenster. Das Merkwürdige daran war, er kam nie unten an. Er fiel nur, das Schreckliche blieb aus.
Das war im siebten Monat. Und dennoch spürte ich, wie mein Bauch von Zeit zu Zeit hart wurde. Der Arzt konnte nichts Außergewöhnliches feststellen: Die Wehen seien im Rahmen des Normalen, die Plazenta sitze gut, das Kind habe alle Organe, alles sei angelegt, keine Mißbildung. Er könne sogar das Geschlecht des Kindes feststellen.
Er kann es sich aufschreiben, wenn er will, habe ich gesagt, ich will es nicht wissen. Ich dachte sowieso, es wird ein Junge, weil ich so eine tolle Schwangerschaft hatte. Mädchennamen wußte

ich überhaupt keinen, damit habe ich mich gar nicht erst befaßt. Ich habe immer einen »Robert« gekriegt.
Irgendwie wäre mir diese Vorstellung, ein Mädchen zu bekommen, auch unheimlich gewesen. Ich dachte, du hast ja deinen eigenen Mutter-Tochter-Konflikt noch nicht bewältigt, wie willst du dann eine Tochter erziehen? Und dann dachte ich noch: Du, mit deiner energischen Art, und so ein kleines Mädchen. Das kann sich doch nicht durchsetzen gegen dich, das läßt sich leichter unterbuttern als ein Bub.
Heute weiß ich, daß ich mich selbst in diesem kleinen Mädchen gesehen habe. Daß ich nicht etwas wiederaufleben lassen wollte, worunter ich selbst gelitten hatte: die erdrückende Rollenverteilung in meiner Familie, hier starker Vater, dort schwache Mutter, die in Wirklichkeit die Stärkere war und es nicht zeigen durfte. Ich habe das dann eigentlich ganz weit weggeschoben.
Diesmal wollte ich ambulant entbinden, im selben Krankenhaus, wo Sebastian zur Welt gekommen war: rein in die Klinik und nach 24 Stunden wieder raus. Außerdem hatte ich erfahren, daß mir nach so einer Geburt gesetzlich zehn Tage lang eine Hebamme zusteht, bei Stillschwierigkeiten sogar noch länger.
Es war alles wunderbar geregelt. Die Hebamme stand bereit, Kurt wollte seinen Jahresurlaub nehmen, und sogar Basti hatte langsam begonnen, sich mit dem Gedanken an ein Geschwisterchen anzufreunden.
Wir wollten unser Glück so richtig genießen.
Fünf Wochen vor dem errechneten Geburtstermin, am Montag, ging ich zu einem Vortrag über die Entbindung. Der fand in der Klinik statt, im Anschluß an die Schwangerschaftsgymnastik. Ich wollte eigentlich nur wissen, ob es möglich ist, bei einer ambulanten Geburt eine Peridural-Anästhesie* zu bekommen.
Als wir gerade den Kreißsaal besichtigten, ging das Kind in meinem Bauch derart hin und her, daß ich dachte, das hopst jetzt gleich raus.
Ich muß vor die Türe gehen, sagte ich zu einer Hebamme, das Kind bewegt sich so heftig, daß mir richtig schwummerig ist. Stimmt da etwas nicht?

* Örtliche Betäubung, bei der das Medikament in die Rückenmuskulatur eingespritzt wird.

Ach was, meinte sie darauf, lassen Sie es doch springen, das ist eben ein lebhaftes Kind.
In dieser Nacht hatte ich wieder so einen Traum: Sebastian und Moritz, sein gleichaltriger Vetter, spielen zusammen auf dem Dach des Hauses meiner Schwiegermutter. Plötzlich sehe ich, wie ein Kind herunterstürzt. Es fällt, und ich laufe, um es aufzufangen. Ich komme noch rechtzeitig, es plumpst in meine Arme. Und da stehe ich und habe ein Kind im Arm, ein völlig fremdes Kind, das nicht Sebastian ist und nicht Moritz. Ich kann mit diesem Kind nichts anfangen. Ich lehne es ab. Es hat die Augen geschlossen und ein Gesicht wie ein Greis.
Dann kam der Mittwochnachmittag. Ich wollte noch in den Nachbarort fahren, um möglichst viele Vorräte einzukaufen für den Fall, daß unser Kind schon früher kommen würde. Es war eine sehr stark befahrene Straße, und an der Seite waren Parkplätze. Der Gemüseladen, in den ich wollte, lag über der Straße. Ich steige aus, hole den Bastian an der Gehwegseite heraus, halte ihn fest, will mit ihm die Straße überqueren, da reißt er sich los und rennt um das Auto herum auf die Straße.
Ein Film läuft vor mir ab. Das, was ich immer befürchtet hatte, tritt ein. Das Kind haut ab, und ich schrei noch: Bleib stehn! Nicht auf die Straße!
Ein Auto kommt mit einem Affenzahn! Ich höre Bremsen quietschen und Frauen schreien am Straßenrand. Und ich renne wie eine Irre dem Kind hinterher, erwische es gerade noch, reiß es zur Seite. Beinahe hätte es Basti voll erwischt.
Mir saß der Schrecken in allen Knochen. Ich nahm den Sebastian auf den Arm, drückte ihn an mich, soweit mein dicker Bauch das zuließ, und dachte, Sebastian lebt, es ist nichts passiert, jetzt ist alles wieder gut.
Ich hatte ihn im Arm und ließ ihn nicht los, auch im Gemüseladen nicht. Zwar hat er gequengelt, getreten und um sich geschlagen, weil er unbedingt wieder runter wollte, aber ich hielt ihn fest, eisern, den schweren Einkaufskorb auf der einen Seite und das zappelnde Kind auf der anderen.
So schleppte ich mich dann zum Auto.
Ich war erledigt, als ich heimkam. Mir war übel, ich war so müde. Ich wollte möglichst schnell ins Bett. Nach dem Abendessen trank ich noch ein Glas Rotwein, mit Sprudel gemischt.

Das hatte ich sonst nie gemacht. Doch an diesem Abend wußte ich: Ich brauche etwas zum Schlafen.
Ich lag im Bett und horchte in mich hinein. Da war kein Strampeln mehr von dem Kind. Prall wie ein Fußball fühlte sich der Bauch an, und innen drin so eine Welle, die da kam und wieder ging.
Ich war froh, daß ich am nächsten Tag einen Termin beim Arzt hatte.
In der Früh, beim Anziehen, wird mir übel. Ich renne auf die Toilette, der Darm entleert sich, und ich sehe an meinem Bauch einen braunen Streifen. Vom Nabel abwärts. Ich wußte, daß dies normalerweise erst nach der Geburt geschieht, wenn die Hormonumstellung anfängt. Da stimmt doch etwas nicht, denke ich, wieso kommt der Streifen schon jetzt?
Den ganzen Vormittag habe ich gehorcht, ob sich das Baby rührt. Und ich habe nichts gespürt. Und habe solche Angst gehabt.
Mittags um eins kam Margot und holte Bastian ab, wie jeden Donnerstag. Bitte, habe ich zu ihr gesagt, paß mir gut auf den Basti auf, ich habe solche Angst.
Als die beiden gegangen waren, legte ich mich aufs Sofa. Es war eine unerträgliche Stille im ganzen Haus. Ich habe auf den Bauch gefühlt, immer wieder, habe ein wenig hineingekniffen, vorsichtig nur, und zu dem Kind gesagt: So bitte, bitte rühr dich doch.
Es kam nichts mehr. Es war kein Leben mehr.
In diesem Augenblick wußte ich, das Kind ist tot.
Ich klemmte mich hinters Steuer, fuhr zu meinem Arzt und sagte: Es ist was Schreckliches passiert. Ich spüre keine Kindsbewegung mehr.
Er nahm das Ultraschallgerät, tastete damit den Bauch ab, immer wieder, jeden Zentimeter. Das gibt es nicht, sagte er, ich verstehe es einfach nicht.
Es ist ja klar, was los ist, Sie brauchen mich nicht zu schonen: Das Kind ist tot. Da hat er aufgehört und stand da wie geschlagen, geschlagener als ich.
Ich weiß Bescheid, hörte ich mich sagen, was kommt jetzt auf mich zu?
Die Geburt muß künstlich eingeleitet werden, sagte er nach einer Zeit des Schweigens.

Ich fuhr mit einem Taxi in die Klinik. Kurt war nicht mehr im Büro zu erreichen. Der Taxifahrer rauchte, war ungepflegt und fuhr wie ein Wahnsinniger.
Auf dem Weg zum Kreißsaal ging ich an einer Telefonzelle vorbei, versuchte, Kurt zu Hause anzurufen: Es ist etwas passiert. Komm in die Klinik und bring meine Sachen mit.
Oben, an der Türe zum Kreißsaal, wartete schon die Hebamme. Sie brachte mich in den Ultraschallraum zum Oberarzt. Dort fing das Ganze noch einmal von vorne an. Das Bild ließ keinen Zweifel offen. Bewegungslos lag das Kind da.
Ich habe nur gefragt: Ist es wieder diese blöde Plazenta? Wenn das Kind bloß die Nabelschnur drumherum gehabt hätte, okay, dann wäre es ein Unfall gewesen, dann hätte ich gesagt, das passiert nicht mehr ein nächstes Mal. Aber die Plazenta, das ist etwas, das hat mit mir zu tun, das ist mein ganz persönliches Versagen.
Wir können noch keine Ursache erkennen, sagte der Arzt.
Ich war gelassen, gefühllos fast. Ich habe gedacht, heulen kannst du später, jetzt mußt du erst einmal das Kind kriegen. Ich will stark sein, bis das Kind aus mir raus ist. Ich will es sehen, ganz genau werde ich es mir ansehen. Ich will wissen, was mit unserem Kind los war.
Und dann kam Kurt. Strahlend betrat er den kleinen Kreißsaal und sagte: Ach, unser Kind kommt wieder mal zu früh! Wie sollte ich es ihm nur sagen, dachte ich. Es tat mir so weh, diesem glücklichen Mann so weh tun zu müssen. Unser Kind ist tot. Schweigend saßen wir eine Weile beisammen. Er nahm meine Hand, schaute mich an und kämpfte mit den Tränen.
Abends, als Kurt gegangen war, begann diese lange Nacht des Wartens. Die Nachtschwester hatte uns noch liebevoll getröstet, uns Mut gemacht. Wir seien ja noch jung, wir kämen da bestimmt drüber weg.
Ich lag da, in dem Bett, und dachte die ganze Zeit nur an Kurt. Was wird er nur machen? Was geht in ihm vor? Hoffentlich bricht er mir nicht zusammen.
An der Wand gegenüber hing ein Bild von einem Jungen aus Südamerika. Er sah so traurig aus und hilflos. Und ich dachte mir: Gut, mein Kind habe ich verloren, aber vielleicht gibt es irgendwo auf der Welt ein Kind, das eine Mutter braucht.

Das klingt ein wenig merkwürdig, aber in dieser Nacht habe ich so eine Art Gelübde abgelegt: Wenn ich hier heil herauskomme, werde ich nie wieder versuchen, ein Kind zu verhüten. Ich werde sie so nehmen, wie sie kommen. Und sollte jedes Jahr eins kommen. Ein Kind ist ein Geschenk.
Es gab zwei Geburten in dieser Nacht. Ich hörte den Schrei eines Kindes, im Kreißsaal nebenan. Was war es denn, wollte ich von der Nachtschwester wissen? Ein Junge, sagte sie.
Da ist so eine richtige Tränenflut bei mir gekommen, das war das einzige Mal, daß ich in diesen Stunden so richtig heulen konnte.
Einerseits wollte ich das Kind loswerden, zum anderen doch noch so ein bißchen behalten. Noch so ein bißchen schwanger sein. Jetzt bin ich noch schwanger, dachte ich, wer weiß, ob ich jemals wieder schwanger werden kann. Und ich habe meine rechte Hand auf den Bauch gelegt und zu unserem Herrgott gesagt, er möge doch das Kind so annehmen, wie es ist. Das ist auch eine Form der Taufe, habe ich mir gedacht.
Am nächsten Morgen, am Freitag, Punkt acht, stand der Kurt wieder an meinem Bett. Ich fragte ihn, wie er die Nacht verbracht hätte. Keine Antwort. Er wollte da überhaupt nicht drüber reden. Später erfuhr ich, daß er beim Pastor war und mit ihm gesprochen hatte.
Um 13 Uhr, an diesem 28. Juni 1985, setzten die Preßwehen ein. Das Kind ist ohne Dammschnitt gekommen, ganz sanft, es ist einfach so herausgerutscht. Sie haben das Mädchen in ein Tuch gewickelt, es uns gezeigt und mir in den Arm gelegt.
Das war wie ein Erdbeben. So eine richtige Erschütterung. Es war so ein Aufschluchzen auch. Es ist geschafft. Das Kind ist draußen. Und du darfst weinen, du darfst um dieses Kind jetzt weinen.
Ich habe sie im Arm gehalten und an meine Brust gedrückt. Ich habe sie mir angeguckt, und sie hat ausgesehen wie der Bastian. Die Haare, die Gesichtsform, alles. Sie war groß und schwer, ein hübsches, süßes Kind. Und an dem Kind war alles dran.
Ich habe nur noch ihr Profil in Erinnerung: Die Augen geschlossen, die Unterlippe etwas vorgeschoben, beinahe ein wenig trotzig, so schien es. Immer wenn der Sebastian wütend

ist und heult, dann hat er ganz genau denselben Ausdruck im Gesicht.
Und wieder mußte ich an meinen Traum denken: Dieses Traumkind hatte auch die Augen geschlossen. Ich konnte mit ihm nichts anfangen. Es war in einer anderen Welt. Nur eine Hülle hatte ich da in meinen Armen. Da war kein Geist drin.
Dieser Eindruck stand auch jetzt im Vordergrund: Hier kannst du nichts mehr machen. Da kommt kein Leben. Da kommt nichts, absolut keine Regung von diesem Kind. Das Kind ist tot.
Und irgendwie kam dann der Moment, wo eine Ärztin vor mir stand und auf das Kind wartete. Viola soll sie heißen, haben wir ihr gesagt.
Und dann habe ich sie ihr halt gegeben.
Am liebsten wäre ich sofort aufgestanden und gegangen. Kurt war ohnehin schon weg, er hat es nicht mehr ausgehalten.
Am nächsten Morgen kam Kurt, um mich abzuholen. Der Oberarzt wünschte uns noch alles Gute für die Zukunft. Er hat sich dann schnell abgewandt. Seine Augen glänzten. Und ich dachte, so ein Oberarzt mit 20 Jahren Praxis auf dem Buckel, wenn der bei so einem Ereignis noch Tränen in den Augen hat, dann ist er wirklich ein Mensch geblieben.
»Sie starb, noch ehe sie geboren war« stand in Violas Todesanzeige. Kurt steckte in den Vorbereitungen für die Beerdigung. Bei der Geburt konnte ich nichts für dich tun, hat er zu mir gesagt, das ist jetzt meine Aufgabe.
Viola bekam ein Einzelgrab. Ich wollte sie nicht irgendwo dazulegen lassen. Violas Begräbnis war gar kein Begräbnis. Es war irgendwie ein Fest. Wir haben den Sebastian in unsere Mitte genommen und sind zum Friedhof gegangen. Es war ein schöner sonniger Tag. Dort stand ein kleiner, weißer Sarg in einem Blütenmeer. Nach der Predigt hat Kurt den Sarg, seine Tochter genommen, sie zum Grabplatz getragen und sie selbst in die Erde gelegt. Er wollte nicht, daß da jemand vom Friedhofsamt da vorne wegspaziert und das macht. Das wollte er selber tun.
Wir standen im Halbkreis und haben Abschied von ihr genommen. Wir haben Blumen zu ihr reingelegt. Und auf einmal kam

der Basti mit einem Gänseblümchen in der Hand, rannte zu dem offenen Grab und sagte: Ich hab auch eine Bume, ich will auch eine Bume da rein tun.
In einem Auge hatte ich noch Tränen und mit dem anderen habe ich gelacht über diesen kleinen Bengel. Das war für mich so ein Unterschied zwischen diesen beiden Kindern. Und so symbolhaft, wie nahe doch Lachen und Weinen und Leben und Tod sind.
Dieses Grundgefühl hat mich seit Violas Tod stets begleitet, denn dieser Tod hat in mir, die ich lebe, stattgefunden. Ein Tod bei lebendigem Leib, das ist eine so unmittelbare Begegnung mit dem Tod, wie sie nur Frauen in einer solchen Situation nachvollziehen können. Wenn rechts und links von mir einer stirbt, gut, ich bin betroffen, es ängstigt mich. Doch wenn in einem etwas stirbt, noch ehe es so richtig da war, dann ist das eine ganz schlimme Bedrohung.
Es sind jetzt noch nicht ganz zwei Jahre, daß ich sehr intensiv lebe mit diesem Gedanken, wie alltäglich der Tod ist. Seit Violas Tod versuche ich zu lernen, den Tod als Teil meiner Person anzunehmen. Ihm Raum zu geben in meinem Leben, Tag für Tag, ohne traurig zu sein.
Dieser Prozeß ist noch im Gang, obwohl ich ihn anfangs längst abgehakt wissen wollte. Es ist ein Wachsen mit vielen Tiefen. Und ich war sehr, sehr tief unten.

Es begann wenige Tage, nachdem wir Viola beerdigt hatten. Da fing ich an, meinen Frauenarzt zu löchern, was nun wirklich mit diesem Kind geschehen war.
Das Untersuchungsergebnis aus der Pathologie lag noch nicht vor, aber ich wollte unbedingt etwas in der Hand haben, Sicherheit haben, daß mir dies ein nächstes Mal nicht passieren würde.
Ich ging zu Dr. Eickhoff, meinem Frauenarzt. Er zuckte nur mit den Schultern, war ebenfalls ratlos: Dem Kind hatte nichts gefehlt, die Plazenta war gut durchblutet gewesen, vielleicht ein Unfall, vielleicht ein Virus.
Virus. Ein Virus. Ein Virus, der vielleicht auch mein nächstes Kind töten wird. Der auch mich zur Strecke bringen könnte. Diese Gedanken und diese Existenzangst begannen langsam

immer mehr Besitz von mir zu ergreifen, ich konnte sie nicht loslassen. Und sie ließen mich nicht mehr los.
In meiner Panik fuhr ich zum Oberarzt in die Klinik. Die Plazenta hat sich vorzeitig abgelöst, es war ein Unfall, erklärte er mir.

*Vielleicht konnten Sie diese Erklärung besser ertragen als den Gedanken, daß Ihr Sohn durch sein Weglaufen am Tag vor der Geburt den Tod Ihres Kindes heraufbeschworen haben könnte?*

Da mag schon etwas Wahres daran sein. Ich bin aber nach wie vor der Überzeugung, daß dieser Schock mit dieser Totgeburt zusammenhängt. Auch Dr. Eickhoff hatte gesagt, ich soll das ganz schnell wieder vergessen. Ich konnte es aber nicht vergessen. Mittlerweile habe ich das mit Bastian in die richtige Reihe gebracht. Er konnte ja wirklich nichts dafür, der kleine Kerl.
In diesem Zusammenhang war für mich bemerkenswert, daß Bastian, ein paar Wochen nach Violas Tod, einen Durchfall bekam, der einfach nicht mehr wegzukriegen war. Wir sind mit ihm ins Kinderhospital, man hat ihn untersucht. Es ist nichts, hieß es, alles in Ordnung.
Irgendwie muß ich gefühlt haben, daß das eben sein Ausdruck der Trauer war. Ich bin dann mit ihm zum Friedhof und habe gesagt, hier liegt dein Schwesterchen, und das Schwesterchen war noch in meinem Bauch drin und da ist es gestorben. Und ich weiß nicht, warum das so ist. Aber jetzt ist es beim lieben Gott und da geht es ihm bestimmt besser. Besser, als wenn es dann vielleicht nicht gesund gewesen wäre und ganz arge Qualen hätte ausstehen müssen. Und deshalb sind wir froh, daß es jetzt beim lieben Gott ist.
Du brauchst keine Angst zu haben, habe ich zu ihm gesagt, nur mußt du verstehen, ich war sehr traurig, weil ich mir dein Schwesterchen halt gewünscht hab.
Weißt du Mama, sagte er dann, ich war ja auch traurig.
Von da ab wurden die Durchfälle besser, waren bald darauf ganz weg.
Nur ich kam nicht so recht hoch: erst eine Pilzinfektion, dann Höllenqualen im Unterleib, die sich nicht näher orten ließen.

Fünf Monate nach Violas Tod brach die ganze Trauer voll in mir auf. Es war im November 1985, als sich dieses Erdbeben in Mexiko ereignet hatte. Ich ging zum Supermarkt, da ist der Zeitschriftenstand gleich hinter dem Eingang. Von einem Titelbild schaute mich ein kleiner südamerikanischer Junge an, ganz dreckig und erbärmlich und mit traurigem Gesicht. Einen Augenblick lang dachte ich, das ist der Basti, der mich da anschaut. Das war genau derselbe Gesichtsausdruck. Ich sah das Bild und bekam es mit der Panik zu tun. Ich machte, daß ich aus dem Laden rauskam. Daß Kinder so etwas erleiden müssen, fuhr es mir durch den Kopf. Ich muß den Bastian schützen vor solchem Leid. Ich will nicht, daß mein Kind, mein einziges, in seinem Leben so leiden muß.
Ich war wieder bei Dr. Eickhoff. Der meinte, daß diese Panikattacke mit Violas Tod zu tun hätte. Er sagte: Wenn der Tod dieses Kindes Sie so verletzt hat, muß es schon vorher etwas in Ihrem Leben gegeben haben, was Sie zutiefst gekränkt hat.
Er empfahl mir eine Psychotherapie, doch zu diesem Zeitpunkt dachte ich noch, das schaff ich alleine.
Bis der Gaddafi kam im März. Es war im Frühjahr 1986, und ich hatte mich ohnehin schon von einer Erkältung zur anderen geschleppt. Da hörte ich im Radio die Nachricht von Reagans Angriff auf Libyen. Und wieder kam in mir so eine Angst vor dem Leben und vor dem Tod hoch, die ich früher nie bei mir gekannt hatte. Ich sah schon den dritten Weltkrieg auf mich zukommen. Jetzt, wo ich glaubte, den Tod meiner Tochter überwunden zu haben, mußte ausgerechnet dieser Irre von Reagan, dieser Blödsinn von außen dazukommen.
Ich habe keine Nacht mehr geschlafen, saß nachts aufrecht im Bett vor dem Radio und hörte die neuesten Nachrichten.
Ich konnte auch kein Flugzeug mehr hören. Ich habe alle Flugzeuge gezählt, die über uns hinweggedonnert sind. Schon wieder ein Flugzeug, habe ich immer gesagt. Es war schon eine richtige Flugzeugphobie.
Einen Monat später erfuhr ich von Tschernobyl. Das hat mir überhaupt den Rest gegeben. Eine Wolke im Anzug. Ich habe nur noch in Becquerel und in REM gedacht, habe versucht, bei Strahleninstituten anzurufen, habe die Tage vor dem Radio verbracht mit einer schrecklichen Angst.

Ich war ständig in Sachen Rettung des Lebens unterwegs: Ich habe Briefe an den US-Senat geschrieben, habe mich einer Gruppe »Frauen für den Frieden« angeschlossen, habe demonstriert gegen Kernkraftwerke.
Doch meine Angstzustände blieben. Ich bekam dann noch eine Nebenhöhlenentzündung und glaubte, auch einen Knoten in der Brust zu spüren. Ich konnte abends nicht mehr einschlafen, hatte auch keinen Hunger, war nur noch schlapp, sah nur noch düster.
Was hat Sie denn in letzter Zeit erschüttert, fragte Dr. Eickhoff, als ich wieder einmal vor ihm saß. Tschernobyl, hab ich gesagt. Worauf er nur meinte: Ich hatte noch keine Patientin, die wegen Tschernobyl bei mir war. Vielleicht ist es etwas anderes. Vielleicht wollen Sie sich jetzt doch zu einer Gesprächspsychotherapie entschließen.
Die Vorsorgeuntersuchung, die Mammographie brachte kein Ergebnis. Ich hatte so sehr darauf gehofft, daß irgend etwas gefunden würde. Ich wollte einfach nicht wahrhaben, daß meine Seele nicht in Ordnung ist. Daß die Nachbeben meiner Trauer um Viola noch im vollen Gange waren.
Im Oktober kriegte ich Atemnot und richtige Erstickungsanfälle. Die Apfelernte stand bevor, und für mich war klar, ich habe eine Allergie. Zunächst versuchte ich es beim Allergologen, mit Nasensprays und Antihistaminika. Es wurde nicht besser. Ein paar verschwommene Befunde und keine Besserung.
Mein Kreislauf funktionierte nicht mehr, nichts funktionierte mehr, auch meine Ehe war am Wackeln.
Und wieder landete ich bei Dr. Eickhoff. Er saß nur da und war erschüttert. Er wußte nicht mehr, was er mit mir machen sollte. Er sähe sich überfordert, mir weiterzuhelfen, weil ich von ihm nichts annähme, meinte er nur. Er schlug mir vor, entweder zu einem Nervenarzt oder in eine Psychosomatische Klinik zu gehen. Ich solle mir das überlegen.
Mit dem verschlossenen Kuvert fand ich mich wieder auf der Straße. Die Autos fuhren an mir vorbei, als wäre nichts geschehen. Es ist alles vorbei, dachte ich. Renne ich jetzt in das nächste Auto oder was mache ich? Ich ging nach Hause und öffnete das Kuvert. »Phobisch depressives Syndrom« stand da.

Nun wußte ich, was mit mir los war. Es war also einfach nur die Angst.
Ich setzte mich ans Telefon und rief die Psychotherapeutin an, die mir Dr. Eickhoff genannt hatte.

Jetzt ist es ein Jahr, daß wir gemeinsam an all dem arbeiten, was durch diese Totgeburt in mir hochgekommen ist: an meinen Enttäuschungen und Erwartungen, an meiner Unfähigkeit, den Dingen ihren Lauf zu lassen, überhaupt loszulassen und einfach zu vertrauen, an meinen unterdrückten Aggressionen und zwiespältigen Gefühlen.
Langsam lerne ich zu begreifen, daß Violas Tod, dieser Einbruch in mein Leben, auch ein Aufbruch für mich sein kann.
Und wenn die Angst und die Traurigkeit mal wieder übermächtig werden, gehe ich an Violas Grab und frage: Viola, was soll ich machen?
Schau doch mich an, sagt sie dann immer, überlaß das doch dem Herrgott, der wird sich schon um euch kümmern.

Es ist gut, daß wir das Grab dort haben. Es kommt was von dort für uns Lebende.

# Tod durch den Vater

Der ich eben anfing, dem Vater mit kindlichem Lallen lieblich zu schmeicheln, mich hat der bitterfeindliche Acheron nun an Bord des Totenschiffes gebracht. Traurigen Kummer hinterließ ich meinem Erzeuger, denn er wurde um sein Kind betrogen, und jammervoll weint er nun über mein verlorenes Leben: Statt der Kammer rüstete er mir das Grab, und alles, was ich einmal war, das hat das gierige Feuer dahingenommen.
O ihr Glücklichen unter den Menschen, die ihr weder die Hochzeit erlebt habt noch die Sorgen, welche das trügerische Glück bereitet, ein Kind aufzuziehen!

*Auf einem Kindergrab in Caesarea, Mauretanien, 3. Jh. n. Chr.*

Philipps Mutter: »Ich bremse mich manchmal richtig im Denken, um nicht diese Freude weiterspinnen zu müssen, die sich dann doch als Schmerz entpuppt.«

*Man kennt die Warnungen und schlägt sie dann doch oft in den Wind: Auch Philipps Vater wollte dem Grillfeuer nur ein wenig nachhelfen. An jenem sommerlichen Nachmittag des 16. Juni 1986 erlitt der vierjährige Philipp dabei so schwere Verbrennungen, daß er eine Woche später starb.*
*Der Maschinenbau-Techniker Hans, 36, lernt langsam, mit der Schuld am Tod seines einzigen Kindes zu leben. Mit seiner 34jährigen Frau Heidi hat er jetzt eine Gesprächspsychotherapie begonnen.*
*Heidi ist Grundschullehrerin und erwartet in diesen Wochen ein weiteres Kind, dessen Geburt sie voller Zwiespältigkeit entgegensieht.*
*Philipps Eltern leben in einer Kleinstadt in Schwaben.*

*Philipp ist eines von 58 Kindern im Alter bis zu fünfzehn Jahren, die 1986 in der Bundesrepublik durch »Feuer und Flamme« (so der statistische Begriff) ums Leben kamen.*[86]

Zwischendrin habe ich auch so eine Art Haßgefühl auf ihn. Eben, weil ich weiß, daß er der Auslöser für das Unglück war. Dann denke ich mir, Mensch, er hat es doch sonst immer so genau mit dem Philipp genommen, konnte gar nicht vorsichtig genug sein, warum mußte gerade ihm das passieren?
Meist denke ich es und sage es nicht, wenn es mal wieder in mir hochkommt. Ich weiß ja, wie weh es ihm tut. Ich würde ihn damit ja noch viel mehr verletzen, als er ohnehin schon verletzt ist durch seine Schuld.
Er leidet still vor sich hin, aber ich merke, wie er leidet. Manchmal weint er auch. Wenn ich dabei bin, vertuscht er das irgendwie. Dann merke ich es bloß, weil ich höre, wie er sich schneuzt im Bad. Und daran, daß er nasse Augen hat, wenn er wieder herauskommt.
Beim Abendessen sitzen wir oft da und sind stumm. Da redet keiner was. Und da merke ich, daß es wieder ganz schlimm ist. Manchmal wundere ich mich, daß er überhaupt schon so weit ist, sechs Monate nach dem Unglück. Daß er nicht ganz zerbrochen ist an der Schuld und an dem, was er mitansehen mußte. Wir sind jetzt gemeinsam in einer Gesprächspsychotherapie.
Wenn ich bedenke, welche Beziehung Hans zum Philipp hatte und umgekehrt. Mein Mann hat auf alles verzichtet, wenn es darum ging, mit seinem Sohn spielen zu können. Es war ein ganz besonderes Verhältnis, viel intensiver als zu mir. Auch in der Nachbarschaft haben immer alle gesagt: Ja, dem Hans, dem kann man die Kinder anvertrauen. Der gibt sich wirklich mit den Kindern ab.
Hans hat mit dem Philipp Sachen gemacht, die er früher selbst auch gern gemacht hätte. Wo das Kind in ihm wieder hochkam. Als Ältester von elf Geschwistern war seine Kindheit ohnehin nur sehr kurz gewesen. Ob das jetzt Basteln oder Drachensteigen, Malen oder Märchenerzählen war – diese Harmonie zwi-

schen Vater und Sohn hat mich manchmal fast ein wenig eifersüchtig gemacht.
Von Zeit zu Zeit bricht es jetzt aus ihm heraus: Was er noch alles mit ihm vorgehabt hätte, was er ihm so gerne noch hätte zeigen wollen. Er sagt auch, er habe immer schon Angst um den Philipp gehabt und sich manchmal gedacht, es könnte ihm eines Tages etwas passieren.
Es war am 16. Juni 1986, einem schönen sonnigen Tag. Es war ein Montag, Philipps erster Kindergartentag nach den Pfingstferien. Am Samstag zuvor hatten wir noch große Hochzeit gefeiert - die der Schwester meines Mannes -, und Philipp hat getanzt. Ich hatte ihm so eine kurze Pagenhose aus Samt gekauft und eine Bluse mit Rüschenkragen und einer kleinen Schleife dran. Und die Verkäuferin meinte noch: Das können Sie ihm auch an Feiertagen wie Weihnachten anziehen.
Er hat es einmal angehabt, an diesem einen Tag.
Am Montag, als ich Philipp vom Kindergarten abholte, war ich so richtig glücklich. Nach unserem Urlaub in Italien lief alles wieder in den gewohnten Bahnen.
Ich hatte gerade den Abwasch vom Mittagessen hinter mich gebracht und stand auf dem Balkon, um ein paar Küchentücher aufzuhängen. Da rief unser Wohnungsnachbar zu mir herüber: Wie wär's denn mit Grillen heute abend? Vielleicht nicht allzu spät, damit die Kinder noch dabeisein können und uns ein bißchen Zeit zum Kartenspielen bleibt.
Das haben wir immer gerne gemacht, unten, im großen Garten, der allen Hausbewohnern zur Verfügung steht. Die Nachbarsleute sind in unserem Alter und ihre Tochter Sarah ist vier Jahre alt, wie Philipp.
Ich sagte spontan zu, rief sofort meinen Mann im Büro an und redete so lange auf ihn ein, bis er schließlich doch zustimmte. Eigentlich hatte Hans Kegelabend mit den Kollegen vom Geschäft. Und er verwaltet die Kegelkasse. Doch ich ließ nicht lokker, bis er sagte, gut, dann lasse ich halt das Kegeln sausen. Am späten Nachmittag, als es immer schwüler wurde, zog ich dem Philipp die lange Frotteehose aus und gab ihm einen kurzen, luftigen Spieloverall. Einen mit viel Kunstfaser drin. Das war vielleicht der ganz, ganz große Fehler.
In der Zwischenzeit war mein Mann nach Hause gekommen. Er

nahm die beiden Kinder mit in den Garten hinunter, stellte Stühle und Bänke zusammen, fegte noch ein wenig die Einfahrt, da er Kehrdienst hatte in jener Woche.
Es ging auf halb sechs Uhr zu. Die Salate standen bereit, das Fleisch war gewürzt, doch die Nachbarn ließen sich noch nicht blicken. Als der Hans kurz raufkam, sagte ich: Du könntest ja inzwischen schon mal den Grill anmachen. Das war so ein Schwenkgrill vom Nachbarn, an Ketten aufgehängt.
Bis es soweit war, wollte ich die Zeit noch ein wenig zum Aufräumen nutzen. Ich stehe in der Küche vor der Spüle, höre durch die offene Balkontüre Kindergeschrei. Ist das ein Lachen oder ein Weinen, frage ich mich zunächst, aber dann wird es immer mehr ein Heulen, und ich denke, was streiten die zwei jetzt schon wieder.
Und plötzlich war das so ein Hilfeschreien.
Ich laufe auf den Balkon hinaus, sehe, wie mein Mann mit dem brennenden Kind im Arm hilfeschreiend durch den Garten rennt, erst zum Sandkasten hin, dort versucht, die Flammen zu ersticken, und dann im Hauseingang verschwindet.
Für Sekunden stand ich wie gelähmt auf dem Balkon. Dann ging ich ans Telefon, als hätte ich den Ernstfall immer schon geübt. Ich wählte den Notruf, nannte Name und Adresse, schilderte kurz den Vorfall. Ich rief auch noch unsere Hausärztin an. Immer unters kalte Wasser halten, sagte die, bis der Notarzt kommt.
Und dann stand Hans mit Philipp im Flur, das kann ich einfach nicht vergessen. Mama, leb ich noch, hat Philipp gefragt, leb ich noch?
Ich habe ihn genommen und in der Badewanne abgebraust. Wasser, Wasser, ganz viel Wasser auf diese roten Hautfetzen, die überall von seinem Körper hingen. Wasser auch in dieses verzerrte Gesicht, das mir mit einem Mal so unheimlich erwachsen schien.
Hans stand am Waschbecken, hielt seine Hände unter den Wasserhahn und hat immer nur geschrien: Ich hab den Bub entstellt, ich hab den Bub entstellt.
Große Verbrennungen, ein sauberes Leintuch, fiel mir ein. Ich wickelte Philipp, der am ganzen Körper schlotterte, in einen sauberen Bettüberzug, splitternackt wie er war.

Er hat furchtbar ausgesehen.
Ich habe Sand im Mund, hatte er noch gesagt, bevor ihn der Notarzt auf eine Bahre legte. Dann rasten wir mit Blaulicht nach Kempten ins Krankenhaus.
Dort haben sie Philipp zunächst mit Flüssigkeit und Infusionen versorgt. Sie haben auch die verbrannten Körperstellen saubergemacht. Jetzt gibt es ein kleines Piekserle, hat eine Ärztin zu ihm gesagt, dann hast du keine Schmerzen mehr. Da hat er mich zum letzten Mal angeblickt mit diesen Schockaugen, aus diesen ganz glasigen, stechenden Augen und hat mich gefragt: Tut das weh, Mama?
Er hört sie jetzt nicht mehr, hat die Ärztin gemeint, er schläft gerade ein. Und dann ist er eingeschlafen.
Sie haben mich rausgeschickt, weil das Säubern kein schöner Anblick sei. Ich solle jedoch beruhigt sein, er würde wirklich nichts mehr spüren.
Ich ging dann zu meinem Mann, dessen Arme und Hände in der Zwischenzeit bereits behandelt worden waren. Als sich der Schock allmählich zu lösen begann, kamen die Schmerzen, kamen die Vorwürfe. Er war voller Vorwürfe.
Es sei kein Anzünder da gewesen, und da mußte er aus dem Regal im Keller die Spiritusflasche holen, die wir sonst immer zum Fondue gebraucht hatten. Nach ein paar vergeblichen Versuchen, die Kohle anzuzünden, habe er es noch mal mit einem kleinen Schuß Spiritus probiert. Die Kinder wären gerade noch drüben an der Schaukel gewesen. Doch in dem Augenblick, als dieser meterlange Feuerstrahl aus der Flasche schoß, stand Philipp plötzlich vor ihm.
Wir müssen ihn nach München fliegen, sagte ein Arzt. Der Hubschrauber wartet, die Chancen stehen fünfzig zu fünfzig. Irgendwie mochte ich es nicht glauben, daß Philipp halb im Leben und halb im Tod war.
Noch in derselben Nacht rief ich in der Haunerschen Kinderklinik an, wohin sie ihn gebracht hatten. Es ginge ihm den Umständen entsprechend gut. Noch sei der Kreislauf stabil, die Krise käme immer erst nach drei bis vier Tagen.
Am nächsten Morgen war ich bei ihm, sah ihn da liegen auf der Intensivstation in einem Bett, das unter einem großen Zelt stand, wegen der Infektionsgefahr. Am liebsten hätte ich mir

diesen Mundschutz und diese Handschuhe und die grüne Schürze, die ich tragen mußte, vom Leib gerissen, um ihn ganz fest und lieb an mich zu drücken. Doch er lag da, ein schwarzes Gesicht, der schwarze Körper. Wie verkohlt hat er ausgesehen. Das kommt von der Verschorfung, hieß es.
Ich habe ihn gestreichelt, aber er hat nicht reagiert. Ich habe auch mit ihm geredet und ihm von Papa erzählt, der jetzt auch im Krankenhaus liegt und ihn sicher bald besuchen kommen wird. Als ich einmal ganz laut von seinem Papa gesprochen hatte, schien es mir, als würde er mit dem Mund zucken, ganz so, als wollte er etwas sagen.
In den ersten Tagen mußten sie ihn auch festbinden, weil er sich manchmal so lebhaft bewegte, daß sich die Schläuche von den Apparaten losrissen. Ihr Sohn schlägt ja einen halben Purzelbaum, hieß es.
Wenn ich kam, hörte ich immer: Wir haben es noch im Griff. 45 Prozent der Hautoberfläche sind verbrannt, Verbrennungen zweiten und auch dritten Grades. Doch daß er sterben könnte, davon war nie die Rede. Sie haben es noch im Griff, habe ich abends auch immer zu meinem Mann im Krankenhaus gesagt. Ich wollte ihm die Hoffnung nicht nehmen.
Am fünften Tag, am Samstag, mußten sie ihn nicht mehr anbinden. Er lag ganz ruhig da. Und ich saß an Philipps Bett, unter dem stickigen Zelt, dem Umkippen nahe und dachte, ich könnte ihn gesundreden. Du mußt wieder gesund werden, Philipp, du mußt hier wieder raus aus diesem stickigen Zelt.
Ich habe immer geglaubt, er schafft es.
Nach meiner Rückkehr, am Sonntagabend, rief ich noch mal in der Klinik an, eigentlich nur aus so einem Bedürfnis heraus. Der Arzt ist kurz angebunden, sagt, sie hätten gerade Probleme mit dem Philipp, sagt, ich solle in einer Stunde wieder anrufen.
Ich habe nicht mehr angerufen, das kann ich mir auch heute noch nicht verzeihen. Ich habe mich einfach nicht mehr getraut, da reinzuwählen und anzurufen.
Und dann hat er angerufen. Es gehe ihm sehr schlecht, es könne jetzt sehr schnell zu Ende sein, vielleicht noch in dieser Nacht.
Das hat auf mich gewirkt, als beträfe es mich überhaupt nicht.

Wie in Zeitlupe bin ich zu meiner Nachbarin gegangen, habe geläutet, habe sie gebeten, in dieser Nacht bei mir zu bleiben. Ich muß auf dem Sofa eingenickt sein, als mich um zehn vor halb vier Uhr morgens ein Klingeln aus diesem zeitlosen Dösen riß. Da wußte ich, jetzt geh ich hin und jetzt sagt der mir, daß der Philipp gestorben ist. Und er hat es mir gesagt. Und ich habe jedes Wort wiederholt: Erst war es eine Schockniere, dann hat die Lunge nicht mehr mitgemacht; wir haben unser Möglichstes für Ihren Sohn getan.
Dann habe ich aufgelegt.
Man möchte meinen, daß einer ausbricht in Schreien in solch einem Augenblick. Es war nichts. Gar nichts. Ich habe mich auf einen Stuhl gesetzt, regungslos, für Stunden schien es mir. Das war, als ginge es mich nichts an.
Der erste Gedanke am nächsten Tag ging zu meinem Mann; bloß weg von hier, zu ihm, ins Krankenhaus. Ich solle es ihm erst am Nachmittag beibringen, meinte der Arzt, er würde ihn zuvor schon ein bißchen darauf vorbereiten. Nein, habe ich gedacht, das halte ich nicht aus, das möchte ich ihm selber sagen.
Ich brauchte nichts zu sagen, habe ihn nur angestarrt von der Türe her, und er hat meine Augen gesehen und gewußt, was ist. Nein, das ist nicht wahr, hat er geschrien und die Hände hochgerissen. Ich kann nicht leben ohne Kinder, hat er geschluchzt.
In diesem Augenblick war bereits ein Arzt mit einer Spritze da.
Hans blieb noch eine Woche im Krankenhaus, war nicht zu trösten, obwohl ich es immer wieder versucht habe. Er war ein gebrochener Mensch.
Wie kannst du das so tragen, hat er mich oft gefragt, wenn ich kam, denn für ihn war ich tapfer und gefaßt gewesen. Hans wollte ihn noch mal sehen, doch ich habe es ihm ausgeredet. Ich dachte, er bricht mir zusammen, zerbrechlich wie er ohnehin schon war.
Bei der Beerdigung wollte er auch unbedingt den Sarg tragen. Mit seinen verbundenen Händen. Ich habe es verhindert, ich glaubte, ihn schützen zu müssen. Ich hatte die Angst, daß ich ihn jetzt auch noch verliere.

Da ist etwas, das mich immer noch mit einem Schuldgefühl erfüllt. Wir hätten Abschied nehmen sollen von Philipp, egal, wie immer er auch ausgesehen haben mag. Ich hätte Hans auch mehr zutrauen sollen an innerer Stärke. Ich hätte ihn vielleicht auch nicht so bevormunden sollen in seiner Trauer. Dahinter steckte sicherlich auch ein gehöriges Maß unausgelebte Wut ihm gegenüber.
Ein paar Wochen später hat er mich gefragt, ob der Philipp vielleicht verwechselt worden sei? Kann es nicht sein, daß er noch in der Klinik ist? Wenn er ihn gesehen hätte, wäre er vielleicht nicht auf solche Gedanken gekommen.
Mir ging es ähnlich. Wenn ich anfangs am Grab stand, konnte ich mich einfach nicht von dem Gefühl freimachen, daß er immer noch leidet. Ich sah da unten seinen Körper liegen, und das war immer dieser schwarze Körper.
Auch heute denke ich sehr oft, daß er irgendwie noch leidet. Mit dem Kopf weiß ich, daß er das, was er vor einem halben Jahr erlitten hat, heute nicht mehr spürt, aber gefühlsmäßig erfasse ich das einfach nicht. Hin und wieder überfällt mich diese große Angst, es könnte ihm vielleicht nicht gutgehen. Das ist ein Schmerz, der durchfährt den ganzen Körper wie ein Beben. Dann ist wieder Ruhe für ein paar Tage.
Diese Frage: Mama, leb ich noch? - die will mir einfach nicht aus dem Kopf. Das ist so quälend, das tut so weh, und dann läuft auch alles wieder vor einem ab. So ein kleines Kind denkt doch, daß die Eltern es vor allem Unheil beschützen können, immer zur Stelle sind, wenn es sie braucht. Gewissermaßen waren wir ja allmächtig für den Philipp.
Und dann so ein Versagen. Wir haben beide vor seinen Augen versagt. Ihr habt nicht aufgepaßt auf mich, ihr habt mir das Leben, das schöne Leben genommen. Mama, leb ich noch? Das sind Anklagen, die ich einfach nicht loswerde.
Und ich weiß, wie gerne er gelebt hat und daß er viel lieber bei uns geblieben wäre.
Vier Tage vor dem Unglück waren Philipp und Hans bei meinem Schwiegervater auf dem Friedhof gewesen. Den hatten wir zwei Jahre vorher beerdigt. Da standen die beiden am Grab, und Philipp fragte: Ja, wo ist denn der Opa?
Daß der Opa im Himmel ist, wußte er, aber an diesem Tag

wollte er sich nicht damit zufriedengeben. Ist der Opa da unten oder da oben, wollte er wissen. Der Körper vom Opa ist im Grab, und die Seele vom Opa ist im Himmel, hat mein Mann versucht ihm zu erklären.
Ich möchte auch in den Himmel, hat Philipp gesagt.
Ja, später mal, meinte mein Mann, jetzt kommst du noch nicht in den Himmel, dazu bist zu noch zu klein.
Heb mich hoch, ich möchte mal in den Himmel reinschauen, sagte er zu seinem Papa.
Und der mußte ihn auf den Arm nehmen und so hoch es ging zum Himmel hinauf halten.
Ich möchte eigentlich nur wissen, ob es ihm gutgeht, ob er da oben angekommen ist, ob es dieses »da oben« auch wirklich gibt.
Ich habe noch nie so starke Zweifel an Gott und an der Auferstehung gehabt wie in letzter Zeit. Früher hatte ich damit keine Probleme; das gab es einfach und daran glaubte man, ein wenig oberflächlich vielleicht. Und plötzlich macht dieser Gott mit mir so was. Das hat mein Vertrauensverhältnis zu Gott total durcheinandergebracht. Ich möchte ihn nicht ganz leugnen, ich brauche ihn schon, aber irgendwie bin ich tief enttäuscht von ihm.
Irgendwo warte ich immer noch auf ein Zeichen von Philipp. Warte darauf, daß er mir nur sagt, es geht mir gut. Aber ich bin anscheinend nicht der Typ für Zeichen.
Ich flüchte jetzt auch vor der Trauer, vor allem in den Schlaf. Oft kann ich es kaum erwarten, bis der Abend kommt. Und damit das Dunkel, wo ich mich vor all dem verkriechen kann.
Es wäre vielleicht besser, wenn ich ein bißchen mehr Wut ausleben könnte. Da bin ich ebenfalls nicht der Typ dazu. Das verwandelt sich bei mir mehr in Ohnmacht und dann in Trauer und vielleicht auch in Depression. Ich habe so ein Gefühl, als wäre jetzt mein Leben schon zu Ende. Dieser Weitblick auf alles, was da noch kommt, ist mir verschlossen. Es ist, als hätte ich mein Leben schon gelebt. Denn ohne ihn gibt es kein Weiterleben.
Vor zwei Monaten, im November, hatte ich einen ganz schlimmen Tag. Ich konnte zwar aufstehen in der Früh, aber ich habe gemerkt, heute bin ich wieder anders als sonst. Da drinnen war

alles zu. Die totale Nacht einfach. Mein Mann hat mich in den Arm genommen und gesagt, ich gefalle ihm heute gar nicht, ich solle mich doch wieder hinlegen.
Als er die Haustüre hinter sich geschlossen hatte, ist es aus mir herausgebrochen. Es war nicht dieses Weinen, das ich sonst kenne, sondern ein ganz eigenartiges, stoßweises, schluchzendes, es war ein fremdes Weinen.
Ich bin ins Bad gegangen, habe mir die Haare gewaschen und geföntt, schaue in den Spiegel hinein, sehe ein Gesicht, das nicht meines ist. Und auf einmal überkommt es mich, es geht nicht mehr weiter, du mußt etwas tun, du mußt dir etwas antun. Ich weiß nicht mehr, ob ich den Fön hingelegt habe, irgend etwas hat den Fön hingelegt, mich hinausgetrieben in die Küche zur Schublade, wo die Messer sind.
Es war ein furchtbares Getriebensein, ein Trieb, gegen den ich mich wehren wollte und nicht konnte. Meine Hände waren lahm, ein Kribbeln war das, und ich dachte, jetzt hilft nur noch, wenn ich sie unter kaltes Wasser halte. Das war so ein Gedanke, jetzt mußt du dich wieder wach machen, damit du das nicht tust. Erst rannte ich ins Bad zurück, hielt die Brause über Kopf und Hände, dann warf ich mich aufs Bett und sagte zu mir, nein, das mache ich nicht. Ich schaff das, ich schaff das, wir kriegen doch wieder ein Kind.

*In welchem Monat sind Sie jetzt schwanger?*

Ich bin im 6. Monat. Im Juni ist das mit Philipp passiert, Anfang August muß ich dann schwanger geworden sein.
Als die Periode wegblieb, habe ich gedacht, das kommt jetzt alles durch die Umstellung. Ich konnte mir gar nicht vorstellen, daß so ein trauernder Körper überhaupt wieder bereit ist für ein neues Kind.
Nach Philipps Tod habe ich sofort die Pille weggelassen, nicht, weil ich gehofft hätte, sofort wieder schwanger zu werden; mir wäre es nur komisch vorgekommen, so ein neues Heranwachsen in mir zu verhindern, nachdem gerade ein Kind von uns gegangen war.
Zwei Monate nach Philipps Tod hatte ich das erste Mal wieder mit Hans geschlafen. Da muß es passiert sein. Und ich erinnere

mich noch, daß ich furchtbar geweint habe danach. Es war so ein erlösendes Weinen nach dieser großen Trauer, und das Gefühl, wieder so ein bißchen Glück zu empfinden in dieser Leere. Es war aber auch so ein Stück Schmerz in einer Freude, die gar nicht mehr sein darf, seit ich den Philipp verloren hab.
Es muß ein ziemlicher Zufall gewesen sein. Ich habe nur noch einen Eierstock und gerade am Anfang unserer Trauer hatten wir nur sehr wenige sexuelle Begegnungen. Wir konnten uns eigentlich bloß aneinander klammern und festhalten und weinen.
Als wir schließlich die Gewißheit hatten, daß ich wirklich wieder schwanger bin, hat mir der Hans gesagt, er wäre fast enttäuscht gewesen, wenn sich die Sache als Irrtum herausgestellt hätte. Er freut sich, obwohl ihm nicht ganz geheuer dabei ist. Wenn das Kind kommt, sagt er, wird er den Philipp immer mit einbeziehen; wenn er mit dem Kind spazierenfährt, wird er auch immer mit dem Philipp reden und ihn in Gedanken bei sich haben.
Er kann das besser als ich. Mir reicht das nicht zu sagen, ich nehme den Philipp in das ganze Geschehen mit rein. Er ist ja nicht mehr da. Wie soll ich dann etwas mit ihm erleben?
Ich muß erst alles austrauern, bevor ich mich wieder auf was Neues freuen kann. Irgendwo habe ich auch das Gefühl, daß ich den Philipp damit verrate. Daß ich ihn wegschicke, beiseite schiebe, um etwas Neues zu haben.
Dabei denke ich mir so oft, ich kenne das Kind ja noch gar nicht, aber ihn habe ich gekannt. Er muß immer an erster Stelle stehen. Ich will da auch gar nichts hinlassen, was Philipp irgendwie verdrängen könnte. Mit ihm habe ich gelebt, mit ihm habe ich so vieles erlebt.
Wenn ich am Montagmorgen die Zeitung aufschlage, weiß ich ganz genau, heute steht wieder das Mutter-und-Kind-Turnen drin. Von halb vier bis halb fünf. Da war er so gerne. Und da waren wir halt. Und dann denke ich mir, jetzt bist du ausgeschlossen, und blättere schnell um.
Heute fange ich immer auf der letzten Seite, bei den Todesanzeigen, an. Es ist mir peinlich, das zu sagen, weil das so aussehen könnte, als würde ich mich am Tod anderer freuen. Aber wenn ich dann so eine Anzeige lese von einem jüngeren Men-

schen oder gar von einem Kind, fühle ich mich irgendwie wieder ein bißchen besser. Das ist ganz eigenartig.
Man kommt sich vor wie auf einer Insel mit seinem Schmerz, so, als würde man schon gar nicht mehr zum Festland gehören. Ich habe ja auch nie geglaubt, daß mir so was passieren könnte. Und dann steht es schwarz auf weiß vor einem, daß man mit diesem Schmerz doch nicht alleine ist.

Die meisten Leute glauben, daß ich das alles sehr gut verkrafte. Nach außen hin wirke ich vielleicht gefaßter, doch wie's drinnen aussieht, und wie's drinnen weh tut, das wissen nur die wenigsten. Wenn man ständig gesagt bekommt, du bist so stark, du bist so mutig, ist das wie eine Forderung, die an einen gestellt wird. Und dabei kann ich eigentlich noch gar nichts geben.
Wenige Wochen nach Philipps Tod riefen Bekannte bei uns an, um zu hören, ob ich nicht schon wieder schwanger wär. Sicher eine gutgemeinte Frage. Es sind ja immer alle bemüht, zu trösten und zu beschwichtigen, damit dieser Einbruch in das Leben so schnell wie möglich wieder glattgewalzt wird.
Das ist für mich ein ganz furchtbarer Gedanke, daß jemand denken könnte, mit dieser neuen Schwangerschaft sei jetzt alles abgetan. Das ist es ja überhaupt nicht. Aber das kann niemand verstehen. Und irgendwo steht man dann noch als undankbar da, so nach dem Motto, was gibt es in dieser Tragödie für ein größeres Glück als ein neues Leben?
Als ich nach Philipps Geburt so eine Wochenbettpsychose bekam und solche Beklemmungsgefühle beim Stillen hatte, daß ich dachte, ich schaffe es nie, dieses Kind großzuziehen, da hieß es auch immer: Was willst du mehr? Du hast ein gesundes Kind und einen lieben Mann. Wir wissen gar nicht, was du hast.
Ich mußte dann vier Wochen ins Krankenhaus, weil ich ihm weder eine Windel noch ein Fläschchen geben konnte, weil ich nur freudlos war und ständig von der Angst gepeinigt wurde, warum schreit er wieder?
Rückblickend empfinde ich das manchmal als Vorahnung. Ich habe es ja wirklich nicht geschafft, ihn großzuziehen. Dann denke ich mir wieder, das waren eben die Hormone nach der Geburt und frage mich, ob das jetzt wieder kommen wird.

Seit ein paar Tagen stelle ich mir vor, wenn das Kind mal da ist, gehst du mit ihm spazieren. Und dann ist es kurz so, als könnte ich mich darüber freuen. Ich bremse mich manchmal richtig im Denken, um nicht diese Freude weiterspinnen zu müssen, die sich dann doch als Schmerz entpuppt: aber alles ohne Philipp. Ich will das gar nicht zu Ende denken, weil er ja fehlt.
Ich schau auch schon mal hin, wenn ich in der Badewanne sitze und es sich bewegt. Oder ich streichle einfach über meinen Bauch. Und dann denke ich mir, was der Philipp zu so einem Baby gesagt hätte, weil er ja immer so verrückt nach Babys war. Und daß er das jetzt nicht mehr miterleben darf.
Irgendwo wünsche ich mir wieder einen Buben. Einen Buben wie Philipp. Man sagt ja, diese Vergleiche sind gefährlich, das sollte nicht sein. Aber im Innersten drin denke ich mir, es muß alles wieder so sein.

Nachtrag:

*12. 6. 1987*

*Liebe Frau Goldmann-Posch!*
Für Ihre lieben Zeilen danke ich Ihnen recht herzlich. Eigentlich wollte ich Ihnen schon längst schreiben, aber irgendwie habe ich es nie geschafft. Und nun sind Sie mir zuvorgekommen.
Ja, am 20. April um 16.53 Uhr ist unser kleiner Julius angekommen, 3800 Gramm schwer und 55 cm lang. Es war eine recht anstrengende Geburt, und ich war ziemlich erschöpft.
Ich war sehr froh, als Julius auf meinem Bauch lag, aber dieses totale Glücksgefühl, das ich bei Philipp hatte, blieb aus. In den Tagen im Krankenhaus war ich sehr abgelenkt, und ich hatte das Gefühl, vom Leid etwas entfernt zu sein. Immerzu mußte ich den kleinen Julius anschauen, und es schien so, als läge der »kleine Philipp« vor mir.
Die Rückkehr nach Hause war wieder sehr schmerzlich. Ich merkte, daß ich einfach nicht so tun konnte, als wäre jetzt alles wieder gut. Meine Gedanken sind sehr oft bei Philipp, ich sehne mich so nach ihm. Gerade jetzt wäre es wunderbar, ihn hier zu haben und zuzusehen, wie er sein Brüderchen streichelt ... Wenn andere Kinder

kommen und das Baby anschauen, so werde ich oft sehr traurig – eben weil sie es sehen dürfen und er nicht.
Mein schlechtes Gewissen während der Schwangerschaft, daß ich vielleicht das kleine Wesen nicht so lieben kann, hat sich wieder normalisiert. Denn ich habe Julius so lieb, und ich merke auch, daß er sich seinen Platz bei uns schon so richtig geschaffen hat. Ich nehme mir viel Zeit für ihn, und ich möchte ihn glücklich machen. Seit einer Woche lächelt er mich dafür an, und das macht mich sehr froh.
Daneben gibt es aber auch Stunden, in denen ich Schmerz verspüre – einen tiefen Schmerz, der mir sagt, daß es einfach nie mehr so sein wird wie früher. Seit ich wieder zu Hause bin, sehe ich auch öfters das Bild vor mir, wie Philipp nach dem Unglück im Flur stand und mich hilfesuchend anschaute. Es läßt mich nicht los – manchmal verfolgt es mich richtig. Dann durchfährt ein sonderbares Gefühl meinen Körper, und in solchen Augenblicken fehlt mir wieder jegliche Lebensfreude. So wechseln die Gefühle von Tag zu Tag, und ich muß damit leben. Ich glaube, allmählich lerne ich damit zu leben. Immer habe ich dagegen gekämpft, ich wollte mir Philipp nicht nehmen lassen. Ich habe den Kampf verloren.
Julius wird kein Trostpflaster für uns sein, aber er wird uns helfen, das Leben wieder lebenswert zu finden.

Es grüßt Sie recht herzlich

Ihre Heidi H.

# Der eingeleitete Tod

Des Lebens größeren Teil verbrachte ich
in meiner Mutter Schoß und die, welche
mich gebar, tauschte nur Trauer ein gegen
Wehen: Mein erster Weg führt mich zum
Hades, denn im Leben wurde mein Mund stumm.

*Auf einem Kindergrab in Rom,*
*2. Jh. n. Chr.*

Renate: »Ich bin kein Typ, der was von Friedhöfen hält. Ich glaube auch nicht, daß man den inneren Friedhof damit beseitigt.«

*Zweimal in ihrem Leben war Renate, 44, schwanger: Mit 19, als Studentin der Medizin, mit 42 als erfolgreiche Frauenärztin.*
*Das Kind, das Renate in jungen Jahren nicht vorgesehen hatte und abtreiben ließ, wünschte sie sich als reife Frau um so mehr.*
*Nach ihrer geschiedenen Ehe lernte sie 1980 Rolf, ihren heutigen Lebensgefährten, kennen.*
*Renate war 42, als sie – nach vielen vergeblichen Behandlungen – ein Kind von ihm erwartete. Eine Fruchtwasseruntersuchung nahm ihr alle Hoffnung: Trisomie 21 heißt, ein Leben an der Seite eines mongoloiden Kindes.*
*Am Pfingstsonntag 1985, Anfang des fünften Monats, ließ Renate ihre Schwangerschaft beenden.*
*Renate lebt und arbeitet in einer Großstadt im Westen der Bundesrepublik.*

*Von den im Jahre 1986 beim Statistischen Bundesamt Wiesbaden gemeldeten 84 274 Schwangerschaftsabbrüchen erfolgten 1086 Unterbrechungen aufgrund zu erwartender genetischer Komplikationen (»kindliche Indikation«).*[87]

Dieses Sich-nur-nicht-Verlieren im Schmerz, dieses Sich-nicht-Fallenlassen im Trauern ist ein Relikt meiner Erziehung. Dabei tut mir das genauso weh, als wäre ich das Mädchen von der Post, das über sein Kind weint. Vielleicht manchmal noch mehr, weil ich einfach über vieles anders denke. Aber wir sind von klein auf so erzogen worden, daß man nicht gleich an jeder Ecke jammert.

Wir sind aus Ostpreußen geflüchtet, mein Vater ist im Mai 1943 gefallen, als ich ein Jahr alt war. Meine Mutter mußte uns einfach durchbringen. So Jammerallüren, das gab es bei uns einfach nicht.

Und dennoch, wenn ich darüber rede, komme ich ans Heulen, so wie jetzt. Und es wird mich noch in zehn Jahren zum Heulen bringen. Dieses Ereignis hat mich derartig gedrückt und erschüttert. Die Tatsache einfach, daß dieser ganze Lebensblock, den ich bereits geändert sah und geändert sehen wollte, für immer in den Brunnen gefallen ist. Und dabei hatte ich mich so wahnsinnig darauf gefreut, trotz aller Umstände, die ja hier im Hause Probleme gemacht hätten. Ich hätte keine ideale Unterstützung durch den Vater des Kindes gehabt, da bin ich mir sicher. Aber ich bin ja im Grunde praktisch genug veranlagt, ich hätte das auch alleine hingekriegt, mir hätte das nicht viel ausgemacht. Und ansonsten weiß ich ja auch ganz gut, was ich zu tun und zu lassen habe.

Organisiert hätte ich das schon bekommen.

Es ist ja nicht so, daß ich ein Kind bräuchte, um zu zeigen, daß ich schwanger werden kann. Daß ich mich da unbedingt verwirklichen wollte im Sinne von: ein Kind gebären. Das ist es nicht. Da hing eine ganze Lebensphilosophie dran, der Wunsch nach Sinngebung für ein Leben, in dem man sich alleine im Kreise dreht. Ich denke, man würde anders gefordert werden. Man könnte etwas abgeben. Man würde etwas abverlangt bekommen. Was ich halt alles nicht muß.

Ich fand das Leben über Jahre sinnlos. Ich habe oft gedacht, wenn dir morgen etwas passiert, haste eben Pech. Es heult kein Hund nach dir. Vielleicht die Sippe ein bißchen, und dann wär's für mich erledigt. Hätte ich Kinder, sage ich mir, dann wäre mein Leben anders verlaufen. Man stellt sich natürlich immer vor, daß man seine eigenen Kinder eben nicht mit hunderttausend Problemen großgezogen hätte, sondern daß einem vielleicht das Glück beschieden gewesen wäre, das doch alles einigermaßen hinzukriegen.
Ich glaube auch nicht, daß ich jemand bin, der so mutternd veranlagt ist. Aber es hätte mir einfach einen Riesenspaß gebracht zu sehen, was so ein kleiner Mensch kann, wenn man sich um ihn kümmert.
Ich hatte mir schon Märchenbücher ausgesucht und überlegt, was ich abends vorlese. Ich habe auch gedacht, jetzt muß ich wieder anständig singen lernen. Tausend Sachen sind mir durch den Kopf gerannt, was ich alles ändern muß. Ich hatte mir bereits eine Haushälterin organisiert, habe meine Praxiszeiten geändert. Ich wußte, daß ich meine Zeiten ändern muß, damit ich früher zu Hause bin. Ich habe mir Gedanken gemacht, wo ich so ein Kind hinstelle in der ersten Zeit. Ob ich diesen Rieseneßtisch wieder rausnehme und ein Spielzimmer einrichte. Ob ich hier vorne alles verglase, damit das Kind, solange es klein ist, auf der Veranda sein kann, da nachmittags und hier vormittags. Und ob ich eine Treppe bauen lasse hinunter in mein Büro, damit sich das Kind nicht alleine fühlt. Und wo ich draußen im Garten eine Spielkiste hinsetzen kann. Das fand ich alles faszinierend.
Ich habe auch überlegt, was ich mache, wenn ich mal weg wäre. Ob es dann bei Rolf schläft, dem Vater, der hier im Haus eine Etage höher wohnt, oder ob es lieber ganz alleine schläft. Ich habe kontinuierlich gedacht, was man alles tun kann, damit man ein Kind so auf den Weg bringt, daß es ganz, ganz viel alleine machen lernt. Nur überall so einen kleinen Schubs - und wenn es zurückfällt, soll es immer wissen, daß es in einem sicheren Arm aufgefangen wird.
Daß mir das verwehrt ist, darunter leide ich. Warum? Warum die eine so viele Kinder und warum die andere keines? Vielleicht ist das wie mit dem Turmbau von Babel, der nicht stattfin-

den darf, damit man eben nicht allmächtig wird. So nach dem Motto: Du hast ja eigentlich alles, was willst du eigentlich noch? Alle Dinge dieser Erde, die kannst du letztlich, theoretisch gesehen, machen, und als letztes I-Pünktchen willst du dem Ganzen auch noch ein Kind aufsetzen. Das ist wohl zuviel des Guten.
Dann denke ich immer, da würde ich gerne auf den ganzen Plunder verzichten und hätte lieber so ein Kind. Ich würde es verdammt wünschen, etwas zu haben, was mich maximal fordert. Wenn ich jetzt dieses Haus verkaufen müßte oder nur noch halbtags arbeiten müßte, das würde ich alles machen. Aber ein Kind, das ist so etwas, wo Machen nichts nützt.

Ich muß mich damit abfinden, daß ich dieses absolut andere Leben, das ich mir wünsche und das nicht machbar ist, nie haben werde. Für die Leute bin ich mehr oder weniger die etwas selbstherrliche Ärztin, der alles zufällt und der es an nichts mangelt. Daß das überhaupt nicht dem entspricht, was ich eigentlich in tiefster Seele möchte, weiß niemand. Mir nimmt auch keiner ab, daß ich gerne den Haushalt mache, wenn ich das sage. Wo doch jeder denkt, die kann doch nicht mal'n Braten. Die meinen einfach, du hast eine gutgehende Praxis, du hast ein Haus, du hast antike Möbel. Dabei ist das für mich nie der Maßstab gewesen.
Sie können mich in meinem Schmerz mit der einfachsten Frau und mit der höchstdifferenzierten in einen Topf stecken. Es macht keinen Unterschied, wir Frauen leiden alle gleich. Dadurch, daß ich Frauenheilkunde mache und täglich mit Frauen zu tun habe, kann ich vielleicht manche Sachen anders erklären, aber es ändert sich nichts. Dieser Beruf läßt natürlich auch ein Riesenfeld an sehr nüchterner Darstellung zu, was vielleicht meiner ausgeprägten Ambivalenz entgegenkommt.
Ich bin heilfroh, daß ich auch anderen Leuten zuhören muß.

*In welcher Lebenssituation standen Sie, als Sie zum zweitenmal schwanger wurden?*

Zwei Monate nach meinem 42. Geburtstag wußte ich, daß ich ein Kind erwarten würde. Aus meiner ersten Ehe, die acht Jahre

zuvor geschieden worden war, hatte ich keine Kinder, wollte ich auch keine haben.
Es lag auch daran, daß wir sexuell nicht so besonders gut harmonierten, bedingt durch Nichtwissen und auch Nichtwollen. Das war ein sehr problematischer Mann gewesen, der viele Exzesse psychotischer Art hinter sich hatte, suizidale Gedanken und all solche Sachen.
Ich studierte Medizin und er Landwirtschaft. Wir sind auch zu verschieden gewesen, als daß das überhaupt eine ernstere Beziehung hätte werden können. Und man hat die Probleme zerredet, so wie das früher eben üblich war.
Wenn er damals gesagt hätte, so, nun haben wir alles hinter uns, Studium fertig, Examen bestanden, jetzt kann man eigentlich versuchen, Kinder zu kriegen in der nächsten Zeit, vielleicht hätte ich es damals doch gemacht. Aber er hat immer nur gesagt, Kinder in diese Welt zu setzen wäre sowieso ein Unding. Und dann haben wir uns endgültig auseinanderdividiert.
Wenn man erst mal geschieden ist, nach elf Jahren Ehe, sucht man erst einmal in Ruhe eine Möglichkeit, sich freizuschwimmen. Man fängt mehrere Beziehungen an, um einfach die alte Sache loszuwerden. Sieht aber dann, daß es natürlich genau das Gegenteil bewirkt von dem, was man eigentlich will.
Vielleicht hängt das mit meiner frühen Vaterlosigkeit zusammen, daß ich schlecht einen Mann ertragen kann, den ich nicht respektiere. Ich kann diese ganzen Softy-Typen schlecht ab. Doch dadurch, daß ich nicht so sehr labil veranlagt bin, wird man keine starken Männer ansprechen. Im Gegenteil, ich habe immer schon die sanften, schwachen Typen auf mich gezogen, die hoffen, einfach noch unterschlupfen zu können. Und die sind dann später ganz enttäuscht, wenn eben nicht nur so eine deutsche Eiche dasteht, sondern jemand, der auch gerne etwas haben möchte.
Als ich Rolf hier in Düsseldorf bei Freunden kennenlernte, war ich 38. Rolf war der Typ von Mann, der mich eigentlich nicht einen Pfennig gereizt hat. Na gut, dachte ich, vielleicht ein ganz interessanter Mann, ein bißchen introvertiert, aber sonst war nichts, was mich groß interessiert hätte. Er soll damals zu diesen Freunden gesagt haben: Ich hätte gerne eine Beziehung zu

jemandem, der keine endgültige Beziehung haben möchte. Ich suche eine Freundin ohne Bindung.
Wenn man so will, eine pflegeleichte.
Seit dieser Begegnung im Sommer 1980 hat er sich immer wieder lebhaft um mich bemüht. Etwa nach der Devise: Ich tue alles, bis ich mein Ziel erreicht habe. Und wenn ich das hab, was ich will, ist es ohnehin nicht mehr so wesentlich.
Und irgendwann hat er mir den Floh mit dem Kind ins Ohr gesetzt. Ich holte ihn, wie so oft, vom Flughafen ab, und eines Tages fragte er mich, warum ich keine Kinder habe. Da hab ich einfach gesagt, vielleicht, weil ich keine kriege, oder weil ich keine wollte. Ich weiß es nicht.
Rolf hat selbst Kinder aus seiner geschiedenen Ehe, zwei Jungens, an denen er abgöttisch hängt. Er konnte gar nicht verstehen, daß jemand keine Kinder hat. Für ihn und seine Welt sind Kinder einfach wichtig. Daß eine Frau dabei auch eine wichtige Rolle spielt, nicht nur als Transportmittel, sondern auch als Bezugsperson in diesem Dreieck Mutter-Vater-Kind, das ist ihm, glaube ich, nicht so wesentlich.
Er hat ein derart gutes Gefühl für Kinder und ist dabei so wahnsinnig lieb und nett und einfühlsam und phantasievoll, daß man sich wirklich ganz unbedarft daneben vorkommt. Ich würde sofort verstehen, wenn er mir sagte, ich brauche eine junge Frau, mit der ich drei Kinder haben könnte, weil ich weiß, wie sehr er an Kindern hängt.
Schon ziemlich früh hat er mir gesagt, daß er sehr gerne eine Tochter hätte. Und ob wir das nicht gemeinsam versuchen wollten. Es war ganz merkwürdig, denn mit einem Mal begann all das, was ich mir immer schon so in meinen Märchengedanken vorgestellt hatte, Konturen anzunehmen: eine Schar voller Gören und am liebsten einen Bauernhof und ein paar Hunde vielleicht.
In der ersten Zeit lebte er noch nicht hier in diesem Haus, war auch nur selten in Deutschland. Und dennoch haben wir uns so sehr darum bemüht, daß es klappt, und gedacht, es müßte doch funktionieren.
Ich fing an, nachschauen zu lassen, ob es bei mir irgendwelche Besonderheiten gäbe. All diese üblichen Untersuchungsmethoden, die anfallen, alles habe ich erledigen lassen. Ich habe

gedacht, wenn eine Ursache gefunden würde, wüßte ich Bescheid. Ich kann besser ertragen, wenn ich weiß, warum was ist, als wenn ich so im Ungewissen tappe. Ich weiß nicht, wie oft ich ins Krankenhaus gefahren bin und wieder und wieder versucht habe, mit Spritzen Eisprünge zu provozieren. Und das sah immer alles so schön aus, wie im Bilderbuch. Und trotzdem war alles umsonst.

Als ich wirklich so gut wie nicht mehr daran gedacht habe, bin ich schwanger geworden. Das war im Dezember 1984.

Wie oft hatte ich erlebt, daß jemand zu mir kommt, der sich ewig darum bemüht, schwanger zu werden, und schon gar nicht mehr den nächsten Tag abwarten kann, ob ja oder nein. Und dann ertappt man sich selbst dabei, daß man genauso wie die junge Verkäuferin vom Supermarkt ist. Ich wollte es genauso gerne wissen.

Dieses Warten, bis ich endlich einen Test machen konnte, und diese Freude, als ich sah, er ist positiv. Dann habe ich mich zunächst selbst geschallt und geguckt, ob ich eine Amnionhöhle, die kleine Fruchtblase in der Gebärmutter, sehe. Und dann dachte ich, du gehst natürlich erst hoch zu Rolf, wenn du auch einen Herzschlag siehst. Alles, was ich machen konnte, habe ich vorher gemacht. Erst dann bin ich hochgegangen.

Auch sonst habe ich das nur ganz, ganz wenigen Freunden gesagt. Einfach, weil ich wußte, daß ich diese Amniozentese* noch abwarten mußte.

Ja dann mal ran, sagte mein Kollege von der Frauenklinik, zu dem ich schon eine Ewigkeit gehe. Zwischenzeitlich habe ich mich noch zweimal ultraschallen lassen, um zu gucken, ob es irgend etwas Besonderes gäbe. Dann legten wir einen Termin fest für diese Fruchtwasserpunktion, die ja wirklich ein Kleinsteingriff ist, weder weh tut noch besonders spannend ist.

Es ist wie ein Stich in den Arm oder ins Gesäß. Ein paar Stunden bin ich dagelegen und dann wieder nach Hause gegangen. Am nächsten Tag habe ich noch mal einen Ultraschall machen lassen, damit man sieht, ob sich irgendwas geändert hat. Es blieb alles unverändert gut. Das Ergebnis sollte in einer Woche vorliegen.

---

* Fruchtwasseruntersuchung

Das war im Mai, vierzehn Tage vor Pfingsten 1985. Ich wollte eine Woche nach Schottland fahren, um auszuspannen. Zwar hatte ich mir fest vorgenommen, nichts vorweg zu besorgen, bis ich nicht das Kind in der Hand gehabt hätte, aber in Schottland habe ich dann doch zwei so kleine Fetzen erstanden, von denen ich mich immer noch nicht trennen kann. Ich habe mich auch zu einem Tellerchen hinreißen lassen, weil da so ein niedlicher Osterhase drauf war. Das steht da unten in der Vitrine. Manchmal denke ich, du solltest das alles verschenken, damit da endgültig alles beiseite gelegt ist. Ich kann es einfach noch nicht. Vielleicht sitzt da tief unter der letzten Hirnrinde immer noch so ein Gedanke, daß es auch heute, mit 44, noch mal eine Möglichkeit geben könnte.
Als ich am Sonntag vor Pfingsten zurückkam, leerte ich den Briefkasten in Erwartung des Ergebnisses: Normaler Chromosomensatz, und das und das ist gemacht, und, und, und. Es lag kein Brief drin. Gut, dachte ich, vielleicht dauert das doch ein bißchen länger. Am nächsten Tag rief ich von der Praxis aus den Kollegen in der Klinik an. Er sagte, ob ich zu ihm kommen könne. Und ich sagte, Sie brauchen mir das nicht erst heute abend zu sagen, Sie können mir das sofort sagen. Er druckste ein bißchen herum: Es wäre ja wirklich grausam, aber es ist so. Aus dem, was ihm vorliegt, müsse man schließen, daß das eine Trisomie 21 sei. Ich sollte überlegen, was ich tun wollte.

*Das heißt, Ihr Kind wäre mongoloid auf die Welt gekommen?*

Genau das. Ich habe dagesessen und geheult, wie ich auch jetzt immer noch heulen könnte. Ich war den ganzen Tag nur im Trancezustand und habe überlegt, was ich mache. Ich rief Frau Martens an, eine renommierte Humangenetikerin, die ich noch vom Studium her kannte. Die hat die Analyse gemacht. Mit zwei Freundinnen bin ich am selben Abend zu ihr hingefahren, weil ich nicht selbst Auto fahren wollte. Da saßen wir zu viert in der Humangenetik, vielleicht eine Dreiviertelstunde. Und die Martens hat alles an Zahlenmaterial herausgeholt, was möglich war. Und sie hat mir schön auf den Bildern gezeigt, wie das aussieht. Da wurde mir fast schlecht, und ich dachte, das kann doch auch ein Irrtum sein.

Ich brauchte einfach das Gespräch mit ihr, weil sie das Urteil ja gefällt hatte. Weil ich einfach sichergehen wollte, ob es den leisesten Zweifel daran geben könnte. Sie hatte keine Zweifel.
Bevor wir uns endgültig für diesen Mord entschieden haben, bin ich noch mal in die Frauenklinik zum Ultraschall. Wir haben über eine halbe Stunde gesucht nach verkürzten Knochen im Bereich der Arme oder nach Schädelauffälligkeiten. Wir haben nichts gefunden. Der Aufwand, der in solchen Momenten möglich ist für jemanden wie mich - erstens weiß ich, zu wem ich gehe, zweitens weiß ich, was gemacht wird, drittens weiß ich, daß keiner an mir was probiert -, das, was da aufgeboten wurde, ist mir ein schwacher Trost, der an der Sache nichts ändert.
Nachts im Bett habe ich nur noch gedacht, so, du betäubst dich jetzt mit allem, was es gibt, bis zum Freitag. Freitagmittag, wenn die Praxis beendet ist, gehst du sofort in die Klinik und dann läßt du eben diese grausame Geschichte erledigen, und dann ist es vorbei.
Es war eine Tortur sondergleichen. Ich bin weder schmerzanfällig noch zimperlich. Aber vielleicht schmerzt das immer so, wenn man gegen sich entscheiden muß. Es hat mir so weh getan, weil ich vom Gefühl her nicht loslassen wollte. Es war etwas, was ich eigentlich mit allen Fasern versucht hatte zu verhindern.
Wir haben drei Anläufe gemacht mit einem Prostaglandin-Gel, das durch den Gebärmutterhalskanal eingeführt wird. Man mußte ja eine Geburt provozieren in einer völlig unreifen Geburtssituation. In der 21. Schwangerschaftswoche, Anfang des fünften Monats. Da ist ja alles noch so dicht wie eine ganz massive Muskelmasse. Da würde auch nichts aufgehen, normalerweise.
Beim dritten Versuch gab es dann Wehen. Das muß so um halb sechs am Pfingstsonntagmorgen gewesen sein. Ich habe gespürt, daß ich da etwas herausdrücke, ein ganz seltsames Gefühl, und kein Schmerz mehr in diesem Augenblick. Ich weiß auch noch, daß ich es als sehr unangenehm empfand, daß irgendwelche Leute im Raum waren. Mir war diese Hebamme, die da war, körperlich zutiefst zuwider. Weil sie mir etwas wegnahm, was ihr ja gar nicht gehörte.

Ich habe mich den ganzen Tag wie ein bissiger Hund verhalten. Ich habe mich den Schwestern gegenüber wirklich sehr miserabel verhalten. Wenn die reinkamen, habe ich sie gleich wieder rausgebissen. Als eine kam und sagte, sie müsse mir einen Tropf anlegen, sagte ich, Sie haben wohl eine Meise, mir einen Tropf anzulegen. Scheren Sie sich da hin, wo Sie hingehören, und lassen Sie mich in Ruhe.
Da rutscht einem alles, was man sich aufgebaut hat gegen diese Sinnlosigkeit vom Leben, plötzlich raus wie eine Bombe und macht alles kaputt.

*Gab es in diesem Augenblick jemanden, der Sie getröstet hat?*

Mir wäre überhaupt keiner eine Hilfe gewesen. Das ist auch ein Schmerz, den man nicht abgeben kann. Den muß man versuchen zu nehmen. Das ist ja kein Schmerz mehr, der körperlich weh tut. Aber Seelenbluten ist viel schlimmer als alle Schmerzerfahrung.
Es hätte mir auch nichts gebracht, wenn da so eine Psychologin aufgetaucht wäre. Ich hätte sicherlich gesagt, schleichen Sie sich. Mir wäre so eine Frau, mit allem, was sie fragt, auf den Keks gegangen. Zumal die ja sowieso sehr gefühlsmäßig und nicht sehr nüchtern an die Dinge herangehen. Ich hätte die sehr schnell zur Tür hinauskomplimentiert und gesagt, sie sollte sich mit ihren eigenen Dingen auseinandersetzen und mich in Ruhe lassen.
Dieses Sich-wild-Anbieten, wenn einer Schmerz erfahren hat, das wäre für jemanden wie mich nicht akzeptabel.
Vielleicht hätte ich gerne eine etwas sichtbarere Mitteilung von Rolf gehabt. Das wäre mir eigentlich eine Hilfe gewesen, wenn sich der Vater bemüht hätte. Die freundliche Frauke, die einmal in der Woche bei mir in der Praxis aushilft, brachte Rosen von ihm ins Krankenhaus, was mich irgendwie verletzt hat. Anstatt daß er selbst kommt und sagt, hör mal zu, ich kann nichts sagen, ich will nichts sagen, es ist auch nicht so wichtig, aber ich laß dich einfach in dieser Sache nicht ganz allein, bleibt er einfach weg. Auch als ich ihn anrief, hatte ich das Gefühl, daß es ihm eher lästig war. Nicht, weil er so mies ist, sondern weil er einfach nicht wußte, was er sagen sollte.

Vielleicht würde er eine Frau, die er abgöttisch liebt, wobei ich nicht weiß, ob er dazu in der Lage ist, letztlich anders behandeln. Vielleicht ist es auch einfach seine eigene Unfähigkeit, in so einer Situation Gefühle zu zeigen.
Irgendwo hat es Rolf sicher sehr leid getan, daß dieses Kind nicht da ist. Daß er dieses Kind nicht haben konnte. Er hatte ja schon überlegt, wie er es anstellen würde, daß er tagsüber öfter bei ihm sein kann. Wie er dieses Kind in seinen Beruf einbezieht. Aber, was mich angeht, hat es ihn sicherlich nirgendwo sehr berührt.
Am Tag, an dem ich nach Hause kam, war Rolf bei einer gemeinsamen Freundin, seiner großen Flamme, die 20 Jahre jünger ist, und hat dort sehr viel Zeit verbracht. Dieses Stehengelassen-Werden, das empfinde ich nach wie vor als I-Punkt der Kränkung. Warum er das auch immer getan haben mag, das sind so Dinge, wo ich mich bewußt beiseite gestellt gefühlt habe, wo es einen richtigen inneren Bruch gegeben hat. Das Vertrauen ist kaputt, ist sicherlich schon seit drei Jahren kaputt, durch ganz banale Dinge des nicht Ehrlichseins im Umgang mit mir. Daher auch meine sehr ambivalente Beziehung zu ihm. Es hat mir aber auch so eine Distanz zu ihm gegeben, die ich heute als sehr angenehm empfinde.
Ich bin auch nicht mehr so verletzbar wie früher. Das brauche ich auch, weil man sonst daran kaputtgeht. Ein Mann bleibt einem im Prinzip ja fremd. Und wir bleiben für einen Mann auch fremd. Es sei denn, beide Seiten gehen lern- und lehrreich aufeinander zu. Da dies die wenigsten können, bleiben sie sich ewig fremd.

*Haben Sie Ihr Kind gesehen?*

Nein. Ich hätte es auch nie sehen wollen. Ich hatte nichts gefragt, und mir ist auch nie etwas gesagt worden. Ich hätte auch nicht hingehört.
Ich weiß weder, ob es ein Junge oder ein Mädchen war, noch wieviel das Kind gewogen hat. Ich sah ja in diesem Föten kein Kind in diesem Sinne, sondern die Verkörperung dessen, was da an positiver Lebensveränderung auf mich zukam.
Ich glaube auch nicht, daß es nur einen Funken Vorteil

gebracht hätte, eine richtige Geburt daraus zu machen mit Stammbuch, mit Todestag, mit Gang zum nächsten Krematorium, mit Sarg aussuchen, mit Stein, mit Friedhof. Das ist eine Sache, die ich mit mir alleine abmachen muß. Da ist nichts, was mir einer abnehmen kann. Wenn ich heute hier in der Nähe ein kleines Grab hätte, wo, was weiß ich, Luise oder Max draufstehen würde, diese beiden Namen hätte ich nämlich genommen, oder, was ich auch ganz süß fand, Oskar oder Otto - das würde ich nicht wollen. Ich möchte nicht dahin gehen und Totenkult pflegen. Ich bin kein Typ, der was von Friedhöfen hält. Ich glaube auch nicht, daß man den inneren Friedhof damit beseitigt.

Ich hätte auch nicht ertragen, nur einen Zweifel mit nach Hause zu nehmen, daß es vielleicht doch nicht nötig gewesen wäre. Ich mußte mich ja auf die Laboranalyse verlassen, ich hätte ja nichts mehr rückgängig machen können.

Wenig später, nachdem dieser Föt ausgestoßen wurde, erfuhr ich dann doch noch vom Ultraschall-Menschen in der Klinik, daß die makroskopische Untersuchung keine Auffälligkeiten ergeben hatte. Da habe ich gedacht, frage nie nach. Der Gedanke, daß du womöglich etwas gemacht hast, was sinnlos war, das wäre ein Grund gewesen, aus diesem Leben auszusteigen.

Das Ergebnis, die Trisomie 21, das war und ist für mich eine Begründung, die meinen Schritt immer noch rechtfertigt. Ich sehe einfach nicht nur das Heute, sondern auch die nächsten fünfzig Jahre. Es geht hier nicht nur darum, seine Muttergefühle durchzusetzen, sondern darum, diesen Kindern so ein Leben zu ersparen. Und der Gesellschaft, solche Kinder zu haben. Dafür ist die Untersuchung da.

Ich bin der festen Überzeugung, daß es für mich die einzig richtige Entscheidung war. Ich möchte eben jedem Menschen gönnen, daß er sich alleine im Leben bewegen kann. Was für ein Kind, das geistig behindert ist, nicht möglich wäre. Ich hätte jede andere Krankheit in Kauf genommen, wenn es etwas gewesen wäre, was man durch eigenes Tun beeinflussen hätte können. Aber ich wäre ja völlig aus dem Rennen gewesen mit diesem Kind, ich hätte nichts machen können. Bei größter Mühe nicht.

Zu mir kommen Mütter, die schwerstbehinderte Kinder haben, nicht genetisch, sondern durch Geburtstraumen bedingt, und da sehe ich, welche bestialischen Belastungen auf Dauer die Ehe beeinflussen, das Verhältnis zu den anderen Kindern verändern, weil man sich innerlich ja nie gelöst fühlt. Da ist diese lebenslange Verpflichtung für so ein Kind, die ständige Sorge, daß etwas schiefläuft, was sein wird, wenn man selbst nicht mehr lebt. Und man weiß, es wird sich nie etwas ändern.

Für meine Person möchte ich das niemandem zumuten. Wenn das andere können, weil sie sich religiös gebunden fühlen, weil sie sagen, das ist ein Geschenk Gottes, und ich muß es so annehmen, wie es kommt – das respektiere ich. Ich habe eine Patientin, die so entschieden hat. Sie ist 41 und wird in den nächsten Wochen ein hoffentlich gesundes Kind, ihr viertes, zur Welt bringen. Ich wünschte ihr wirklich sehr, daß es kein mongoloides Kind ist, doch sie sagt, das ist uns egal. Die hat auch diesen Test verweigert, weil sie es nicht wissen will, und wenn sie es wüßte, würde sie nicht handeln.

Vielleicht mag mich auch jemand als egoistisch schelten. Ich finde es zwar bitter, wenn ich das sage, aber ich würde immer wieder denselben Weg gehen.

In diesem ersten halben Jahr nach dem Abort hätte ich mich verkriechen können an jeder Ecke. Ich konnte nicht lesen, ich konnte nicht schlafen, ich konnte nichts im Garten machen. Ich konnte auch nicht reden. Mit meiner Mutter darüber zu reden, war relativ sinnlos, weil es sie bedrückt. Ich hatte ihr vorher auch nichts von dem Eingriff erzählt, was sie als einen Beweis von Mißtrauen empfand.

Mit Rolf darüber zu reden – ich glaube, er hätte das als übermäßige Gefühlsduselei abgetan. So nach dem Motto, es hat dir gutgetan zu wissen, was Wehen sind. Und von den anderen Leuten bekam ich nur zu hören: Na ja, ist ja auch nicht so wichtig, man braucht ja auch keine Kinder, es gibt ja noch andere Sachen im Leben, die wichtig sind.

Klar, daß jemand, der so eine lausige Bande von drei Kindern zu Hause sitzen hat, gar nicht verstehen kann, was ich empfunden habe. Der einzige Mensch, mit dem ich wirklich darüber sprechen konnte, war eine Freundin, die sechs Monate zuvor ihren Mann verloren hatte.

Aber letztlich kann ich mit meinem Schmerz besser alleine sein, als daß ich das jedem aufs Tablett setze. Es hat ewig gedauert, ehe ich mich damit abgefunden hatte. Eigentlich kann ich mich damit nicht abfinden.
Anfangs war ich mir eine ganze Zeit selbst im Wege. Das Beste ist, du arbeitest, habe ich dann gedacht und mich in die Praxis gestürzt, wie jemand, der besessen ist. Und mir immer mehr an den Hals gehängt, um den Tag einfach totzuschlagen. Und wenn man von anderen etwas hört, was Leid ist und was in sie eindringt, dann schubst man ganz schnell die eigenen Probleme beiseite, und man ist auch so kaputt und müde, daß man abends einfach einschläft.
Die ersten Ultraschalluntersuchungen von meinen Schwangeren, die haben mich derartig innerlich aufgewühlt, daß ich dachte, ich müßte eigentlich die Möglichkeit haben und sagen können, tut mir leid, ich mach das nicht.
Irgendwo war da zutiefst eine innere Eifersucht, weil man es selbst gerne möchte und nicht hat. Auch meine Aggressionen auf Frauen, die abtreiben, sind dadurch maximal untermauert worden. Für die Nichtachtung des Lebens hier in unserer zivilisierten Welt hatte ich ohnehin nie viel Verständnis. Man kann Schwangerschaft ja auch beeinflussen durch eigenes Nachdenken beizeiten. Und seit dieser Geschichte habe ich vielleicht noch eine viel härtere Sprache diesen Frauen gegenüber, die zu mir mit dem Wunsch nach einer Abtreibung kommen.
Das fällt mir immer wieder auf. Da denke ich, warum ist die Welt so gehobelt, daß Menschen, die sich halb doof und dämlich strampeln, keine Kinder kriegen, und ausgerechnet die Leute ewig Kinder kriegen, die sie hinterher kaputtmachen lassen. Was ich mich auch schon mal frage, ist, warum sich eigentlich gerade die Leute so intensiv vermehren müssen, wo es eigentlich gar nicht so klug ist, daß sie so viele Kinder bekommen, schlicht aus dem Grund, weil sie überhaupt nichts von dem abgeben können, was nötig wäre. Warum klappt das nicht bei denen, die vielleicht ein wenig dazu beitrügen, daß wir so ein bißchen Ordnung in diese lausige Welt kriegten.
Solche Gedanken habe ich schon, wohl auch aus einem gewissen Neid heraus. Und dann sage ich mir immer: Du bist doch

ein Schwein, so was kannst du doch nicht denken, was geht dich das an?
Manchmal glaube ich, daß ich ganz bestimmte Frauen, so Frauen mit einer immensen Anspruchs- und Bequemlichkeitshaltung, förmlich rausdrücke aus meiner Praxis. Die fühlen sich instinktiv nicht sehr wohl mit ihrem Ansinnen bei mir.
Auf der anderen Seite habe ich auch Patientinnen, denen ich gerade durch meine eigene Leidenserfahrung ein Stück Gefühl vermitteln kann, daß sie hier nicht vor dem Großinquisitor stehen, sondern vor einer Frau, die in irgendeiner Form ähnlich empfindet. Und ich frage heute auch viel intensiver nach.
Über 50 Prozent meiner Frauen bringe ich von ihren Vorhaben ab. Eine stolze Bilanz, wenn Sie so wollen.

*Damit bekäme ja auch Ihr eigenes Leiden, Ihr eigener Verlust so ein ganz kleines Stück Sinn?*

Das habe ich mehr oder weniger auch vorher getan. Eigentlich immer. Mit neunzehn hatte ich ja schon mal einen Schwangerschaftsabbruch machen lassen, allerdings nicht aus genetischen Gründen.
Vor 26 Jahren, da gab es noch keine Pille für jedermann. Und für jemanden wie mich, junge Studentin und unverheiratet, erst recht nicht.
Das waren völlig andere Verhältnisse damals, und ich war eine völlig unreife Person.
Es war einfach blauäugig von mir gewesen, sich auf das zu verlassen, was dieser erste Mann in meinem Leben mir immer wieder beteuert hatte: Ich kann gar keine Kinder zeugen, ich bin untersucht, es passiert sowieso nichts.
Am 23. Zyklustag ist es dann doch passiert. Ich hatte Angst, daß ich mir mein ganzes Leben mit einem Kind von einem Mann verbauen würde, den ich zwar schon ewige Zeiten kannte, aber eigentlich immer schon gerne loswerden wollte. Ich hätte auch nicht gewußt, wie ich mit dem Kind den Facharzt machen soll. Und es meiner Mutter zu überlassen, stand schon gar nicht zur Debatte.
Meine Mutter wartete unten im Auto und mein damaliger Freund auch. Ich habe es bei einem Gynäkologen hier in Düs-

seldorf machen lassen. Er hat gesagt: 600 Mark auf den Tisch des Hauses und jetzt ein bißchen Evipan, und in zwei Stunden ist alles geregelt.
Er hat seine Sache wohl ganz gut gemacht. Es gab nicht eine einzige Komplikation.
Als ich wieder unten war, haben wir diesen Freund gleich abserviert.

*Bereuen Sie diesen Schritt heute, zumal vor dem Hintergrund Ihrer jüngsten Erfahrung?*

Nein, wirklich nicht, es gab damals keine andere Wahl. Hätte ich zu diesem Mann eine Beziehung gehabt, wie sie eigentlich nötig gewesen wäre, dann hätte ich vielleicht anders entschieden, ich weiß es nicht.
Immer mal so ab und zu, und besonders, als Rolf mich fragte, warum hast du keine Kinder, da dachte ich, du könntest ja heute eines haben, wenn du das nicht getan hättest. Aber du kannst nicht sagen, du wolltest es nicht tun. Du wolltest es wohl tun.
Zwischendurch habe ich mir auch gesagt: Das hast du getan, und du könntest dafür die Rechnung präsentiert bekommen. Und wenn dies so wäre, mußt du die bezahlen.
Erst seit der Geschichte vom letzten Jahr empfinde ich es manchmal als Strafe. Da denke ich, jetzt habe ich die Strafe dafür gekriegt, daß ich das getan habe. Ich weiß, es ist eine Gefühlsduselei, daß man sich an jeden nur denkbaren Grund klammert. Aber es ist so normal, daß man sucht. Man muß eine Begründung haben, man braucht einfach etwas, man will wissen, warum einem das angetan wird.
Ich weiß auf der anderen Seite auch, daß man keine Antwort kriegt.

*Glauben Sie an Gott?*

Der Kirche fern, glaube ich an eine gewisse Gerechtigkeit, an etwas, dem wir uns fügen müssen und das uns übergeordnet ist. Ich denke, es gibt Dinge, die wir Gott sei Dank nicht in den

Griff bekommen. Ob man das nun Gott oder anderswie nennt, wäre mir relativ egal. Es entspricht vielleicht mehr so einem heidnischen Gedanken, daß ich auch in einer Blume etwas Göttliches sehen könnte.
Ich glaube auch, daß, wenn man Glück hat, es manchmal eine Form von Schutzengel gibt, damit man nicht in jedes Loch hineinfällt.
Wenn ich manchmal in der Praxis etwas falsch mache, dann kränkt das nicht nur meine Eitelkeit, sondern da denke ich mir auch, wenn die Frau das Glück gehabt hätte, bei einem besseren Doktor zu sein, wäre ihr das vielleicht nicht passiert. Das drückt meine Seele schon sehr.
Vor einem guten halben Jahr habe ich eine junge Studentin verloren, 23 Jahre alt, bei der ich bereits im letzten Oktober im Ultraschall einen Tumor im Anfangsstadium gesehen hatte. Ich wußte nicht, was es war, dachte an eine extrauterine Schwangerschaft, schickte sie nochmals zu einem Kollegen, der gucken sollte, ob ich einen Krebs übersehen habe. Und der sagte, ich hab einen Vogel, die hat überhaupt nichts.
Sechs Wochen später rief sie mich wieder an, weil ihr Onkel, ein Heilpraktiker, ihr gesagt habe, sie hätte Wasser im Bauch. Und dann kam sie, und ich traute meinen Augen nicht. Ein ganz abgemagertes Mädchen, schöne lange schwarze Haare, mit einem etwas aufgetriebenen Bauch. Im Ultraschall sah ich denselben Tumor an derselben Stelle, nur um ein Vielfaches größer und tastbarer als vor sechs Wochen.
Ich hatte einfach nicht an Krebs gedacht. Hätte ich eine Sekunde daran gedacht, ich hätte mich so lange daran festgebissen, bis ich fündig geworden wäre. Hab ich aber nicht. Ich habe an eine extrauterine Schwangerschaft gedacht.
An Weihnachten wurde sie noch operiert, ich habe sie noch in Herdecke besucht. Anfang März ist sie gestorben.
Diese Sache ging mir monatelang durch die Knochen, hat mich auf eine Art und Weise genauso irritiert wie meine eigene Geschichte vom letzten Jahr: dieses Unabänderliche, Nichtkontrollierbare, schlicht diese Ohnmacht.
Mich durchlief so ein richtiger innerer Schauer, und ich sagte mir: Oh, Herrgott, du taugst zu nichts, du kannst ab morgen Unterhosen bei Karstadt verkaufen, da brauchst du nur noch

6 Mark 50 in die Kasse zu drücken, dazu wirst du noch in der Lage sein, alles Wesentliche packst du sowieso nicht.
Und dann sage ich mir halt wieder, vielleicht gibt es doch irgend jemanden, der mich davor bewahrt, daß ich noch mehr Mist mache. Dann sitze ich in der Praxis, oft an die zwölf Stunden am Tag, und versuche trotz unseres miserablen Systems eine Sprechstunde so zu führen, daß jeder - privat oder nicht - gerecht behandelt wird. Dann kommen Frauen, die mir erzählen, daß sie ihre Kinder verloren haben, die eine, gerade jetzt einen Jungen mit dreizehn, auf der Straße. Die andere vor vier Monaten ihren 45jährigen Sohn durch Leberkrebs. Und da denke ich, wenn jemand so etwas loswerden muß, kann ich nicht sagen, kommen Sie auf den Stuhl, Abstrich machen, und dann gehen Sie nach Hause. Erstens will ich zuhören, weil ich meine, daß es nötig ist. Und zweitens kannst du nicht danach gucken, ob die dir jetzt die Zeit stiehlt oder nicht, wenn jemand dir seine eigene Welt anbietet, dich irgendwo da ein Stück hineinzieht.
Das macht das Fach erträglich.

*... und Sie verwirklichen Mütterlichkeit an Ihren Patienten.*

Ja, da betüddelt man tausend Patienten, aber das, was ich für mich wichtig finde, glückt einem nicht. Dieses Sich-damit-abfinden-Müssen, dieses Damit-leben-Müssen, daß es erledigt ist, das fällt mir am allerschwersten.
Es ist, als wär's schon immer das einzige Glück gewesen, ein eigenes Fahrrad zu besitzen. Ein Leben lang haben Sie sich darauf gefreut, zehn Jahre haben Sie gespart, haben jetzt endlich das Geld für dieses Fahrrad, haben es bereits vor der Türe stehen, dürfen es morgen besteigen - und nachts wird's Ihnen geklaut.
Ich kann mir nicht vorstellen, daß es irgend etwas gäbe, was mich innerlich noch mehr verletzen könnte. Da gibt es keine Steigerung für mich. Mehr, als daß ich irgendwie abscheulich sterben könnte, vielleicht umgebracht werde, kann auch nicht passieren.
Das habe ich mir oft nach diesem doch sehr dreisten Einbruch im letzten Jahr vorgestellt: Ich gehe in den Keller oder ich gehe

raus auf den Hof, und jemand ist da, und der drückt mir ein Messer zwischen die Rippen.
Ich habe nicht eine Träne vergossen, als kurz vor diesem Schwangerschaftsabbruch in meiner Wohnung eingebrochen worden war.
An einem Mittwochnachmittag um halb fünf kam ich ins Wohnzimmer, sah diese Scheibe zerdeppert, es fehlte alles, was an Wert vorhanden war, vom Familiensilber bis zum Porzellan. Ich stand da und dachte, reg dich nur nicht auf, sonst verlierst du noch dein Kind. Ich fand es einfach ärgerlich und nahm mir vor, eine Alarmanlage zu installieren.
Ich hatte früher mal von einer alten Frau gelernt, daß es nicht lohnt zu beweinen, was mit Geld zu ersetzen ist.
Das Hauptproblem, das mich nachher eine Zeitlang drückte, war das Rausgehen ins Dunkel und das Nichtwissen, ob irgendwo jemand steht. Ich bin nie ängstlich gewesen, aber dieses Gefühl hat mich halb krank gemacht.
Als dann die Sache mit der Interruptio kam, da trat das wieder in den Hintergrund. Mir war alles egal. Man hätte mich auch umfahren können. Ich habe oft gedacht, es ist völlig schnurz, passieren kann ja nichts mehr, was wichtig ist, ist weg. Dieser äußere Tand hier ist mir nicht so wesentlich, ich hänge nicht an einem Stück. Das kann man im Prinzip alles ersetzen, und man braucht es ja auch gar nicht.
All das ist für mich nur immer die zweite Wahl. Ich würde auf alles verzichten, wenn ich das Zeitrad zurückdrehen könnte, um noch einmal die Chance zu gewinnen, ein oder zwei Kinder zu kriegen. Und in Wirklichkeit dreht das Zeitrad an dir vorbei und läßt dich da einfach stehen mit deinem Schmerz, den du einfach alleine schleppen mußt, den du niemandem übertragen kannst, den du von keinem anderen erwarten kannst. Ob du jetzt schreist oder tobst, haderst oder betest, egal, was immer du auch machst, es ist erledigt.
Manchmal kommen diese Ängste nach wie vor, fast paranoide Gedanken: dieses Gefühl, ob da nicht ein Fremder im Hause ist. Gestern abend saß ich hier, an meinem Schreibtisch, und Rolf war oben. Da war mir so, als hätte irgend jemand die Haustüre zugemacht.
Insofern bin ich heilfroh, daß jetzt mit diesem Hund, den wir

letzten Mittwoch gekauft haben, so eine Art Wächter ins Haus steht, der hier und draußen vielleicht etwas bewerkstelligt, damit ich wieder diese Unbeschwertheit von früher haben kann. Ich denke, daß ich dann auch diese Ängste verliere.

Ich habe natürlich auch bewußt ein Riesenvieh ausgewählt, damit mir ja nicht einer sagt, ich hätte mir so einen Schoßhund geholt. Für mich ist das ein Hund und wird das ein Hund bleiben. Obwohl ich heute schon Beklemmungen habe, diesen armen Hund der Mutter wegzunehmen und hier, bei Tag, im Haus allein zu lassen. Das ist irgendwie unphysiologisch. Und ich denke, wenn's dem so geht wie mir, wär der natürlich nie gern allein.

Es ist nicht so, daß ich kontinuierlich jemanden um mich brauche. Rolf und ich, wir haben beide wirklich einen Luxusplatz für uns, können uns jederzeit, wenn wir wollen, aus dem Weg gehen, und gemeinsam das genießen, was man genießen will. Aber, daß ich das nachahmenswert finde, kann ich nicht behaupten.

Da gibt es Zeiten wie Weihnachten und Ostern, wo ich sehr weitschweifige Phantasien entwickle und auch Lust habe, handwerklich etwas zu tun. Mir fallen tausend Kinkerlitzchen ein, die man machen kann. Ich finde auch einen Baum sehr schön und schmücke den auch gerne. Daß da eben keiner drunter steht und singt, daran muß ich mich halt gewöhnen.

Wenn Rolf hier ist, essen wir abends zusammen. Das wäre natürlich alles viel inhaltsvoller und inhaltsreicher gewesen, wenn noch jemand mit seinem Stühlchen am Tisch gesessen und irgend etwas Putziges gesagt oder geplärrt hätte.

Ich kann Weihnachten nur ertragen, indem ich das einfach steuere und mich nicht gefühlsmäßig zu sehr fallenlasse. Weil ich auch gar keinen habe, auf den ich mich fallen lassen könnte. Da bin ich ganz froh, daß ich einfach eine gewisse Disziplin von zu Hause mitgekriegt habe. Sonst fände ich so einen Tag unerträglich. Ostern vielleicht noch schlimmer.

Und dennoch läßt man sich immer wieder hineinziehen in diese immense Gefühlsstraße. Ich sehe dieses Kind oft genug vor mir, und ich sehe natürlich nur ein gesundes, lachendes Kind, am liebsten schon ein größeres, mit dem man auch ein bißchen was anfangen kann.

Es ist schon so einbezogen in das, was ich fühle und denke. Als ich jetzt vor vier Wochen nach Java geflogen bin, habe ich überlegt, wie das mit einem Kind gewesen wäre. Das hättest du nicht getan, da hättest du etwas verpaßt vierzehn Tage lang. Versäumt, wie so ein Mops, was weiß ich, einen neuen Zahn bekommt oder irgendein neues Wort erfindet. Da hätte ich sicher gedacht, nee, das ist gar nicht aufzuwiegen mit so einer Reise.

Auf einem Markt in Jakarta hatte ich so einen Hahn gesehen, das war ein großer stehender Hahn aus vielleicht 40 Teilen, den man bunt anmalen und neu zusammensetzen kann. Ich war ganz fasziniert und dachte, stell dir vor, es gäbe etwas, was du deinem eigenen Kind mitbringen könntest. Ich hätte mich halb doof gesucht, um irgendwas zu finden, kein Stofftier, sondern etwas zum Weiterspinnen für seine Phantasie.

Ich sah auch die vielen kleinen armseligen Kinder auf Java. Eines dieser Kerlchen saß da, mitten auf der Straße, verdreckt und vergammelt, und bettelte, weil er für seine Mutter betteln mußte.

Als ich den Jungen von der Straße hob, dachte ich, das wär so einfach, den steckst du in die Tasche und nimmst ihn mit nach Hause. Der braucht nur eine Badewanne, der braucht drei, vier Blutanalysen, damit ich weiß, ob ihm was fehlt, und ansonsten lernt er im Laufe von einem Jahr anständig reden.

Ich hätte ihn nicht klauen können. Das hört sich vielleicht gut an, aber das wäre nicht machbar gewesen. Hier hätte es hunderttausend Probleme gegeben. Ich hätte ihn auch nicht adoptieren können. Ich wäre gefragt worden, wo ist die Geburtsurkunde, wo kommt das Kind her.

Ich weiß, daß das nicht geht, und ich lerne, damit zu leben. Und ich weiß, daß das gehen muß. Nur ist es nicht schön. Ich werde es nie schön finden.

# Tod im Blut

Über dem vor der Zeit verschiedenen Kind schüttete der Vater diesen schön eingehegten Hügel auf, und vor des armen Sohnes Grabmal setzte er den fein geglätteten Stein und ließ des sechsjährigen Kindes Bild darauf einmeißeln - leere Augenweide; denn alle Freude und Hoffnung hatte er in der Erde geborgen; zu Hause aber jammert die unselige Mutter und bringt mit ihren Klageliedern selbst die trauernde Nachtigall zum Schweigen.

*Auf einem Kindergrab in Kios,*
*Bithynien, 3. Jh. v. Chr.*

Maxis Mutter: »Das kann doch nicht mein Schicksal sein, so ein Leben als kinderlose Mutter.«

*Rund 600 Kinder unter 15 Jahren erkranken jedes Jahr an Leukämie. Ob »akute lymphoblastische Leukämie« oder »akute myeloblastische Leukämie«, dank moderner Behandlungsmethoden mit einer Auswahl von 20 verschiedenen, industriell hergestellten Zellgiften (Zytostatika) gelingt es heute, diese ehemals tödlich verlaufende Krebskrankheit in 50 bis 80 Prozent aller Fälle zu heilen.*[88]
*Maxi hat es nicht geschafft. Als die Krankheit ausbrach, war er sechzehn Monate. Als er am 27. April 1981 starb, war er sechs Jahre alt. Dazwischen liegt ein Weg voll aufkeimender Hoffnungen und alles zunichte machender Rückfälle. Maxis Vater hat dies in seinem Tagebuch geschildert.*
*Mit Maxi hat die fünfundvierzigjährige Karin ihren einzigen Sohn verloren. Die ehemalige Hotelkauffrau hat 1985 eine Selbsthilfegruppe »Verwaister Eltern« gegründet und wird demnächst mit ihrer Arbeit in einer Sterbeklinik beginnen.*
*Karin ist inzwischen mit ihrem Mann Fritz, 45, nach München umgezogen.*

Es war ein Gefühl: Ich bin wieder zu Hause.
Ich bin durch die Glastüre gegangen, habe so richtig alle Poren geöffnet, den Geruch von Krankenhaus und Medikamenten in mich eingesogen und habe gedacht: Du bist wieder hier. Maximilian ist schon nach oben vorausgelaufen, auf die Kinderstation, und du bist mit deinem Koffer da, gehst jetzt gleich auf dein Zimmer im Schwesterntrakt und packst wieder aus.
Ich stellte den Koffer unten beim Pförtner ab und ging den Weg, den ich so oft mit Maximilian gegangen war, auf die Station. Und mit jedem Schritt lief alles wieder vor mir ab: drei Jahre der Chemotherapie, Jahre der Hoffnung auf ein Gift, das Leben schenken soll, die Blutentnahmen im Labor, die Urinuntersuchungen. Und dann diese Knochenmarkspunktionen. Und die endlosen Sekunden, wenn der Professor, die Nadel noch in Maxis Rücken, sich über das Mikroskop beugte und ein Urteil fällte über das Weiterleben meines Sohnes.
Dann sah ich die Kinder in ihren Bettchen mit ihren großen kahlen Köpfen. Erst immer diese ängstlichen Blicke und in diesen Augen die Frage: Wie reagiert die jetzt wohl? Ich hatte ein paar Schokoladenriegel mitgebracht und sie verteilt. Und die merkten dann sofort, da ist jemand, der nicht neugierig guckt, sondern jemand, der hierher gehört.
Maximilian ist 1981 in der Universitäts-Kinderklinik in Heidelberg gestorben. Jetzt, am 27. April werden es sechs Jahre. Bis vor einem Jahr bin ich immer noch zu den Treffen mit den anderen verwaisten Müttern und Vätern aus der Klinik gefahren. Wenn ich nicht gleich nach Maxis Tod diese Gruppe gehabt hätte, ich weiß nicht, wie es mit mir weitergegangen wäre.
Damals, als feststand, daß unsere Kinder nicht mehr lange leben würden, konnten wir uns das nicht vorstellen, daß mit dem Tod der Kinder die Akten geschlossen und wir nie wieder

hierher nach Heidelberg kommen würden. Die Oberärztin hat dann die Sache in die Hand genommen und eine Gruppe verwaister Eltern ins Leben gerufen, die sich im Abstand von sechs Monaten in der Klinik zusammenfand.

Dieses erste Treffen, in einem Hotel in der Nähe von Heidelberg, das vergesse ich nie. Fünfzehn Eltern waren angereist aus allen Teilen der Bundesrepublik, Menschen, die Maxi noch kannten, die, wenn auch nicht unmittelbar, aber eben doch die letzten Tage unter einem Dach mit unserem sterbenden Kind verbracht hatten.

Ich kam aus Solingen, wo wir damals wohnten.

Am liebsten wären wir alle wieder davongelaufen, noch ehe wir richtig da waren: die Oberärztin, die Stationsschwestern, die Mütter, die Väter. Alle leichenblaß und in ängstlicher Erwartung vor dem, was nun kommen würde. Es kamen Schuldgefühle, Vorwürfe, Zweifel und einfach Hoffnungslosigkeit. Es kamen Aggressionen und eine geballte Ladung unbeantworteter Fragen. Wir sind bis nachts um vier zusammengesessen. Menschen in der gleichen Situation, auf der gleichen Ebene. Das bindet mehr als die beste Freundschaft. Wir waren eine ganz, ganz große Familie.

Ich würde wirklich meine besten Freunde stehen lassen, wenn ich wüßte, da kommt jemand aus Heidelberg. Diese Menschen, die mit mir einen der wichtigsten Lebensabschnitte geteilt haben, werden immer Vorrang haben für mich. Noch heute habe ich Herzklopfen, wenn ich mit der Oberärztin von damals telefoniere. Sie hat mich so nackt gesehen, so ohne alles, so entblößt in jeder Hinsicht mit meinen Ängsten und ineinanderstürzenden Hoffnungen. Und wenn da ein Mensch ist, in dieser Armut, der einen annimmt, wie man ist, der einem das Richtige gesagt und das Richtige getan hat, dann ist das etwas ganz Besonderes. Etwas Prägendes für immer.

*Und mit jeder dieser Begegnungen kehrt ja auch ein Stück Ihres Sohnes wieder . . .*

Ja, diese Kinderkrebsstation ist heute so etwas wie eine zweite Heimat für mich.

Und dabei war ich am Anfang so skeptisch. Maxi in eine Uni-

versitätsklinik, das kleine Kerlchen in so einem Großbetrieb, als Nummer.
Am Anfang war ich auch eine gefürchtete Mutter auf der Station. Ich mußte dieses kleine Wesen ja den Schwestern überlassen, den Ärzten und Apparaten. Ich war ja regelrecht ohnmächtig geworden. Ich habe sie alle durchbohrt mit meinen Blicken, ich habe überall aufgepaßt. Später haben mir die Schwestern erzählt, sie hätten nicht gewagt, das Kind zu wickeln.

*Wie alt war Maximilian, als die Diagnose »Leukämie« bei ihm gestellt wurde?*

Maxi war sechzehn Monate, als die Krankheit ihre ersten Signale auszusenden begann. Er, der immer Quietschvergnügte, der Wonnebrocken, der immer durchgeschlafen und gefuttert hat, fing plötzlich an, so still vor sich hinzukränkeln. War bläßlich, appetitlos, lustlos. Und immer dieses schleichende Fieber.
Das sind sicher die Zähne, dachte unser Solinger Kinderarzt. Dann machte er ein Blutbild. Und wurde unsicher. Es ist doch etwas Ernsteres, meinte er, und schickte uns nach Düsseldorf in die Kinderklinik.
Ich durfte bei Maximilian im Zimmer schlafen. Er wurde punktiert. In zwei Tagen, hieß es, wird das Ergebnis vorliegen.
Und dann dieser Tag, dieser zweite Tag, den vergesse ich wirklich nie.
Es war am Vormittag, und ich saß mit der Stationsärztin und einer Schwester in Maxis Zimmer. Wir unterhielten uns gerade angeregt über die Vorteile der stationären Mitaufnahme von Müttern kleiner Patienten im Krankenhaus; ich war damals die erste »Mitnahme-Mutter« in dieser Klinik. Irgendwann wurde die Schwester zu einem anderen Kind gerufen. Kurze Zeit später steckte sie den Kopf zur Tür herein, nur ihr Gesicht, mit etwas eigenartiger Miene, und bat die Ärztin, doch mal eben rauszukommen. Ob mit diesem anderen Kind etwas ist, schoß es mir durch den Kopf, doch dann erschien sie auch schon wieder im Zimmer. Sie setzte sich nicht, sie blieb stehen. Und ich sagte noch: Ach, Frau Doktor, wollen Sie sich nicht wieder hinsetzen? In diesem Moment hatte ich das Gefühl, sie ist anders

als vorher. Irgendwie spürte ich, da war eine Spannung, die vorher nicht da war.
Wir haben Bescheid bekommen, sagte sie dann, es ist eine Leukose.
Ich spürte einen fürchterlichen Druck in der Magengegend, ich dachte, die Beine tragen mich nicht mehr. Es war, als würde alle Kraft aus allen Gliedern weichen, als schwebte ich in einem luftleeren Raum. Leukose, Leukose, ich wußte im Augenblick gar nicht, was ich damit anfangen sollte. Ich wußte nur: Es kommt etwas Furchtbares auf dich zu, irgend etwas ganz furchtbar Schlimmes.
Mittags, als Maximilian schlief, kam Fritz, mein Mann. Die Ärztin bat uns in ihr Zimmer und versuchte uns zu erklären, was das ist.
Ihr Sohn hat Leukose, hat sie gesagt, Leukämie hat sie nicht gesagt.
Ist das Krebs?, habe ich gefragt.
Und sie hat geantwortet: Krebs kann man es nicht nennen, nicht direkt.
Sie wollte uns wohl den Schock ersparen.
Und wir haben immer wieder gefragt und wieder gefragt, an die zehnmal sicher, was Maximilian für eine Krankheit hat und wie schlimm und wie gefährlich sie sei.
Und sie hat immer wieder einen neuen Anlauf genommen, um uns zu sagen, wie es um Maxi steht.
Aber es ist überhaupt nichts hängengeblieben, ein bißchen Ahnung vielleicht. Es ist alles an uns heruntergetröpfelt wie an einer Regenhaut.
In diesen 14 Tagen in der Klinik habe ich zum erstenmal verstanden, warum Menschen zum Alkohol greifen. Abends habe ich immer zwei Schoppen Wein getrunken, dann ging es besser, dann wurde ich ruhig. Auch zu Hause schwanden jahrelang unangetastet gebliebene Bestände an Whisky und Cognac innerhalb kürzester Zeit dahin. Ich brauchte es einfach oder glaubte, es zu brauchen, um wenigstens für einen Moment diesen grauenhaften Schmerz zu betäuben. Um wenigstens für ein paar Stunden zu schweben über diesem Abgrund, der sich unter uns aufzutun drohte.
Das war im März 1976. Und dann fing die fieberhafte Suche

an: Amerika, Paris, England. Und immer wieder fiel derselbe Name: Professor L., derselbe Ort: Heidelberg.
Wir kamen im Krankenwagen an, Maxi, mein Mann und ich, in der Mittagszeit. Eine Stationsschwester aus Düsseldorf hatte uns begleitet. Es war eine lange, stille, harte Fahrt.
Maximilian wurde mit einem kleinen Jungen zusammengelegt, der an einem Gehirntumor operiert worden war. Und dann dieses Gespräch mit diesem Mann, auf den wir nun unsere ganzen Hoffnungen gerichtet hatten. Dieser Professor, in seinem kleinen Zimmer, hinter einem unscheinbaren Schreibtisch. Er hatte viel, viel Zeit für uns. Obwohl wir ganz normale Kassenpatienten waren. Er hörte uns genau und geduldig zu, so, als gäbe es in diesen Stunden nur unser Schicksal. Da wußte ich, da sitzt nicht nur ein guter Arzt, sondern ein wirklich guter Mensch.
Ein paar Tage später gab er uns die Gewißheit, und die hieß »akute lymphoblastische Leukämie«. Und mit der Gewißheit gab er uns auch eine Hoffnung: Maximilian ist ein stabiles und robustes Kind, er hat eine gute Chance durchzukommen, hat uns der Professor gesagt.
50 Prozent stünden seine Chancen fürs Leben jetzt. Und wenn er nach zweieinhalb Jahren Chemotherapie beim Absetzen keinen Rückfall erleiden würde, würden sie sogar auf 80 Prozent steigen.
Den ersten Giftstoß, den lebensnotwendigen, lebenserhaltenden, bekam er sechs Wochen lang in der Heidelberger Universitäts-Kinderklinik. Damals konnten die Angehörigen noch nicht im Krankenhaus wohnen; ich nahm mir ein Hotel ganz in der Nähe. Mein Mann war inzwischen wieder nach Solingen zurückgefahren, die Arbeit mußte weitergehen.
So manche Nacht lag ich wach in meinem Bett, und es war immer dasselbe Gedankenkarussell in meinem Kopf: Maxi hat Krebs. Was wird aus ihm werden? Vielleicht lacht der Tod schon irgendwo, um ihn mir zu nehmen. Ihn, den ich mir so sehnsüchtig gewünscht hatte. Ihn, den ich mir durch langes, geduldiges Liegen, trotz starker Blutungen und vieler Klinikaufenthalte, so schwer »verdient« hatte. Er, der sich so anstrengen mußte, um auf diese Welt zu kommen, sollte sie jetzt schon wieder verlassen müssen?

Es war ein Wunder, daß er auf die Welt gekommen ist, in jeder Hinsicht. Im letzten Augenblick hatte sich die Nabelschnur um seinen Hals geschlungen, und er wäre beinahe erstickt. Maxi mußte mit der Zange geholt werden.
Dieser 11. August 1974 war ein wunderbarer Tag für meinen Mann und mich. Es war das Kind, auf das wir schon so lange gewartet hatten. Alle meine Bekannten bekamen Kinder, und ich war immer nur die Kindertante von Freundinnen und Cousinen. Aber mehr war nicht.
Maxi war das Glück der ganzen Familie, das erste Enkelkind meiner Mutter.
Und nun dieses Unglück, dachte ich. Maxi hat Krebs. Maxis Leben steht auf dem Spiel. Das kann doch nicht mein Schicksal sein, so ein Leben als kinderlose Mutter. Das packst du nicht, das willst du nicht. Warum will dieser Gott das? Gott kann mich strafen, vielleicht zu Recht, aber warum dieses Kind? Warum hat er nicht mir diese Leukämie geschickt, warum wird mir immer nur alles genommen? Hatte ich nicht erst vor vier Monaten mein zweites Kind verloren, im fünften Monat tot geboren? Diese Tage, die mir bereits so weit zurückzuliegen schienen, verpackt in einer dicken grauen Decke des Vergessens, nahmen wieder Konturen an in diesen Nächten im Hotel.
Einen Tag nach Maximilians erstem Geburtstag erfuhr ich, da ist kein Leben mehr in meinem Bauch.
Ich hatte erst fürchterlich geweint, als ich das hörte. Und dann wollte ich das einfach alles loswerden, am liebsten in Narkose. Ich mochte den Schmerz gar nicht erst an mich herankommen lassen. Die Geburt, die keine war, war eigentlich nur eine große Erlösung.
Die Lichtblicke in dieser Leere, die sich da auftat, waren mein Mann und Maxi gewesen. Jedesmal, wenn dieses kleine Kerlchen an mein Bett gewackelt kam, und ich hielt es im Arm, war das für mich wie ein Rettungsanker in dieser Leere. Einfach Leben.
In diesen Nächten im Hotel wurde mir klar, daß ich kämpfen muß. Kämpfen werde um dieses kostbare Kind. Daß ich Maxi nur dann würde helfen können, wenn wir positiv in die Zukunft schauen. An das Positive glauben, ohne auf Eltern zu schielen,

deren Kinder es nicht geschafft haben. In dieser Zeit habe ich mich auch wenig mit anderen Müttern unterhalten. Es gab nur ein Ziel: Wir müssen Maxi durchbringen.
Zu Hause, in Solingen, mußte die Chemotherapie fortgesetzt werden. Zweieinhalb Jahre lang. Dazwischen, einmal wöchentlich, ein Blutbild beim Kinderarzt, und alle drei Monate die Fahrt zur Punktion nach Heidelberg.
Wir begannen uns einzurichten. 13 Tabletten am Tag, fein säuberlich in morgens, mittags, abends eingeteilt. Gift mußte ich in ihn pumpen, Giftstoffe, die eines Tages Nebenwirkungen haben würden. Die Nieren, die Leber dieses Kindes angreifen, die Schleimhäute zerstören würden. Jahrelang hatten wir uns um eine gesunde und ausgewogene Ernährung bemüht. Und nun dieses Gift. Dieses schrecklich notwendige Gift.
Am Anfang ist mir dabei jedesmal übel geworden. Doch mit der Zeit hatte ich mich im Griff.
Trotz dieses Schattens, der über uns hing, der Sagrotan-Flaschen, die ständig und überall bereitstanden, um Maxi vor Viren und Infekten zu schützen, entwickelte sich Maximilian zu einem wahren Wonnebrocken. Er hat nie gejammert, er hat nie geklagt, er hat alles mitgemacht. Wenn er bei der Visite in Heidelberg gefragt wurde, na, Maxi, wie geht's dir, hat er immer ganz empört geantwortet: Gut! So, als wäre das eine Zumutung, daß es ihm schlecht gehen könnte.
Es war so eine Harmonie in dieser kleinen Familie. Wir waren eine kleine Einheit.
Wir haben gesungen, wir haben gespielt, wir sind mit ihm zusammen gewandert. Ich bin ein ängstlicherer Typ als mein Mann, und ich war froh, daß er ihm so viel Spielraum zugestehen konnte. Als Ausgleich zu mir. Er war ein lustiger Kobold mit einem trockenen Humor, dem Vater ganz aus dem Gesicht geschnitten. Morgens sprang er mit einem Satz zu uns ins Bett, immer einen Witz parat. Er hat uns durch sein positives Wesen sehr geholfen.
Er war ein selbständiges, willensstarkes Kind mit einem klaren und logischen Verstand, wie mein Mann. Er war ein Kind, wie ich es früher immer sein wollte. Nicht so eine Gefühlstante wie ich.
Ich weiß noch, als wir den letzten Urlaub mit ihm verbrachten.

Da waren wir in den Bergen, und die letzten acht Tage blieb ich mit ihm noch allein. Da kriegten wir furchtbare Schwierigkeiten miteinander, der Maxi und ich. Bei meinem Mann brauchte er nicht immer an der Hand zu gehen, er konnte auch schon mal Abkürzungswege nehmen. Und ich wollte ihn immer anfassen, weil ich Angst hatte, wenn er jetzt hinfällt, wenn er sich jetzt etwas bricht, mit den wenigen Leukozyten, die er hat, dann kann das für ihn lebensgefährlich sein.
Da hat er mich ganz zornig und wütend angeschaut und gesagt: Mama, am liebsten würde ich dich jetzt hier hinunterwerfen, daß du mausetot bist. Da hab ich so lachen müssen, ihn in den Arm genommen und gedacht, diese Temperamentsausbrüche, die kennst du von dir, und war ganz glücklich, daß er auch etwas von mir hat.
Wir haben uns auf einen Weg geeinigt und sind dann doch gemeinsam den Berg hinuntergegangen.

Der erste Rückfall kam nach drei Jahren, im Januar 1979. Drei Monate, nachdem wir die Medikamente abgesetzt hatten. Maxi war damals vier Jahre alt. Abends beim Baden habe ich gemerkt, daß der eine Hoden etwas größer war als der andere. Aus Büchern wußten wir, daß bei Jungen meistens die Hoden betroffen sind, wenn ein Rückfall kommt.
Kommen Sie sofort nach Heidelberg, sagte der Professor am Telefon.
Und dann ist plötzlich alles wieder da.
Und die Hoffnungen platzen wie Luftballons.
Und am Horizont sieht man schon den nächsten und übernächsten Rückfall auftauchen.
In diesen Tagen auf der Kinderstation in Heidelberg hab ich furchtbar viel geraucht und furchtbar viele Süßigkeiten in mich hineingestopft. Ich mußte mich da durchbeißen, bis ich mein inneres Gleichgewicht wieder gefunden hatte. Um wieder weitermachen zu können, um meinem Kind wieder Hoffnung vermitteln zu können.
Langsam begannen wir, uns mit dem Gedanken vertraut zu machen, daß es auch anders ausgehen könnte mit Maxi. Ich fing an, mich mit dem Tod auseinanderzusetzen, mir Bücher zu kaufen über das Sterben und das Leben nach dem Tod, mit

Müttern zu sprechen, die dasselbe Schicksal mit mir teilten, auch mit Müttern, deren Kinder es nicht geschafft hatten.
Ich habe erlebt, wie Kinder auf der Station gestorben sind. Habe sie im Koma liegen sehen, habe sie schreien hören. Das hat sehr viel bei mir in Bewegung gebracht. Es gab kein Zurück mehr.
Ich spürte: Du hast eine Kraft, die größer ist als du selbst. Zum ersten Mal wurde mir wirklich klar, was das ist: über sich selbst hinauswachsen. Und ich habe mich gefragt, was ist es, wer ist es, der mich da so wachsen läßt. Woher kommt diese große Kraft, die uns immer noch an diese kleine Hoffnung glauben läßt. Wer gibt uns diese Kraft, mit Maxi fröhlich sein zu können, herumzutoben und zu singen, trotz allem?
Langsam, langsam begann ich meinen Konfirmandenglauben abzustauben, den ich von zu Hause mitbekommen hatte. Am Anfang war es wie eine Droge, vielleicht, um durchhalten zu können. Aber ein Anfang war gemacht, wenigstens auf meinem Rückweg zum Glauben.
Wenn mir zu Beginn von Maximilians Krankheit jemand mit Gott gekommen wäre, selbst ein Pfarrer, ich glaube, ich hätte ihn hochkantig hinausgeworfen.
Ich kam wieder ins Gespräch mit Gott. Und mit Menschen, die an ihn glaubten. Wir lernten einen jungen katholischen Priester kennen, von dessen Aufgeschlossenheit mein Mann und ich sehr beeindruckt waren. Und je weiter ich auf meinem Weg zum Glauben kam, desto stärker hatte ich das Empfinden: Gott ist es, der dich hat wachsen lassen.
Der zweite Rückfall kam ein Jahr später, im März 1980. Maxis Haare waren gerade wieder nachgewachsen, und wir hatten gerade begonnen, leben zu lernen mit diesem Strohhalm von Hoffnung.
Und wieder eine dieser langen Fahrten nach Heidelberg. 256 Kilometer hin, 256 Kilometer zurück. Meistens fuhr ich ganz alleine mit Maximilian. Wir hatten unser festes Spielprogramm im Auto: Erst kam »Ich sehe was, was du nicht siehst«, dann kam »Autoschilderlesen«, dann kam »Autotypenerkennen«.
Manchmal kam ich mir vor wie ein Clown.
Gerade auch in der letzten Zeit. Da haben wir auch auf der Sta-

tion gefeiert, wir Mütter, Schwestern und Ärzte. Wir haben gesungen, obwohl man meinen könnte, daß keinem von uns so richtig nach Singen zumute war. Die Oberärztin hat auf der Gitarre gespielt, und wir haben auf dem Kamm geblasen. Das war eine echte Therapie. Wir haben herumgealbert, zehn Strophen »Schwäb'sche Eisenbahn« geträllert - auf einen Außenstehenden muß das geradezu schizophren, unvorstellbar gewirkt haben.

*Ich kann mir gut vorstellen, daß Ihr Singen gegen die Angst und die Verzweiflung auch ein Herbeibeschwören des Lebens für Sie war . . .*

Ja, es war ein unbedingtes Festhalten am Leben. Sich vortäuschen, für ein paar Minuten oder Stunden vielleicht, wieder in einer normalen, heilen Welt zu sein.
Ostern verbrachten wir in Heidelberg, mein Mann, Maxi und ich. In diesen Tagen vor Ostern hörten wir in einer Kirche die Matthäus-Passion.
Ich hatte sie schon mehrfach in Solingen gehört, aber immer unter dem Vorzeichen der Ästhetik: Die Musik war schön, die Worte eindrucksvoll, aber irgendwie ist das nicht wirklich in mich eingedrungen.
Und jetzt, in Heidelberg, ein Erlebnis.
Aus dem Kunstgenuß wurde ein richtiges Erleben, Miterleben dieser Passion. Mein Gott, mein Gott, warum hast du mich verlassen, hat Jesus geklagt. Wie gut konnte ich diese Verzweiflung nachempfinden. Nach dieser Mutlosigkeit hat sich Jesus schließlich doch in sein Leid gefügt; den Anspruch auf dieses Lebenwollen um jeden Preis losgelassen: Nicht mein, sondern dein Wille geschehe, hat er gesagt.
In diesen Stunden, die ich da in der Kirchenbank verbracht hatte, ist dieser Satz für mich zum Lebensmotto geworden, zur Kraftquelle, aus der ich auch heute noch schöpfe.
Seit diesen Stunden wußte ich auch: Dieser Gott, er läßt sich nicht manipulieren, er läßt sich nicht beschwören. Ich habe nicht mehr gebetet: Lieber Gott, laß ihn gesund werden. Sondern einfach, daß er uns die Kraft geben möge, Maxi diese

Zuversicht bis an die Grenze seines Erdenlebens zu vermitteln, ohne ängstlich zu werden, dann, wenn es soweit ist. Das war meine größte Angst.
Auf der Rückfahrt nach Solingen hätten wir beinahe einen Unfall gehabt. Mensch Mama, hat Maxi gesagt, wenn wir jetzt mit dem zusammengestoßen wären, dann wären wir mit Karacho in den Himmel gesaust. Und dann hätten wir da eine große Party gefeiert. Ich kenn ja schon so viele da oben.
Er kannte Peter, er kannte Tamara, er wußte von Kindern, die in der Klinik gestorben sind. Kinder, die nicht ihre Koffer gepackt haben, die sich nicht verabschiedet haben, sondern Kinder, die plötzlich nicht mehr da waren am nächsten Tag. Die meisten Kinder auf der Station haben nicht mehr nachgefragt. Die haben überhaupt nichts dazu gesagt. Nur bei Tamara wollte Maxi wissen, wo sie war.
Zu Tamara hatte Maxi eine besonders starke Beziehung. Das Mädchen war neun, als es starb. Maxi wollte ihr ein Bild in den Himmel schicken, das Tamaras Mutter weiterleiten sollte. Tamaras Himmel war ein Rosengarten mit unzähligen Röschen. Maxi hatte da so seine Vorstellungen. Aus diesem Himmel schwebten zwei Engel herab, die von einem großen, mit Geschenken überladenen Gabentisch die schönsten Pakete für Tamara abholen sollten.
Ich habe nie von mir aus angefangen, mit Maximilian über den Tod zu sprechen. Aber wenn er gefragt hat, konnte ich ihm gut und unbefangen darauf antworten, weil ich innerlich so überzeugt war, daß das Leben für ihn auch nach dem Tod weitergehen würde.
Mama, du wärst wohl sehr traurig, wenn ich sterben würde, hat er mich einmal gefragt.
Natürlich wäre ich sehr traurig, Maxi, habe ich gesagt, weil ich ja nicht weiß, wann der liebe Gott mich nachkommen läßt zu dir, wie lange es noch dauert, bis wir uns im Himmel wiedersehen.
Der dritte Rückfall, der letzte Rückfall kam im Januar 1981. Maxis Blutbild war so schlecht geworden, die Thrombozyten fielen so unheimlich ab, daß mein Mann uns nach Heidelberg zur Punktion brachte.
Es sah sehr, sehr schlimm aus für Maxi.

Die Blasten* im Blut, die Blasten im Knochenmark waren ins Unermeßliche gestiegen. Da wußten wir, daß es für Maxi keine Heilung mehr geben würde.
Der Professor kündigte ein neues Mittel an, das in den nächsten Wochen aus Japan auf den Markt kommen würde. Ein Präparat, das zwar den Herzmuskel schädige, aber keine so schmerzhaften Nebenwirkungen habe wie die anderen Medikamente. Ein Stoff, der Maxi vielleicht noch ein Jahr lebenswertes Leben bringen würde.
Ich hatte fast Lähmungserscheinungen, als das Kind und ich meinen Mann von Heidelberg nach Ludwigshafen fuhren, damit er noch die richtige Zugverbindung erreicht.
Ich weiß noch, die ganze Strecke haben wir nichts gesprochen. Und das Stück zurück haben wir auch nichts gesprochen. Du mußt, dachte ich, du mußt jetzt etwas reden. Du mußt dich jetzt zusammenreißen. Du kannst jetzt nicht an dich denken, du mußt dem Kind helfen. Was muß dieses Kind erst empfinden, wenn du schon so empfindest.
Und dann habe ich gesagt: Maxi, laß uns doch das »Autonummernspiel« spielen.
Inzwischen war mein Mann wieder unterwegs in Richtung Solingen. Als ich ihn am Bahnhof umarmte, spürte ich, wie sehr er mir doch leid tat. Ich durfte wenigstens bei Maxi in der Klinik bleiben, jede Minute mit ihm teilen, für ihn sorgen, auch wenn dieses furchtbare Geschehen mich oft an die Grenze des Erträglichen gebracht hat.
Doch Fritz mußte zurück in die Stille einer Wohnung, die genauso unerträglich war. In eine Einsamkeit voller Zweifel und wuchernder Phantasien, die in ihrer Bedrohlichkeit die Wirklichkeit so manches Mal überstiegen.
In diesen letzten Monaten vor Maxis Tod fing Fritz an, ein Tagebuch zu schreiben.

*27. Januar 1981*

Seit heute ist nun endgültig, was bisher aus medizinischer Sicht noch ein winziges Zeichen der Ungewißheit trug, Maximilians Tod in absehbarer Zeit.

* bösartige Blutzellen

Der Rettungsanker der Hoffnung hat sich losgerissen; wir treiben auf ein Meer der Stürme hinaus, die uns durch und durch schütteln werden, vielleicht sogar zerstören ...
Nach der Untersuchung in Heidelberg brachten die beiden mich noch nach Ludwigshafen an den Zug. Der Zug war leer, so daß ich ein Abteil für mich alleine hatte. Jetzt endlich brach diese grenzenlose Trauer und Verlassenheit in mir durch, die jeden Gedanken erstickte. Nachdem der Schaffner da war, versank ich in einem Meer von Tränen. Wie grausam, daß ich mich ausgerechnet jetzt von Karin trennen mußte. Sie kann helfen, sie ist schon weiter.
Ich fühlte mich hilflos wie nie zuvor. Irgendwie erreichte ich dann doch Solingen, und mein Büro, wo eine Menge Dinge getan werden *mußten.* Ablenkung vom Unabänderlichen.

*28. Januar*

Allmählich aus der Betäubung erwacht, wird mir die ganze gnadenlose Wahrheit mit allen ihren Forderungen, die sie an uns stellen wird, immer klarer. Ich weiß nicht, wie wir die allgegenwärtige Gewißheit des Ausgangs auf die Dauer ertragen können. Es wird wohl etwa das Gefühl sein, als wenn einem allmählich bei lebendigem Leibe die Haut vom Körper gezogen wird.
Was hilft's. Wir müssen hindurch. Vielleicht finden wir den Weg zu irgendeiner Art Überlebenstraining. Im Moment habe ich noch keinerlei Übersicht. Die Gedanken sind blockiert.

*29. Januar*

Seit heute mittag sind Maxi und Karin wieder da. Es ist viel schöner, mit ihm zusammenzusein, auch in der Gewißheit des Endes. Er ist so eine Persönlichkeit, kein hilfloses Kind, in vielem schon so fertig. Mit einer kleinen Philosophie. Ich glaube, dies wird bei allem den Abschied erleichtern.

*30. Januar*

Er ist ein so glückliches Kind, lacht, ist kräftig, überlegt immer neue Streiche.
Bei strahlender Sonne haben wir heute eine Radtour gemacht. In so guter kräftiger Form habe ich ihn noch nicht erlebt. Und wie er alles genießt.

Abends habe ich ihn gebadet. Er setzte das ganze Badezimmer unter Wasser; nur mit gezieltem Griff zum Stöpsel bekam ich ihn unter Kontrolle.
Die vielen blauen Flecke am ganzen Körper allein verraten etwas über den Zustand seines Blutes.

*2. Februar*

Seit die beiden mich heute früh am Flugzeug nach Hamburg allein gelassen – allein mit meinen Gedanken –, fange ich wieder an zu grübeln, grübeln, grübeln . . .
Noch immer fehlt mir der Ansatzpunkt, mich mit dieser Situation abzufinden. Wann wird Gott meine Gebete erfüllen?
Abends dann bei Vater zu Besuch. Im Gespräch beim Bier entdecke ich einmal mehr, daß unser Verhältnis auch heute noch nicht ganz frei ist von jener Reserve, die sich aus einer jahrelangen anerzogenen kritiklosen Unterordnung entwickelt hat. Und gleich sind die Gedanken wieder bei Maximilian. Ihn wollten wir – darin sind Karin und ich uns einig – ohne die »Furcht des Herrn« aufziehen, ihm jede mögliche und vertretbare Freiheit zur Entfaltung seiner Persönlichkeit geben. Das wird bis zu seinem letzten Tag gelten.

*3. Februar*

Heute vor einer Woche erhielten wir die alle Hoffnung zerstörende Mitteilung.
Wieder und wieder gingen mir in den letzten Tagen Karins Worte durch den Kopf: Noch kurz vor der entscheidenden Untersuchung glaubte sie nicht (konnte sie nicht, wollte sie nicht glauben), daß dieser springlebendige Maxi, der da vor unseren Augen im Warteraum der Klinik allerlei Clownereien vorführte, einen Rückfall habe.
Nachdem sie in Heidelberg schon viele Rückfälle bis zum Tode aus der Nähe miterlebt hat, also die Anzeichen kennt, war ich drauf und dran, ihr zu folgen.
Andererseits aber kannte ich die Fakten, hatte hinreichend in der Fachliteratur gelesen, um zu wissen, daß nur noch ein Wunder helfen konnte. Danach fragt man sich wirklich: Mit welchem Recht hat man geglaubt, die endgültige Konsequenz des Todes könne an uns vorbeigehen? War es, weil man Gott derart mit Gebeten bestürmte, daß er eigentlich nicht anders hätte können als helfen, oder war es

schlicht ein Selbstbetrug (oder Selbstschutz), um noch ein wenig Aufschub zu erhalten vor der Auseinandersetzung mit dem Unheimlichen, tief in das Leben Eingreifenden?
Wie immer die Antwort auch lautet: solcher Irrealismus war wohl ein, vielleicht unvermeidlicher, Fehler.

*6.–9. Februar*

Ein ganz schlimmes Wochenende. So schlimm, daß ich abends nicht einmal zu kurzen Notizen in der Lage war.
Dem Kleinen geht es überhaupt nicht gut. Er klagt darüber, daß er »überall« Schmerzen hat, ohne sie lokalisieren zu können.
Hunderte von Gedanken gehen mir durch den Kopf, die alle in die eine Frage münden: Sollte wirklich alles schon jetzt zu Ende gehen? Der Professor hatte erst nach einem Jahr mit dem nächsten Rückfall gerechnet.
Samstagnacht legte ich mich zu dem Kleinen, damit Karin den Schlaf findet, den sie in der letzten Nacht entbehren mußte. Ich erlebte jetzt selbst diese fürchterlichen Ausbrüche, die ihn ungefähr jede Stunde schütteln. Ich kann sie nur deswegen jetzt mit ruhiger Feder beschreiben, weil ich inzwischen weiß, daß es in der weiteren Folge wieder bergauf mit ihm ging.
Ganz plötzlich bäumt er sich auf, schreit und wimmert in höchster Verzweiflung: »Aua, aua! Muß das denn sein? Ich will nicht mehr! Wann ist denn endlich Schluß? Warum muß das sein?« Fünf, manchmal zehn Minuten lang wiederholte er diese Sätze. Schwerste Schmerzen schienen ihn zu erschüttern.
Doch gegen Morgen habe ich mit jedem Anfall mehr den Eindruck, daß es keine wirklichen Schmerzen sind, die ihn quälen, sondern schreckliche Traumerscheinungen, die vielleicht mit den erheblichen psychischen Nebenwirkungen des Medikaments zusammenhängen.
Schließlich – es ist fünf Uhr – wird er nach einem Anfall wach, und ich frage ihn nach seinen Schmerzen. Er kann sich an nichts erinnern. Dann will er trinken und seine Mama bei sich haben.
Es ist beängstigend, wie diese Phantasien offenbaren, daß ihm der Gedanke an einen frühen Tod nicht fremd ist: »Wann ist endlich Schluß?«, ein Gedanke, den er bisher vor uns verborgen hat. Lediglich einmal hat er zu Karin gesagt: »Ich werde ja doch nicht mehr gesund.« Das erzählte sie mir aber erst heute.

*10. Februar*

Die Rückenschmerzen, die mich schon seit Tagen plagen, werden heute stärker. Sogar tiefes Einatmen und Husten tut jetzt weh. Aber irgendwie ist mir alles egal. Irgendwie vermitteln mir diese Schmerzen sogar eine Entdeckung, die mich befriedigt: Wie leicht sind sie doch zu tragen im Vergleich zu dem, was meine Seele durchmachen muß.

*11. Februar*

Der Professor will den Kleinen für ein paar Tage zur Beobachtung in Heidelberg behalten.

*14. Februar*

Nun wird er doch schneller reißen, als wir bis heute geglaubt haben, der ständig dünner gewordene Faden, an dem Maximilians Leben noch hängt.
Karin eröffnete mir heute mittag, als sie mich am Heidelberger Bahnhof abholte, daß der Professor nun auch nicht mehr garantieren kann, eine Vollremission* zu erreichen. So resistent sind die bösen Zellen in seinem Körper geworden. Damit ist auch der zerbrechliche Strohhalm der Knochenmarksübertragung uns aus der Hand gezogen worden. Diese neue Erkenntnis trifft mich wie ein Keulenschlag; es fällt mir schwer, irgendeinen Gedanken zu fassen. Einmal in den Strudel des Unglücks geraten, gibt es wohl kein Entrinnen mehr; man kann nur noch schneller in die Tiefe gerissen werden.

*15. Februar*

»Man kann nicht tiefer fallen als in Gottes Hand.« Dieser Spruch ist die Quintessenz eines Gespräches, das ich heute früh mit dem Pfarrer S. hatte. Natürlich erschließt sich der ganze Trost, den der Spruch enthält, nur dem, der glaubt und somit Gottes Hand wahrnehmen kann.
Zwar glaube ich, will aber trotzdem wissen, welche innere Begründung Gottes Plan trägt. Diese Frage jedoch darf man nach dem, was Herr Pfarrer S. sagt, nicht stellen. Wenn man Glück hat, erhält man

---

* Völliges Verschwinden von Krankheitssymptomen

früher oder später einen Hinweis oder vielleicht sogar so etwas wie eine schlüssige Erklärung, weshalb Gottes Handeln auch aus menschlicher Sicht sinnvoll war. Aber einen Anspruch hierauf darf man nicht erheben.

*22. Februar*

Den ganzen Tag war ich mit dem Kleinen beschäftigt. Das Schönste war die Radtour, die wir über die Felder machten.
Manches Mal kämpfe ich mit der Schwierigkeit, die darin besteht, daß ich mich einerseits auf die zu erwartende Zeit der Leere innerlich vorbereiten muß, andererseits der Kleine von solchen Gedanken nichts merken darf.
Gedanken kann man nicht abstellen wie ein Radio.

*23. Februar*

Heute wieder im Büro, ertappe ich mich wiederholt bei Anfällen von Menschenfeindlichkeit. Gegenüber Bachmeier erteile ich Seitenhiebe, die schon beinahe unkollegial sind.
Das darf nicht sein. Es ist mit Sicherheit nicht meine Art. Ich werde dagegen angehen müssen. Ich bitte Gott um seine Hilfe.

*24. Februar*

Was mir das ganze Unglück noch schwerer macht, ist die unleugbare Tatsache, daß ich in Maximilian ein Stück von mir selber erkenne. In hundert Reaktionen und Äußerungen, jeden Tag.
Ich werde versuchen, den Gedanken ins Positive zu wenden, wenn er nicht mehr da ist. Ich werde weiterleben in seinem Geiste, das fortsetzen, was jetzt schon so klar in dieser kleinen Persönlichkeit erkennbar ist.

*25. Februar*

Heute hat ein neues Blutbild ergeben, daß der Prozentsatz der Blasten weiter zunimmt, der ganzen Chemotherapie zum Trotz. Das ist sehr hart. Es wird also noch schneller zu Ende gehen. Karin ist bei dieser Erkenntnis sehr ruhig. Das überträgt sich auf mich. Ihre innere Gelassenheit tut mir sehr wohl. Auch nach Maxis Tod wird sie mir viel helfen können; dabei hatte ich es mir früher eher umgekehrt vorgestellt.

*27. Februar*

Als ich heute abend heimkam ins Wochenende, empfing mich ein singender Maxi. Er sang ganz wundersame Melodien, die er offenbar selber erfand und immer wieder fortspann. Man merkte, daß ihm dies großen Spaß bereitete. Es waren Melodien in der Art alter Kirchenkantaten, die er wahrscheinlich kaum je gehört hat, vielleicht irgendwann einmal im Radio.
Ich hörte ihm zu und freute mich an seiner Musikalität.

*28. Februar*

Heute machte ich mit ihm eine besonders große Radtour bis an einen See, der dick zugefroren ist zur Zeit. Für den Kleinen das erste Mal, daß er aufs Eis ging. Seiner vorsichtigen Art entsprechend, nahm er mich fest bei der Hand und wagte sich zunächst nur ganz zögernd auf die spiegelnde Fläche. Dann, mit zunehmender Sicherheit, wurde er immer übermütiger, und wir hatten einen Mordsspaß auf einer kleinen, selbstgestrickten Eisbahn, auf der wir mit Eisstücken spielten.
Auf der Rückfahrt eine kleine Andeutung dessen, was ihn bedrückt. Solches hören wir nur ganz, ganz selten von ihm, so oft wir ihn auch dazu ermuntern.
Wir reimten, was ihm immer wieder einen Mordsspaß macht, und ich war an der Reihe. »Der Max steht morgens vor dem Spiegel: ich hab ein Köpfchen wie ein Igel«, gab ich von mir, indem ich auf sein Stoppelhaar anspielte, das seit der letzten Intensivtherapie noch nicht voll nachgewachsen ist. Sein Kommentar: »Find ich nicht lustig.« – »Wieso?« – »Du findest das toll. Du bist ja auch kein Maxi.«
Und sofort war er bei einem anderen Thema.

*4. März*

Heute sind wir wieder ganz unten. Der Anteil der bösartigen Zellen in Maximilians Blut ist nach dem heutigen Blutbild auf 78 Prozent gestiegen.
Wenn man den Kleinen sieht und erlebt, kann man diesen mit naturwissenschaftlichen Meßmethoden ermittelten Wert einfach nicht glauben. Wenn man miterlebt hat, wie er heute nach der Untersuchung in der Düsseldorfer Kinderklinik durch die Innenstadt flitzte,

die Treppen der U-Bahn-Schächte hinauf und hinab Wettrennen veranstaltend, dann möchte man an diesen medizinischen Erkenntnissen zweifeln: Das ist vollstes, lebendigstes Leben. Diese kräftigen Muskeln, die sich in allerlei selbsterdachter Kraftproben immer wieder mit meinen Muskeln messen wollen, diese klare, starke Stimme, in der ein unbändiger Wille mitschwingt, sie verraten nicht die Spur eines nahenden Endes.

*Dienstag, den 10. März*

Nachmittags rief Karin im Büro an: der Kleine hat 38,8 Grad Fieber. Er klagt über Schmerzen im Mund. Jetzt also sind die Schleimhäute dran. Die Krankheit greift immer fester zu. Ich kann es nicht verhindern, will es auch nicht, ein Ausbruch von Tränen überwältigt mich.
Nachdem ich wieder etwas ruhiger geworden bin, muß ich mit Norman Walton wesentliche Passagen eines Protokolls besprechen. Doch immer wieder wandern meine Gedanken zu Maximilian.
Die gute Karin, die den ganzen Tag über mit all den besorgniserregenden Anzeichen direkt konfrontiert war, macht nach meinem Eintreffen einen langen Spaziergang. Wie sehr kann ich ihr nachfühlen, daß sie tief durchatmen und all die Sorgen buchstäblich einmal lüften will!
Ich weiß noch nicht, wie ich ihr einmal danken soll, daß sie ihren Part in dieser schlimmen Zeit mit einer so bewunderungswürdigen Haltung gespielt hat. Und dies, obwohl sie mit Abstand die schwierigere Rolle von uns beiden zu spielen hat.

*11. März*

Ein neuer Schock heute vormittag: Karin ruft an, der Kleine habe sich zweimal ganz schlimm übergeben müssen. Dies ist wohl ein weiteres Zeichen für den beschleunigten Fortschritt der Krankheit.
Karin quartiert sich mit ihm in der Kinderklinik ein. Als ich abends in die Klinik komme, ist er bereits seit Stunden am Tropf.
»Nichts mehr los mit Maxi«, meint er zur Begrüßung. Er redet jetzt manchmal von sich in der dritten Person. Wie, um die Identität zwischen der leidenden Person Maxi und seinem Ego in Frage zu stellen. Vielleicht auch, um einen Moment lang Distanz vom Ernst der Situation zu demonstrieren, da er mit seiner feinen »Antenne« schon längst gespürt hat, daß wir uns mehr um ihn sorgen als je zuvor.

*Freitag, den 13. März*

Maxi ist wieder zu Hause.
Die Nachtwache beim Kleinen haben wir uns geteilt. Er wurde viele Male von seinen Schmerzen geweckt. Mit dankbaren Augen ließ er sich dann die blutigen Stellen in seinem Mund mit Kamillelösung abtupfen. Seine fragenden und hilflosen Blicke bei dieser Prozedur werde ich nie vergessen. Wenn die Schmerzen dann gelindert waren, zwinkerte er mit den Augen, und es war bisweilen sogar eine gewisse Fröhlichkeit darin.

*Dienstag, den 24. März*

Heute hat er mir ein wunderschönes buntes Bild gemalt, das er mir stolz überreichte, als ich heimkehrte. Leider sah ich ihn nur kurz, da ich lange im Büro war, um für morgen einen Vortrag vorzubereiten. Die Zeitnot hat mich etwas nervös gemacht, und ich hatte Magenschmerzen, als ich zu Hause ankam. Ich legte mich einen Moment hin, und sofort war er bei mir und streichelte mir das »Bäuchlein«, so wie ich es vor einer guten Woche bei ihm getan habe.
»Kann man an Leukämie sterben?« fragte er plötzlich.
»Ja, aber wir haben den besten Arzt für diese Krankheit.«
Weiter fragte er nicht.

*Mittwoch, den 1. April*

Heute nun haben wir vom Professor gehört, daß das japanische Medikament zugelassen worden ist und die Behandlung am nächsten Montag beginnen kann.

Mein Mann konnte uns nicht nach Heidelberg bringen, weil er am Montag eine Sitzung hatte. Er stand in der Tür, zum Winken bereit. Maxi und ich hatten uns bereits verabschiedet und haben gesagt, also bis zum Wochenende. Da ist Maxi nochmals umgedreht, zu seinem Vater hingelaufen und hat ihn so unheimlich gedrückt. Er hat bestimmt gespürt, ich komm nicht mehr zurück. Eine Stunde hat er nichts gesagt im Auto. Das war außergewöhnlich für dieses lebhafte Kind, das hat es noch nie gegeben. Ganz vorsichtig habe ich immer wieder mal was angetippt, ohne Erfolg. Er ist nicht darauf eingegangen. Dann war ich auch still.

*Sonntag, den 5. April*

Heute nun ist das Haus leer. Die beiden sind um zwei Uhr nach Heidelberg abgefahren.
Der Kleine muß gemerkt haben, daß mich dieser Abschied nicht gerade kalt ließ. Er fiel mir um den Hals und brach in Tränen aus. Ich nahm ihn ganz fest in meine Arme, in die er sich tief hineinschmiegte, und trug ihn noch einmal zurück ins Haus, damit er sich ausweinen konnte.
Viele Gedanken gingen mir durch den Kopf, während ich dieses schluchzende kleine Bündel an mich drückte, die alle in dem Gebet endeten: Herrgott, hilf, daß er nicht leiden muß!

Als wir in der Klinik ankamen, hatte er nicht wie sonst, zur Begrüßung, einen Witz auf Lager oder einen Streich. Es tat sich nichts. Jetzt freuen wir uns aber, dich wiederzusehen, sagte Schwester Elsbeth und fragte: Na, Maxi, wie geht's dir denn? Da hat er zum ersten Mal gesagt: Nicht gut.

*Dienstag, den 14. April*

Es war wieder ein grauer Tag. Auch die Anrufe in Heidelberg änderten daran nichts. Zwar ist die äußerliche Form des Kleinen recht gut, aber hinsichtlich des Erfolgs oder Mißerfolgs der neuen Behandlung bleiben wir auf die Folter gespannt, bis sein Knochenmark untersucht wird. Das wird voraussichtlich am nächsten Samstag sein.
Kaum hatte ich die Bürostunden hinter mir, die zur Zeit sehr hektisch sind, ergriff mich wieder voll die große Furcht. Furcht vor dem Ergebnis am nächsten Samstag. Furcht vor dem Warten bis dahin. Furcht vor dem Gedanken, daß irgendwann meine innere Kraft aussetzen könnte, die bisher geholfen hat, dies alles zu ertragen, und daß dies passiert, bevor der Kleine uns verlassen hat.

Das Mittel aus Japan zeigte keine Wirkung. Der Anteil der Blasten im Knochenmark blieb unerschütterlich gleich hoch. Nur die Kontraktionsfähigkeit des Herzmuskels hatte durch die Behandlung gelitten.
Doch davon noch keine Spur bei Maxi. Wie ein Wilder fuhr er mit seinem Kettcar auf der Terrasse vor seinem Zimmer auf und ab. Ich muß die Muskeln trainieren, Mama, sagte er immer nur, wenn ich ihn ermahnte.

Wir hatten abgemacht, daß Maximilian in Heidelberg sterben darf, wenn es soweit ist. Auf der Kinderkrebsstation, die für ihn so ein Stück zweites Zuhause geworden war.
Die Blasten im Blut stiegen immer höher, das Fieber auch. Zuletzt war es auf 40,8 Grad gestiegen, und in seinen Fieberträumen sah Maxi ganze Heere von Ameisen über die Bettdecke marschieren.
Die letzten Tage hatte er auch Metastasen im Gehirn. Kein Medikament schlug mehr an.

*Mittwoch, den 22. April*

In Heidelberg angekommen, eile ich in die Klinik. Ich finde den Kleinen in dem Einzelzimmer gleich neben dem Ärztezimmer, das schon für viele Kinder letzte Station gewesen war . . .

*Donnerstag, den 23. April*

Natürlich haben wir schlecht geschlafen. Karin wird unter Tränen wach. Ich tröste sie, so gut es geht. Es ist sehr früh: 5.30 Uhr. Ich überrede sie, weiterzuschlafen, ziehe mich an und gehe zum Kleinen.
Er begrüßt mich mit einem müden Lächeln. Auch heute morgen hatte er wieder 40,3 Grad Fieber. Auf meine Frage nach seinem Befinden antwortet er: »Nicht besonders.« Er, der sonst immer bemüht war, seinen Zustand zu verharmlosen, gibt Auskunft über seinen wahren Zustand. Karin und ich sind froh, weil wir nunmehr wissen, daß er sich durchgerungen hat, sein Kranksein als solches zu akzeptieren.
Mein Mitbringsel, ein Lego-Fahrzeug zum Zusammenbauen, will er gar nicht sehen. Er ist nicht in der Stimmung, sich über solche Dinge oder überhaupt zu freuen. Die Augenlider wiegen ihm wie Blei.

*Sonntag, den 26. April*

Kurz nach Mitternacht läßt Karin mich wecken, da das Fieber weiter gestiegen ist: 41,0 Grad. Uns wird angst und bang. Mit Mühe nur bringe ich die übermüdete Karin dazu, zu Bett zu gehen.
In Angst, ob sein angegriffenes Herz das weiter durchhält, warte ich auf den Morgen. Ich öffne die Vorhänge, um das Licht des langsam

dämmernden Morgens hereinzulassen. Je heller es wird, desto klarer sehe ich, daß Maxi in dieser Nacht seine bisher noch schöne, rosige Gesichtsfarbe eingebüßt hat. Ich erschrecke beim Anblick dieser vergilbten Haut, die auch die Gesichtszüge schärfer hervortreten läßt. Jetzt glaube auch ich endgültig: Die letzte Stunde ist nicht mehr fern.

Da merke ich, wie er mich erkennt, es kommt Leben in den kleinen Körper, seine Hand greift unkontrolliert in meine Richtung, und er redet. Leider zu leise, zu schnell und zu undeutlich bis auf die eine Frage, die er hörbar und deutlich artikuliert: »Warum?« Wie, um den Sinn dieses langsamen Sterbens zur Diskussion zu stellen.

Wenn ich auch nicht sicher sein kann, ob diese Frage einen ganz anderen Zusammenhang innerhalb seiner Fieberphantasien hat, geht sie mir so nahe wie keine zweite Frage. Gottes Antwort würde lauten: »Meine Wege sind nicht Eure Wege«, und mein größtes Problem nach Maximilians Tod wird die Suche nach einer Möglichkeit sein, mich mit dieser Antwort zufriedenzugeben.

Als Karin hereinkommt, bricht sie in Tränen aus über den jammervollen Anblick, den Maximilian bietet. Sie geht auf den Balkon am Ende der Station, wo auch ich mich so manches Mal ausgeweint habe; ungestört und aus tiefer Seele, um gefestigt an das Krankenbett zurückzukehren, sobald man die eigene Mitte wiedergefunden hat.

Maxi beginnt aus der Nase zu bluten. Dann Absinken des Fiebers auf Normaltemperatur, für mich Anlaß zu einem irrealen Hoffnungsschimmer.

Doch der Tod steht wohl ganz dicht vor der Tür.

*Montag, den 27. April*

Gegen 3 Uhr wecke ich Karin und gehe selbst ins Bett.

Doch wenige Minuten, nachdem sie mich verlassen hat, holt mich der junge Medizinstudent, der Nachtdienst hat. Der Atem sei kürzer geworden.

Schnell bin ich bei Maxi. Sein geliebtes kleines Gesicht scheint plötzlich jünger geworden; wie ein Zwei- oder Dreijähriger scheint er uns. Karin kniet bereits vor seinem Bett; wir drei sind allein.

»Maximäuschen!« rufe ich ein paarmal, um ihm, dessen Augen geschlossen sind, zu sagen, daß wir bei ihm sind.

Immer leiser geht sein Atem. Behutsam führt uns Gott dem Augenblick näher, an dem Maximilian das Leben auf dieser Welt hinter sich lassen soll. Wir beten. Zuletzt sein liebstes Gebet: »Herr, Dein Wort, die edle Gabe, diesen Schutz erhalte mir.«
Diese Stunde hat nichts von dem Alptraum, den ich erwartet habe. Sie ist großartig in ihrem Frieden und der Ruhe, die von dem Sterbenden ausgeht. Der Tod hat nichts Bedrohliches, Feindliches, ist Ausdruck der reinen Gnade Gottes geworden.
Um halb vier hört Maxi auf zu atmen.

Er ist gestorben, wie wir uns es gewünscht hatten. Daß wir bei ihm waren, daß wir beide keine Angst hatten, daß wir beide sagen konnten: Ja, Maximilian, bald hast du es geschafft. Es wird bald alles wieder gut.
Als es ans Zusammenpacken ging, habe ich erst gedacht, ich laß alles da. Und dann habe ich gedacht, man ändert sich ständig. Und ich sagte zur Stationsschwester: Alles einpacken, ich kann es nicht einpacken. Dann packte sie alles ein. Und ich nahm alles mit. Es war die Hölle: erst das leere Auto, das leere Haus, und dann das leere Bett.
Das ist diese Einsamkeit, die man einfach nicht beschreiben kann. Man möchte das Rad so gerne noch mal zurückdrehen. Einfach noch mal als Familie leben mit diesem kleinen Rowdy. Und dieser Wunsch kam immer wieder hoch.
Wenn ich damals den Weg zum Glauben nicht gefunden hätte, wäre das Leben sinnlos für uns geworden.
Kurz nach Maxis Tod meldete ich mich in der Kinderklinik in Düsseldorf, weil ich dort auf der Station arbeiten wollte. Ich wäre sonst verrückt geworden zu Hause. Ich habe gespürt, wenn du jetzt nichts unternimmst, dann bist du verloren. Ich war ganz nahe an einem Abgrund, und ich spürte: Wenn du jetzt nicht dieses bißchen Kraft, das dir geblieben ist, für etwas einsetzt, das es wert ist, dann wirst du in dieses Loch hineinfallen und nie wieder herauskommen.
Ich absolvierte einen Kurs für ehrenamtliche Krankenhausseelsorge-Helferinnen und ging dann auf die Station. Am liebsten wäre ich auf eine Kinderkrebsstation gegangen, doch eine Psychologin meinte, ich müsse erst mal Trauerarbeit leisten.
Auch heute bin ich von dem Plan noch nicht ganz abgekom-

men. Die Arbeit mit krebskranken Kindern oder auch in einer Sterbeklinik, bei ganz schweren Fällen, das wäre meine Aufgabe. Es ist keine Überheblichkeit, wenn ich meine, daß ich diesen Menschen etwas weitergeben kann: Die Sicherheit meines Glaubens und diese Nähe Gottes, die ich so unmittelbar in der Todesstunde meines Kindes gespürt hatte. Sterbende Menschen spüren, ob da jemand sitzt, der Angst hat oder nicht. Das kann man nicht kaschieren, da kann man nicht salbungsvoll darüber hinwegtrösten. Und ich glaube, das ist meine Stärke, die ich diesen Menschen vermitteln kann: Ihr braucht keine Angst zu haben in dieser letzten Stunde.
Mein Mann hatte Bedenken, hat da immer noch ein bißchen Angst um mich. Vielleicht hat er sogar recht. Er sagt, wenn du immer nur Menschen, Kinder sterben siehst, dann trägst du das auch in unsere Beziehung hinein.
Ich kann eigentlich nur darum beten, daß Gott mir die Gnade gibt, daß ich wirklich in seinem Sinne wirken kann.

*Sie haben dann zwei Jahre in der Kinderklinik gearbeitet. Sind Sie Maxi nicht ständig begegnet in diesen Räumen?*

Nein, Maxi stand auf einem ganz anderen Sockel. Ich habe nie verglichen, gedacht, der erinnert mich jetzt an meinen Maxi. Ich habe nie mein Kind dort gesucht. Ich sah einfach nur diese Kinder, die einen Menschen brauchten. Die sich langweilten und spielen wollten. Die angesprochen und getröstet werden wollten.

Zwei Jahre später nahmen wir ein Pflegekind zu uns. Ich spürte einfach, die Zeit ist reif, wo du wieder eine neue Beziehung zu einem anderen Kind aufbauen kannst. Mein Mann hatte große Bedenken. Er glaubte, er würde das nicht schaffen. Er könne das diesem Kind nicht zumuten.
Wir haben Ulrike - sie war acht Jahre - auf dem Schulhof in der Pause das erste Mal beobachtet. Aus der Ferne. Mein Mann, der sonst sehr kritisch ist und zurückhaltend, hat mir in Sekundenschnelle zugezwinkert und gesagt: Ich bin einverstanden, das ist unser Kind. Und mir ging es genauso.
Am Tag, an dem Ulrike kommen sollte, wurde ich krank. Ich

hatte hohes Fieber und mir war hundeelend. So können wir Ulrike nicht empfangen, sagte ich zu meinem Mann. Und mein Mann sagte, wir müssen jetzt da durch, nahm Urlaub und ging mit Ulrike zum Skifahren. Sie waren von morgens bis abends draußen. Und ich in meinem Bett.
Heute weiß ich, daß das eine Flucht in die Krankheit gewesen ist. Ich hatte eine panische Angst vor dem, was auf mich zukam.
Ulrike kam aus überaus zerrütteten Verhältnissen. Ihr wurde ständig mit Schlägen gedroht oder damit, daß sie Seife essen müsse, wenn sie nicht pariert. Ulrike wurde mehr oder weniger immer hin und her geschoben.
Als Ulrike ein Jahr bei uns war, mußten bei ihr die Polypen entfernt werden. Morgens war der Eingriff, und beim Aufwachen saß ich an ihrem Bett im Krankenhaus. Als ich da so bei ihr saß, verwischten sich zum ersten Mal die Bilder dieser beiden Kinder. Die Tage mit Maxi auf der Station, und ich jetzt hier, mit diesem leidenden Kind. Da ist noch mal alles so richtig in mir hochgekommen, und ich habe bitterlich geweint. Geweint, wie ich noch nie an Maxis Bett geweint hatte. Ulrike tat mir so von Herzen leid.
Das war einer jener Momente, wo ich ein wirklich starkes Gefühl für Ulrike empfand.
Es lief alles recht gut, ich hatte es mir schwieriger vorgestellt mit Ulrike. Wir hatten auch sehr viele Bücher zum Thema gelesen. Aber es lief eben ganz anders, nicht so, wie wir es erwartet hatten. Sie hat keine Wände beschmiert, sie hat nicht an den Nägeln gekaut, sie hat nicht getrotzt. Ulrike machte alles, glatt wie ein Aal, auch wenn ihr etwas gegen den Strich ging, und immer lächelnd. Ich habe mit ihr Aggressionen geübt und gesagt: Mensch, Ulrike, so wehr dich doch. Wirf doch mal was an die Wand oder schreibe einen Wutzettel, wenn dir etwas nicht paßt. Aber sag was!
Ulrike wurde immer kühler und immer fischiger, ich konnte sie überhaupt nicht fassen. Ich könnte heute noch nicht sagen, wo und wie ich dieses Kind hätte packen können. Da war wirklich nichts.
Ich wurde immer verunsicherter, immer nervöser. Ich machte immer mehr Fehler und Fehler. Ich habe ihr einmal eine solche

Ohrfeige verpaßt, ich wußte nicht mehr, was ich machen sollte.
Und da habe ich gedacht, o Gott, so geht das nicht weiter, wo kommst du hin? Das war die absolute Bankrotterklärung.
Ulrike fing an, in Kaufhäusern zu stehlen. Das war ihr Hilferuf. Ihre Art, zu signalisieren, daß etwas dabei ist, ganz, ganz schiefzulaufen!
Was Ulrike gebraucht hätte, wäre wohl ein Mensch gewesen, der sie, so wie sie ist, geliebt und angenommen hätte. Und dazu war ich nicht in der Lage.
Ulrikes Lehrerin hatte genau dasselbe Problem mit ihr. Sie kann einen wirklich zur Raserei bringen mit ihrer Art, sagte sie mir damals: einerseits so hilfsbereit, unheimlich hilfsbereit geradezu, und andererseits ein Wesen auf einem anderen Stern. Nicht erreichbar.
Das war für mich ein großer Trost, zu hören, daß es nicht nur mir so erging mit Ulrike. Wir lagen einfach nicht auf einer Wellenlänge. Ich hatte Angst vor ihr. Ich war dem Kind ausgeliefert. Wir gingen immer mehr auseinander. Als wir uns nicht mehr zu helfen wußten, zogen wir eine Psychologin zu Rate. Sie haben Ihre Grenze erreicht, Sie müssen loslassen lernen, sagte sie zu mir. Das Kind muß zu Kindern aufs Land, wo es sich bewegen kann, vielleicht auf einen Bauernhof.
Wir haben mit Ulrike gesprochen, uns ausgesprochen.
Uli, habe ich gesagt, findest du es schön, in dieser Umgebung weiterzuleben?
Nee, das ist wirklich nicht mehr schön, hat sie gemeint, aber wo soll ich denn hin? Irgendwie möchte ich schon bei euch bleiben, aber schön ist es natürlich nicht.
Und dann hat sie eine Frau gemalt mit dicken Wackersteinen im Bauch.
Uli, habe ich gesagt, vielleicht wird alles mit uns besser, wenn wir uns nicht mehr jeden Tag sehen. Wenn du irgendwo bist, wo Tiere sind und Kinder, wo du herumspringen und dich bewegen kannst.
Durch einen Glücksfall konnten wir ein privates Kinderheim nach dem Muster eines SOS-Kinderdorfes im Kleinstformat ausfindig machen. Ein Gutshof, ein nettes Ehepaar, die ihr Leben elternlosen Kindern verschrieben haben.

Jetzt, im Februar, haben wir Ulrike dort hingebracht. Inzwischen hat sie uns schon viermal besucht. Es war, glaube ich, das Beste für uns alle.

*War das nicht wieder der Verlust eines Kindes für Sie? Erst das totgeborene Kind, dann Maxi, und jetzt Ulrike?*

Ja, es waren drei Verluste von ganz unterschiedlicher Gefühlsqualität. Aber es war noch mal die Hölle. Das Kind herzugeben. Das schlechte Gewissen. Die versteckten Vorwürfe so mancher Bekannten. Das Unverständnis. Das Eingeständnis, daß ich mit meiner Liebe nicht bei ihr angekommen bin.
Und dennoch scheint es mir der ehrlichere Weg zu sein. Es war ein Gefühl der Erlösung, wie nach einer schweren Krankheit.
Dieser ganze Weg, erst Maxi, dann Ulrike, ist irgendwie mein Schicksal. Früher bin ich immer den Weg des geringsten Widerstands gegangen, habe immer alles so schnell wie möglich zur Seite geschoben. Mit Maxis Tod bin ich zum ersten Mal an eine unerschütterliche Grenze gestoßen, ohne Seitenausgang und ohne Hintertür.
Vielleicht habe ich dadurch ein Stück mehr Selbstvertrauen gewonnen. Es war für einen hohen, hohen Preis. Ich würde gerne darauf verzichten, nochmals bei Null anfangen, wenn mir Maxi geblieben wäre.
Wenn ich heute ein Kind sehe, es anfasse, das ist ein Gefühl, das kann man einfach nicht beschreiben. Und da merke ich immer, daß meine Muttergefühle einfach zu kurz gekommen sind. Daß ich sie überhaupt nicht ausleben konnte. Langsam kann ich das akzeptieren, bin dankbar für die Zeit, die ich überhaupt Mutter sein durfte. Ich glaube wirklich, wenn ich morgen sterben müßte, ich wäre Gott trotz allem aus vollem Herzen für dieses Leben dankbar.
Maxis Tod hat mich gelehrt, das Leben in ganz anderen Dimensionen zu sehen. Diese Existenz als kinderlose Mutter läßt mir auch die Bindungen an diese Welt nicht mehr in dieser Unbedingtheit erscheinen. Wenn es eines Tages für mich soweit gewesen wäre, und ich hätte Maxi hier auf dieser Welt zurücklassen müssen, ich glaube, das wäre mir sehr schwergefallen; ich hätte ja noch gerne sehen wollen, was er studiert, ob er wirk-

lich Koch oder Detektiv wird, wie er sich das immer ausgemalt hatte, welche Frau er einmal heiratet, was er für ein Vater geworden wäre.
Und so ist er vor mir gegangen.

Es gibt so ein paar Kleinigkeiten, wo ich merke, wie sehr sich meine Einstellung zum Leben, zum Haben ganz allgemein geändert hat. Bei unserem Umzug, vor einiger Zeit, mußten wir ein paar Möbel verkaufen. Wir brauchen jetzt ja keine große Wohnung mehr. Und da ist mir klar geworden, wie wenig mir dies alles bedeutet. Wie leicht ich mich davon trennen kann. Früher, als Maxi noch lebte, da hätte ich gedacht, das hebst du auf, das legst du für ihn zurück, da können wir ihm vielleicht einmal was aufbauen.
Ich klebe nicht mehr an den Dingen. Vielleicht ein Stückchen weniger als andere. Und es wird ein Stückchen weniger weh tun, wenn die Reise hier zu Ende ist.
Das ist mir so ein kleiner Trost, manchmal.

# Tod im Spiel

Ihr Gräber und Stelen, weinet und machet
allen kund, daß ich mit vierzehn Jahren
von einem Stein am Kopf getroffen zu Tode kam.
Unter dem dunklen Mantel der Nacht
liege ich, eingehüllt in die Erde, die mich
vernichtet. Sagt aber auch, daß die Eltern
mir das Grab errichteten und daß ich noch
im Hades die böse Wunde trage.

*Auf einem Kindergrab in Rhodos,*
*3. Jh. v. Chr.*

Florians Mutter: »Mein Gott, eine Kugel, mitten im Frieden, schoß es mir durch den Kopf.«

*Jedes Jahr endet für rund 600 Kinder im Alter bis zu 15 Jahren ein Spiel in der Freizeit mit dem Tod.*[89]
*Florian war gerade fünfzehn geworden, als er am 27. August 1985 im Hause seines Klassenkameraden Jürgen beim gemeinsamen Hantieren mit einem Kleinkalibergewehr lebensgefährlich verletzt wurde. Florian starb einen Tag später an seiner Kopfverletzung.*
*Anna, Florians Mutter, ist heute 38 Jahre, verheiratet, zur Zeit Hausfrau. Mit ihrem Mann Jochen, 39, und ihrer 13jährigen Tochter lebt sie in München. Sie erwartet ihr drittes Kind.*

Florian hatte seinen Freund Jürgen mit nach Hause gebracht. Es war ein Montag, unser erster gemeinsamer Urlaubstag. Mein Mann ging zum Tennisplatz, und ich kochte für die Kinder ein Mittagessen. Jürgen war oft bei uns, denn seine Eltern waren immer irgendwo unterwegs.
Abends, hatten sich die beiden vorgenommen, wollten sie in Jürgens Garten zelten. Sie waren immer so ein bißchen auf Abenteuer aus.
Nach dem Mittagessen haben Florian und Jürgen herumgetobt und herumgepoltert, einfach so, aus Übermut. Sie haben mit dem Fußball gegen die Tür gedonnert wie verrückt. Und weil wir damals im zweiten Stock wohnten, habe ich dann halt gesagt, jetzt seid doch ein bißchen leiser, jetzt führt euch doch nicht gar so auf.
Noch heute habe ich es im Ohr, wie der Florian in seiner ganzen Ernsthaftigkeit von 15 Jahren gemotzt und beleidigt zurückgegeben hat: »Dann gehen wir eben zum Jürgen. Hier darf man ja überhaupt nichts machen!«
Als die Kinder weg waren, fuhr ich zum Tennisplatz, wo ich mit einer Bekannten verabredet war. Es war ein heißer, strahlender Tag im August.
Abends um sechs saßen mein Mann und ich gemütlich auf dem Balkon bei einem Glas Wein. Fast hätten wir das Klingeln des Telefons überhört. Es war Jürgens Mutter. Es ist etwas Fürchterliches passiert, die haben geschossen, sagte sie, und diese Stimme kam für mich wie von einem anderen Stern. Ich habe im Moment überhaupt nicht verstanden, was los ist. Wenn sie gesagt hätte, er ist unters Auto gekommen, dann vielleicht, aber wieso geschossen?
Sie haben die Waffen meines Mannes im Wohnzimmerschrank gefunden und haben im Hobbyraum geschossen, hörte ich sie weiter sagen. Sie sei bei einer Bekannten gewesen, als ihr Sohn sie angerufen habe, und sei dann gleich heimgefahren.

War es schlimm, ist es schlimm, habe ich immer nur gefragt, ist es lebensgefährlich oder ist es schon ...
Ich weiß es selbst nicht genau, sagte sie, ich weiß nur, daß Florian vom Hubschrauber abgeholt wurde. Er liegt auf der Neurologischen der Universitätsklinik.
Mein Gott, eine Kugel, mitten im Frieden, schoß es mir durch den Kopf. Und wie ein Roboter, der auf Knopfdruck zu funktionieren beginnt, packte ich ein paar Sachen zusammen. Seife und Zahnbürste, Schlafanzug, sein Lieblingsbuch und seinen Ausweis. Ich weiß nicht, wie wir diese Fahrt durch den dichten Berufsverkehr überhaupt hinter uns gebracht haben. Mein Mann saß wortlos neben mir. Und als wir, nur wenige Meter vor dem Krankenhaus, an der Privatklinik vorbeikamen, in der ich Florian zur Welt gebracht hatte, da dachte ich: Hoffentlich stirbt er nicht da, wo er geboren wurde.
Und dann das endlose Warten in der Halle. Er ist gerade bei der Untersuchung, sagten die Schwestern und nahmen die Personalien auf. Sie schauten so bedenklich. Irgendwie behandelten sie mich wie ein rohes Ei, schien mir. Und das war schon ein schlechtes Zeichen.
Dann kam ein Arzt und sagte, er könne uns noch nichts Genaues sagen, die Untersuchungen dauerten noch an. Er sei sehr schwer verletzt, lebensgefährlich, ein Kopfschuß, wir müßten uns leider noch gedulden.
Ich konnte nicht mehr sitzen bleiben, ich brauchte frische Luft, Bewegung, ich hatte das Gefühl, wir müssen jetzt irgend etwas tun.
Und so gingen wir die Klinikmauer immer auf und ab, auf und ab, wie zwei Tiger im Käfig. Von einer Telefonzelle aus rief ich meine Eltern an, weil ich dachte, das verzeihen die mir nie, wenn ich mich jetzt nicht rühre. Dann rief ich nochmals den Vater des Schützen an. Wie kommen die Kinder bloß an diese Waffe, schrie ich ins Telefon. Und er sagte, er könne das überhaupt nicht verstehen.
Ja, war denn da kein Schlüssel?
Nein, der Schrank war offen, sagte er.
Dann habe ich aufgelegt.
Auf der neurologischen Intensivstation wurde uns mit einem Schlag die ganze Hoffnung genommen.

Es ist nichts mehr zu machen, sagte der Chefarzt, er lebt zwar noch mehr oder weniger, aber es sind sämtliche wichtigen Zentren des Gehirns betroffen. Es besteht keine Aussicht mehr.
Und dann lief alles wie in einem Film vor mir ab. Ich sah meine Eltern, die inzwischen eingetroffen waren, und unsere Tochter Renate. Der Arzt fragte, ob wir ihn sehen wollten, und wir gingen hinein. Und mein Vater ging auch mit rein. Der Arzt fragte noch, ob unsere Tochter nicht besser draußen bei der Oma bliebe. Denn meine Mutter wollte nicht rein. Aber die Renate wollte, und sie kam mit.
Er lag einfach da, als sei nichts geschehen. Er hatte nur einen kleinen Kopfverband, und um ihn herum blinkten ein paar Apparate. Mehr war nicht. Es sei der kleine Kreislauf, der da aufrechterhalten würde, sagte der Arzt und ging dann raus.
Mein Vater hat geweint, mein Mann hat geweint, die Renate hat geweint. Und ich stand da und habe eigentlich überhaupt nichts gemacht.
Ich habe meinen Vater noch nie weinen gesehen - er war ja immer der starke Mann -, das war so schrecklich für mich, daß meine Tränen versiegt sind, ehe sie da waren.
Florian lag da, wie immer. Ich habe ihn berührt, seine Hand gestreichelt. Es war irgendwie nicht zu begreifen, es war einfach nicht zu fassen. In diesem Augenblick hätte ich mir ein bißchen mehr Zeit gewünscht, um das Ganze zu verstehen, beten zu können mit ihm, auch wenn ich das sonst nicht mache. Oder hoffen, einfach.
Eine Schwester kam rein und fragte uns, ob der Pfarrer kommen solle. Ich nickte. Ich dachte, ich spiele in einem Theaterstück mit. Ich war da und doch nicht da. Die Szene mit dem Pfarrer werde ich nie mehr vergessen. Er gab ihm die Sterbesakramente. Und wie er sie ihm gab, hat der Florian sich so richtig aufgebäumt und wild bewegt, als wollte er sich dagegen wehren. Wir riefen den Arzt. Das seien nur Reaktionen des Rückenmarks, meinte der.
Irgendwann gingen wir wieder hinaus. Der Arzt, ein sehr menschlicher Mann, nahm mich beiseite und sagte mir, er müsse uns fragen, ob wir bereit seien, Organe unseres Sohnes zur Transplantation freizugeben. Er hat mit mir alleine gesprochen, wahrscheinlich, weil ich die einzige war, die noch

ansprechbar war. Mein Mann hat mir die Entscheidung überlassen, und ich wollte dann auch gleich meine Zustimmung geben.
In dieser ganzen Sinnlosigkeit schien mir darin noch ein ganz, ganz kleiner Sinn zu sein.
Ein Hubschrauber würde in der Nacht kommen und ihn in ein anderes Klinikum fliegen. Er müsse, wenn alles vorbei sei, an Ort und Stelle sein für die Organentnahme.
Ich spürte, wir waren überflüssig geworden. Sie dürfen jetzt nicht selbst heimfahren, sagte der Arzt, sie müssen sich ein Taxi rufen.
Aber ich wollte. Ich habe gewußt, ich muß fahren, ich muß jetzt irgend etwas unternehmen, wo ich mich auf eine ganz bestimmte Sache konzentrieren kann. Und das war das Autofahren. Mein Mann hätte nicht fahren können.
Gegen Mitternacht waren wir wieder zu Hause, wir drei. Erst habe ich meine völlig erschöpfte Tochter ins Bett gebracht. Dann habe ich mich aufs Sofa gesetzt und gespürt, wie eine ganz gewaltige Wut in mir hochkochte. Das war das erste und einzige Mal in dieser ganzen Zeit nach Florians Tod. Und es war eigentlich noch viel zuwenig: Wut darüber, daß so etwas passieren kann. Wut auf die Eltern dieses Jungen, die nicht in der Lage waren, so eine Mordwaffe sicher zu verschließen. Wut auf die Ärzte, deren Kunst nicht ausreichen würde, Florian zu retten. Wut auf diese Wohnung, die mir seit unserem Umzug vor vier Jahren immer fremd geblieben war. Wut auf diesen Tod, der nur darauf wartete, sich dieses Kind zu nehmen. Ich habe geheult, geschrien und getobt. Das war für meine Verhältnisse ziemlich wild, weil ich sonst nicht so ein Typ bin, der nach außen geht.
Mein Mann war sehr still, unheimlich still und abwesend. Er, der eigentlich sonst immer so stark war, saß da wie ein hilfloses kleines Kind und hat still in sich hineingeweint.
Am nächsten Morgen riefen wir in der anderen Klinik an, wo Florian seinem Ende entgegendämmerte.
Da wurde uns gesagt, daß er noch lebt. Eine Bekannte fuhr uns hin, denn an diesem Dienstagmorgen wäre ich nicht mehr fähig gewesen, Auto zu fahren, wirklich nicht.
Und dann diese Klinik. Genau das Gegenteil vom Abend

zuvor. Da war ein Riesensaal mit lauter Halbtoten, das war so schrecklich, da überhaupt reinzugehen. Ich mußte durch, und ich bin da durchgegangen, als hätte ich links und rechts Scheuklappen. Ich durfte nicht hinschauen, so schlimm war das. Und da lag er am Fenster, ganz friedlich, als sei nichts geschehen. Sogar der Kopfverband war weg. Nur ein ganz kleines Pflaster klebte an der Stirn.
Es war, als ob er schlafen würde. Er war halt etwas blaß.
In diesem Saal wäre mein Mann beinahe zusammengebrochen. Die Bekannte hat uns wieder heimgebracht und ist bei meinem Mann geblieben. Dann kam meine Schwägerin und fuhr mit mir noch einmal in die Klinik.
Ich frage mich heute noch, warum ich damals nicht einfach dort geblieben bin, in diesem Riesensaal, sitzengeblieben bin an seinem Bett am Fenster. Warum ich es nicht ausgehalten habe mit ihm bis zum Schluß.
Irgendwo bin ich vor ihm geflüchtet.
Als ich wiederkam und am Empfang nach ihm fragte, sagte eine Schwester, ach, der ist schon im Operationssaal. Das wurde einfach so nebenbei abgehandelt, als wäre er mal eben spazierengegangen.
Ich habe es kommen sehen, und davor hatte ich eigentlich eine große Angst: daß sie ihn wegzerren würden, sobald die Gehirnströme ausblieben, daß sie ihn unters Messer nehmen würden, ehe ich ihm auf Wiedersehen sagen konnte. Vielleicht hätte er doch etwas mitgekriegt, wenn ich die ganze Zeit bei ihm gesessen wäre. Vielleicht hätte er doch etwas wahrgenommen, wenn ich ihm einfach immer nur die Hand gehalten hätte, bis zuletzt.
Das ist etwas, was mir immer noch zu denken gibt.
Das ist ein Stück, das mir einfach fehlt.
Und damit war alles vorbei, alles vorbei.
Diese Tage der Formalitäten, des Erledigens, des Organisierens schienen ein wenig die Leere zu füllen, die sich auftat vor uns. Und ich kannte mich selbst nicht mehr.
Ich habe alles gemacht, restlos alles. Ich habe den Sarg ausgesucht und überlegt, ja, was hätte er denn schön gefunden. Ich habe die Blumen bestellt, rote Rosen und weiße Lilien, Rot-Weiß, weil er so für den FC Bayern geschwärmt hat. Es sollte

auf gar keinen Fall Rosa sein, weil er schon so männlich war und 1,80 groß mit seinen 15 Jahren. Ich habe eine Hose rausgesucht und sein Lieblings-Sweatshirt und passende Strümpfe dazu, und ich habe gedacht, mein Gott, das ist ja viel zu warm. Ich habe pausenlos Kaffee gekocht für die Verwandtschaft. Und mein Mann saß stumm dabei. Und meine Mutter hat immer nur sofort zu heulen angefangen, was mich noch mehr wahnsinnig gemacht hat.
Ich kannte mich selbst nicht wieder. Ich war mir richtig unheimlich. Es schien, als hätte ich mich innerlich schon seit Monaten auf dieses Ereignis vorbereitet. Und dabei bin ich genau der entgegengesetzte Typ, so ein bißchen »ruaschert«, wie man in Bayern sagt; da vergeß ich dieses oder jenes, träume so vor mich hin ... und mit einem Mal, genau das Gegenteil. Ich habe ganz genau gespürt, wie mich jeder bewundert hat, wie sich jeder gewundert hat, daß ausgerechnet ich so stark war. Aber in Wirklichkeit war ich gar nicht so stark. Ich habe es nur am allerwenigsten begriffen.

*Dienstag, 11. September 1984*

Heute waren es zwei Wochen her, daß Flori gestorben ist. Ich habe es noch nicht begriffen, nicht wirklich, nicht mit allen Konsequenzen, nicht einmal, während ich es schreibe. Was sein wird, wenn ich es ganz angenommen habe, ist für mich nicht vorstellbar. Wir besuchen jeden Tag sein Grab, und ich versuche, ihn mir da unten vorzustellen; trotzdem, es erscheint mir so unwirklich, wie ein böser Traum oder ein Theaterstück, in dem jemand anderer meine Rolle spielt. Ich denke darüber nach, ob er friert, ob ich ihm nicht doch seine Jacke mitgeben hätte sollen ...
Ich habe ein schlechtes Gewissen, war oft sehr ungeduldig, habe mir vielleicht immer noch zu wenig Gedanken gemacht, wie es in ihm ausgesehen hat. Ich weiß, es ist zu spät, doch ich kann es nicht glauben.
Wie oft habe ich, wenn die depressiven Schatten über mich herfielen, mein eigenes Leben in Frage gestellt! Ist dieser Schlag die Antwort auf die leichtsinnigen Zweifel am Wert meines Daseins?
Nein, das wäre zu einfach, zu grausam, es gäbe keinen Sinn. Es hat alles keinen Sinn, es gibt keinen. Ist es nur ein furchtbarer Zufall, ein

Schicksal oder ein vorherbestimmtes Geschehen? Warum sollte er dann nur so kurze Zeit leben, warum?

*Montag, 6. Mai 1985*

Es sind nun acht Monate her, daß Florian gestorben ist, doch scheint es mir immer noch nicht begreiflich.
Gestern an seinem Grab dachte ich kurz, daß es vielleicht ein Weiterleben für uns gibt – auf irgendeine Weise. Ein Baum über seinem Grabkreuz, der nun, nach einer langen Zeit des Absterbens, aufs neue Knospen trägt, brachte mich auf den Gedanken. Wir sind ja auch nur Teil der Natur, die sich immer wieder erneuert. Vielleicht hat der Bibelspruch: »Aus Staub bist Du gemacht, und zu Staub wirst Du werden« wirklich einen tieferen Sinn. Ich hoffe es so sehr.
Es gelingt mir nicht mehr richtig, über Florian zu sprechen, ich habe es ganz tief in mir vergraben. Deshalb schreibe ich.
Böse Träume machen mir angst und werfen ihre Schatten voraus in eine Zukunft, die nichts Freundliches für mich bereithält: Ich sehe Renate auf der Straße liegen, leblos, und Flori ist bei ihr. Ich weiß nicht, ob sie tot ist oder noch lebt, doch ich befürchte das Schlimmste. Wahrscheinlich ist es nur die Angst in mir, es könnte sich so etwas Schreckliches noch einmal wiederholen.
Meine Sprachlosigkeit, meine Unfähigkeit, über meine innersten Gedanken zu sprechen, nimmt mir die Nähe zu Jochen und Renate, die wir im letzten Sommer erlebten. Ich fühle mich abseits von allem und allen, auch von mir selbst.
Vielleicht beginnt nun wieder eine Zeit der Depression, vielleicht kann ich nichts mehr ertragen. Alle sagen, daß ich stark war in dieser Zeit, doch ich konnte mich an niemanden anlehnen.
Keiner ist stark genug dazu.
Vielleicht hat mich das Geschehene doch stark gemacht. Stark und hart. Vielleicht zu hart.

> ***Woher rührt bei Ihnen dieser Anspruch, immer die Starke sein zu müssen?***

**Dieses Sichzusammenreißen um jeden Preis hat mich von Kindheit an begleitet, und damit überfordere ich mich gern ein bißchen in jeder Lebenslage.**

Als Einzelkind haben sich die Forderungen und Ansprüche meiner Eltern nur auf mich konzentriert. Sie meinten es ja so gut, meine Eltern, und ich meinte, ihre Erwartungen erfüllen zu müssen.
Ich wurde nie gelobt dafür. Das war alles selbstverständlich. Aber wehe, ich wurde in der Schule schlechter oder trat sonst irgendwie ins Fettnäpfchen. Das kam sofort einer mittleren Katastrophe gleich, und meine Mutter fing sofort zu heulen und zu jammern an. Nach dem Warum ist nie gefragt worden. Es stand einfach dieser stille Vorwurf im Raum: Was hast du uns da angetan!
Das war ganz typisch, als sich Florian angekündigt hatte: Ich war erst 20. Und wurde schwanger. Und das ungewollt. Mein Mann und ich hatten uns schnell mit der Situation abgefunden, wir kannten uns ohnehin schon seit drei Jahren und wollten sowieso irgendwann einmal heiraten. Und Gespartes hatten wir auch.
Nicht so meine Eltern: Für sie war das, als hätte ich ihnen etwas ganz Schreckliches angetan. Ich muß wirklich sagen: In den Situationen, in denen ich sie gebraucht hätte, habe ich sie nie gehabt, meine Eltern. Und schon gar nicht meine Mutter.

*Vielleicht wollten Sie Ihrer Mutter auch etwas beweisen mit Ihrer scheinbaren Stärke nach Florians Tod . . .*

Ja, irgendwo schon.
Ich will ihr immer noch zeigen, daß ich doch mehr schaffe, als sie mir zutraut; daß ich nicht mehr ihr Kind zum Vorzeigen bin; und daß ich mir abgewöhnt habe, sie zu brauchen, wenn ich sie eigentlich bräuchte.
Ich weiß, das ist wie ein Stück Rache von mir, daß ich ihr jetzt meine Trauer vorenthalte, so nach dem Motto: Früher hast du meine Probleme beiseite geschoben und belächelt - jetzt habe ich sie vor dir begraben. Ich weiß, das ist nicht richtig von mir, und ich hoffe, daß ich es irgendwann einmal schaffe, ihr das zu sagen.
Daß ich scheinbar so stark bin in dieser Situation, ist ihr ganz gewiß nicht geheuer. Doch an dieses Trugbild will sie nicht rühren - will ich sie auch nicht rühren lassen; denn sonst käme sie

ja in die Verlegenheit, annehmen zu müssen, wie trostlos es wirklich in mir aussieht; und ich stände dann wieder da und müßte sie trösten, und dagegen wehre ich mich.
Das macht mich jedesmal fix und fertig: Meine Mutter kommt mit verheulten Augen vom Friedhof und sagt, ach, du weißt ja gar nicht, wie schlimm das für mich ist, wenn ich da hin muß. Und ich sage: Du mußt ja gar nicht hin. Und dann ergießt sich ein Redeschwall über mich, und was man antwortet, ist längst nicht mehr wichtig, und es scheint, als sei sie die Betroffenste von allen.
Manchmal war ich schon soweit, daß ich gedacht hab, ich bin schuld daran, daß das alles passiert ist. Was weiß ich, vielleicht, weil ich Flori nicht daheim festgebunden habe oder so.
Die Frage, die mich immer noch beschäftigt, ist, warum ich mein Kind ausgerechnet zu meiner Mutter gegeben habe: Florian war neun Monate, und ich hatte das Gefühl, raus zu müssen, halbtags. Ich habe ihn morgens zu meiner Mutter gebracht und gegen Mittag wieder abgeholt.

*War das nach Florians Tod ein schmerzliches Gefühl für Sie: der Gedanke an die verlorenen Vormittage, die Sie mit ihm hätten verbringen können?*

Nicht die Stunden, die er von mir getrennt war, bereiten mir heute Schuldgefühle. Es sind die endlosen Spannungen mit meiner Mutter wegen seiner Erziehung, die ich ihm nicht hätte zumuten dürfen. Er wurde ja ständig hin und her gezerrt: zwischen ihrer Erziehung, die keine war, weil er alles durfte, und meiner Erziehung, die ihn zu einem selbständigen und lebenstüchtigen Menschen machen sollte. Wobei ich da absolut nicht unschuldig war: Ich war geradezu zwanghaft von der Furcht erfüllt, daß sich zwischen Florian und meiner Mutter ein Spiel wiederholen würde, das mich eine Kindheit lang bedroht hat. Sie haben mich geliebt, so sehr, daß ich fast daran erstickt wäre. Manchmal habe ich richtig darunter gelitten, daß ich ihm diesen Anteil an Mütterlichkeit und Bemutterung nur deshalb nicht zugestehen konnte, aus lauter Angst, er würde so werden wie ich. Vielleicht hätte er ein Stück mehr von dem gebraucht, was ich im Übermaß gehabt hatte.

Nach zweieinhalb Jahren hing ich meinen Job an den Nagel. Dieses Austragen von Konflikten auf dem Rücken von Flori, das wollte ich einfach nicht mehr mitmachen. Ich habe sehr deutlich und sehr sachlich mit meiner Mutter darüber geredet. Eigentlich zum ersten Mal. Über mich, über uns, über Florian. Und sie hat dagesessen und geheult und nichts von alledem verstanden. Und sie versteht es auch heute noch nicht.
Ich habe ihn ihr wirklich weggenommen. Das war sehr schwer für meine Mutter. Das war für sie wie ein kleiner Tod.
Am Tag nach Florians Beerdigung hat mir meine Mutter etwas Merkwürdiges erzählt: Kurz nach dem Tod ihrer besten Freundin, vor drei Jahren, hätte sie im Traum Florians Gesicht neben dieser toten Frau gesehen. Sie starb ganz plötzlich. Innerhalb von zwei Wochen war sie tot. Und seitdem, hat meine Mutter gesagt, sei sie immer in fürchterlicher Sorge um dieses Kind gewesen, aus Angst, es könnte etwas passieren.

*Haben Sie mit Ihrem Sohn manchmal über den Tod gesprochen?*

Nein, eigentlich nicht. Aber ich habe nach seinem Tod etwas ganz Schauriges zwischen seinen Sachen gefunden: einen Leitz-Ordner mit lauter Gruselzeichnungen drin. Das muß so eine Frankenstein-Phase damals in der Schule gewesen sein, und dieses Spiel mit der Angst und mit dem Nervenkitzel hat er im Malen verarbeitet.
Am meisten beeindruckt hat mich das Deckblatt. Das war eine wunderschöne Zeichnung: ein großer Sarg, ein Kreuz und viele Blumen. Und auf dem Sarg stand in dicken, schwarzen Balken: TOD.

*Wann haben Sie aus der Erstarrung heraus zu Ihrer eigentlichen Trauer gefunden?*

Ganz schlimm wurde es erst jetzt im Frühjahr, also zwei Jahre nach seinem Tod. In einer Zeit eigentlich, wo kein Mensch mehr danach fragt, wo sich alle daran gewöhnt haben, wo alles vorbei ist, scheinbar. Bis dahin hatte ich gedacht, ich müßte für meinen Mann und für meine Tochter weiterleben. Aber dann ging es auf einmal nicht mehr. Es war mir vollkommen egal, wer noch da war und wer mich noch braucht. Ich war auch nicht mehr fähig, mit meinem Mann über mich zu sprechen. Ich war wie verändert in meinem Wesen. Ich konnte keinen Besuch mehr haben, mir wurde schwindlig beim Autofahren, ich konnte kein Auge mehr zutun, und die einfachsten Hausarbeiten waren schon zu beschwerlich für mich.

Ich begann zu träumen, schlimm zu träumen, es war, als würde ich mit einem Mal alles im Schlaf verarbeiten: Ich stand im Wohnzimmer, der Teppichboden war aufgerissen, und mitten im Wohnzimmer wurde ein Grab ausgehoben. Ich wußte, daß es Florians Grab war, und ich wachte auf mit der unumstößlichen Gewißheit, daß er jetzt wirklich tot ist. Irgendwie hatte mir bis dahin noch so ein Stück gefehlt. Und dieser Traum war wie ein letztes Mosaiksteinchen für mein neues Seelenbild von Florian.

Mag sein, daß ich erst heute reif geworden bin für diese Zeit der Trauer, weil ich immer dachte, ich müßte meinen Mann aufrichten. Wenige Wochen nach Florians Tod wurde Jochen so schwer depressiv, daß er in ärztliche Behandlung mußte. Daß er wirklich daran gedacht hat, sich umzubringen.

Was eine Depression, was dieser Wunsch ist, zu sterben, hatte auch ich phasenweise immer wieder mal vor Florians Tod kennengelernt. Ich kannte das. Und um so mehr wußte ich dann: Ich muß meinen Mann da rausreißen mit meiner Stärke.

Ich habe mit ihm gekämpft wie mit einem trotzigen Kind, und er war einfach nicht abzubringen von dem Gedanken, daß er unseren Sohn da drüben nicht so alleine lassen dürfe. Ich mußte ihm immer wieder sagen, wir brauchen dich auch, und du kannst ihm ja sowieso nicht mehr helfen, und er vermißt dich ja nicht, und es sind ja noch viele andere da.

Ich hätte manchmal so gerne geweint in dieser Zeit, nachts, wenn er schlief. Und ich habe es auch gemacht und mir vorgestellt, wie es wäre, wenn ich mich jetzt mal ein bißchen anlehnen könnte, ausheulen könnte, gehenlassen könnte. Aber sobald er davon aufgewacht ist, war bei mir sofort Schluß. Als hätte einer meine Tränen mit der Schere abgeschnitten.

Und da dachte ich, eigentlich komisch, am Anfang konnten wir doch auch gemeinsam weinen, warum geht es denn jetzt nicht mehr?

*Und wie ging es Ihrer Tochter mit ihrem Schmerz um den toten Bruder?*

Sie wollte so ziemlich alleingelassen werden damit. Anfangs schlief sie bei uns im Ehebett. Dieser enge Körperkontakt mit ihr und der tägliche Gang zum Friedhof, das war unser einziger gemeinsamer Anknüpfungspunkt.

Wir haben das ganz selbstverständlich vorausgesetzt, daß sie mit ans Grab will. Heute denk ich mir, es war vielleicht doch nicht so gut, sie Tag für Tag zum Friedhof mitzuschleppen. Ich glaube, Renate war nach einem halben Jahr ganz froh, daß wir das nicht mehr von ihr erwartet, es auch nie bewertet haben, ob und wann sie mitgeht.

Ich weiß nicht, wie sie es mit sich abgemacht hat. Am Abend lege ich mich oft ein Viertelstündchen zu ihr ins Bett, und manchmal frage ich so: Denkst du eigentlich noch an den Flori? Und dann kommt meistens sehr wenig, und das nur sehr zögernd und mühsam. Ich glaube, sie hat diesen Schmerz tief in sich eingeschlossen.

Ein halbes Jahr nach dem Unglück wollten wir uns gemeinsam in eine Art Familientherapie begeben. Renates Leistungen in der Schule hatten nachgelassen, sie konnte sich auf nichts mehr konzentrieren und sah nur noch schwarz. Das erste Mal beim Psychologen hat sie sich mit Händen und Füßen gewehrt. Sie hat geweint und gemeint, wir könnten da ruhig hingehen, aber ohne sie. Da haben wir sie nicht weiter gedrängt und es ebenfalls bleiben lassen.

Sie ist jetzt eigentlich mehr oder weniger die alte. Nur manchmal bricht so ein Stück Trauer in ihr auf. Wie neulich in der Gitarrenstunde. Wir sind vor wenigen Monaten aus der alten Wohnung weggezogen, und Renate hat eine neue Musiklehrerin bekommen. Die fragte ganz spontan, ob sie denn schon alles eingeräumt hätte. Renate erzählte ihr von den vielen Kisten, die sie hochgeschleppt hat, worauf die Lehrerin mitleidsvoll meinte: Gell, da bräuchtest du jetzt einen großen starken Bruder. Da ist sie sofort in Tränen ausgebrochen und hat schluchzend erzählt, was passiert ist.

*Haben Sie den Wunsch nach einem weiteren Kind?*

Die Frage stellt sich nicht, leider. Zwei Monate vor Florians Tod habe ich mich sterilisieren lassen. Mein Mann und ich haben sehr gründlich über diese Entscheidung nachgedacht. Auch darüber, was wäre, wenn beiden Kindern etwas passierte. Und ich bin zu dem Schluß gekommen, daß ich dann erst recht kein Kind mehr haben wollte: Diese Versuchung, so ein Kind zu verhätscheln und übermäßig zu behüten, die Gefahr, so ein Kind mit seinen eigenen Ängsten zu überschütten, wäre doch recht groß.
In letzter Zeit überlegen wir, ob dieser Entschluß nicht doch etwas zu voreilig war. Ob wir diese Sterilisation rückgängig machen sollten. Es gibt da ja ganz neue Möglichkeiten auf diesem Gebiet.
Mein Mann vor allem und auch meine Tochter sind ganz fasziniert von dem Gedanken. Ich selbst bin noch am Zweifeln, vor allem wegen meines Alters. Ich muß das noch eine Weile in mir reifen lassen. Aber so ein neues Leben als Antwort auf den Tod wäre sicher ein Trost.

*Ist Ihre neue Wohnung, die Sie jetzt bezogen haben, auch eine Antwort auf den Tod Ihres Sohnes?*

Einerseits war ich froh, daß wir umgezogen sind, daß ich endlich nicht mehr diese Wohnung, dieses leere Zimmer sehen muß. Ich weiß noch, wie oft ich da oben, im zweiten Stock am Küchenfenster saß und mittags rausschaute, ob nicht bald die Kinder von der Schule kommen mit dem Fahrrad. Da habe ich mir oft gedacht, hoffentlich ist nichts passiert, bei dem Verkehr. Und ich habe jedesmal aufgeatmet, wenn ich speziell den Flori wiedersah.
Doch jetzt, mit dem Umzug, mußte ich endgültig alles in die Hand nehmen, alles anschauen, wegräumen, verpacken, mich fragen, was ich verschenke, was ich behalte. Ich habe es bis zur letzten Minute hinausgeschoben, und als dann alles hinter mir war, da war ich fix und fertig: Ich habe ein Leben, sein Leben in Einzelteilen angeschaut, sortiert und neu geordnet.
Von vielen Sachen habe ich mich getrennt. Ich kann nicht immer so ein ganzes Museum mitschleppen. Nur ein großer

Karton ist übriggeblieben mit den Sachen, die ihm und mir etwas bedeuten: seine Rollerskates, die Zeichnungen, die letzten Sachen, die er anhatte. Da sind auch noch Kassetten, auf denen er gesprochen hat. Aber die rühre ich nicht an, davor habe ich noch Angst. Das würde ich nicht aushalten, seine Stimme zu hören. Genausowenig wie ich es schaffen würde, Fotos von ihm aufzuhängen. Ich habe ein kleines Bild im Geldbeutel, das ich mir manchmal anschaue. Aber im Wohnzimmer, wo jeder hinkommt, das schaffe ich einfach nicht. Ich hätte Angst davor, wenn er mir da irgendwo entgegenlacht.
Die Möbel hat unsere Tochter genommen, außer dem Bett. Das haben wir einem Freund von Florian gegeben. Und da war ich eigentlich ganz erleichtert darüber, daß ich weiß, wo sein Bett ist – aber haben wollte ich es nicht, und unsere Tochter wollte es auch nicht haben, obwohl es groß genug gewesen wäre.
So ist halt sein Zimmer aufgegangen in Renates Zimmer, es hat sich mit ihrem vermischt: ihr Bett, seine Möbel, und das alles ist jetzt das ihre. Aber ein bißchen denke ich auch in dieser neuen Umgebung, daß es sein Zimmer ist.
Allein schon weil die Gefahr, der Mutter des Schützen zu begegnen, jetzt geringer geworden ist, hat sich der Umzug gelohnt.
Am Anfang haben mir diese Leute leid getan. Es hätte zwar nicht in unserem Haus, aber es hätte genausogut andersrum passieren können. Daß unser Sohn den anderen erschießt. Ich habe versucht, mir das auch umgekehrt vorzustellen. Und diese Schuld, solche Waffen geladen im Hause zu haben, jedermann zugänglich, und dann so was – diese Schuld möchte ich eigentlich nicht auf mir lasten haben.
An dem Tag, als Florian begraben wurde, hat die Mutter des Schützen angerufen und gemeint, sie hätten eben doch sehr viel Schuld auf sich geladen, und ob wir uns nicht mal zusammensetzen könnten oder so. An diesem Tag hatte ich wirklich alles andere im Kopf und verwies ganz ruhig und ganz freundlich auf später.
Zu einer Aussprache zwischen uns ist es nie gekommen.
Unsere Kinder waren alle im selben Sportverein. Wir hatten eine Art Fahrgemeinschaft. Wenige Wochen nach dem Unglück rief mein Mann bei diesen Leuten an und bat, sie möchten ihren Sohn doch für ein paar Monate vom gemeinsamen Training

fernhalten. Ein bißchen Rücksicht auf unsere Tochter nehmen, ihr die Konfrontation mit ihm ersparen.
Er kann ja nicht auf Ewigkeit verschwinden, meinte die Mutter.
Eine Ewigkeit ist das, was unserem Sohn passiert ist, antwortete mein Mann und legte auf.
Jetzt sehe ich sie nur noch manchmal, am Samstag, beim Wochenendeinkauf. Sie geht immer so gegen elf. Das ist ihre Zeit. Einmal bin ich ihr an der Kasse begegnet, da war mir hinterher noch tagelang schlecht. Jetzt gehe ich immer am Freitag einkaufen.

*Am vergangenen Donnerstag waren es zwei Jahre her, daß Ihr Sohn starb. Wie haben Sie sich diesem Tag genähert?*

An seinem ersten Todestag, im letzten Jahr, da waren wir im Urlaub. Wir waren überhaupt nicht da. Das war aber nicht bewußt, es war einfach nur noch zu dieser Zeit ein Flug frei. Und wir haben uns gesagt, das hat ja eigentlich überhaupt nichts damit zu tun. Ob wir hier sind oder anderswo, wir denken sowieso ständig dran. Es ist ganz gut, wenn wir nicht da sind beim ersten Mal.
Und dieses Jahr. Irgendwie wuchs unsere Angst, je näher das Datum kam, obwohl es ja nur ein Datum ist. Mein Mann geriet richtig in Panik, wenn er daran dachte.
Zuerst hat er im Urlaub daran gedacht, und ich auch. Und dann hat er diese Angst mit ganz viel Arbeit, mit Dingen, die er schon lange machen wollte, zugeschüttet. Übertüncht. Sich beschäftigt. Dazu ist er jetzt ja wieder fähig.
Florian hat mir zum letzten Muttertag vor seinem Tod einen Hibiskus-Stock geschenkt. Und ich habe immer eine Heidenangst, daß er mir kaputtgehen könnte, denn er war schon mal ganz an der Grenze, als ich ihn im Frühjahr umgetopft hatte. Zuerst hat er sich überhaupt nicht erholt, und ich dachte, jetzt ist er also endgültig kaputt. Und dann, nach einiger Zeit, wie das so geht bei den Blumen, hat er sich wirklich wieder gefangen und geblüht. Und er hat immer so schöne, rote, große Blüten. Und diese Blüten halten ja nur ein paar Tage.
Am vergangenen Donnerstag ist eine riesengroße Blüte aufgegangen.

# Ein selbstgewählter Tod

Mit Tränen nach dir rufend
verzehre ich mich, wie der Eisvogel
klage ich um dich. Der stumme Stein hallt
davon wider und das verhaßte Grab, das meine
Sonne ausgelöscht hat.
Immerdar werde ich wie eine zu Stein gewordene
Tränenflut für alle Menschen anzusehen sein,
denn nichts bleibt mir als Kummer und Weh.
O Grab, vergönne, daß mein Kind Paula auf ein
kurzes wieder zum Licht komme, laß sie mich noch
einmal sehen - und wenn auch nur im Traum.

*Auf einem Kindergrab in Smyrna,*
*1. Jh. n. Chr.*

Tatjanas Mutter: »Immer sind alle gegangen.«

*Fünf Tage nach ihrem 21. Geburtstag stürzte sich Tatjana in Israel von einem 70 Meter hohen Felsen in den Tod. Dieser 20. Oktober 1980 zog den Schicksalsstrich unter eine psychotische Entwicklung, die, über Nacht, an einem Dezemberabend begonnen hatte. Diesen 22. Dezember 1977 hielt Tatjana in ihrem Tagebuch fest.*
*Katharina, 51, Tatjanas Mutter, arbeitet heute als Sekretärin in der Forschungsabteilung einer Psychiatrischen Klinik. Die Kunsthistorikerin lebt, nach zwei gescheiterten Ehen, mit ihren beiden Töchtern in einer bundesdeutschen Großstadt.*

*Tatjana ist eine von rund 2300 jungen Deutschen*[90] *im Alter von 10 bis 30 Jahren, die jährlich aus Verzweiflung in den Tod gehen.*

*22. Dezember 1977*

Ich kam aus meinem Zimmer und hatte meine Ballettschuhe an, meine rote Straußenledertasche, meinen Katzenmantel und mein »Hexenkleid« (ich hatte es »verhext«, das heißt, umgedreht an).
Ich roch in die Küche hinein, wo die Mama – wie in der Hexenküche – mit mehreren Töpfen gleichzeitig kochte. Ich ging ganz leise die Treppe hinunter und stahl mich aus dem Haus.
Ich trug nämlich immer eine Riesenverantwortung mit mir herum. Niemand durfte mich jetzt begleiten. Ich wollte ganz alleine gehen.
Und ich lief meiner Wege. Ich wußte noch von Castaneda die »Gangart der Kraft«, bei der man vornübergebeugt sehr schnell und ohne Anstrengung laufen kann. Ich glaube, ich war ehrlich unsichtbar, oder nur für Momente sichtbar, denn die Menschen schauten mich leicht unverwandt an.
Irgendwann begegnete mir ein Hund. Ich sang gerade: »Bunt, bunt, bunt sind alle meine Kleider, bunt, bunt, bunt ist alles, was ich hab; darum lieb ich alles, was so bunt ist, weil mein Schatz ein Maler, Maler ist.« Dem Hund mußte ich natürlich entgegenkommen, indem ich mich auf die Hundesprache einließ. Er hat es aber gut verstanden.
So wanderte ich durch die Straßen, eigentlich in der Absicht, zu David zu kommen. Ich wußte aber nur ganz vage, wo er wohnte, und peilte daher die Richtung an. Ich ging und ging und lief und lief, immer geradeaus, und war eindeutig dort, wo wir tags zuvor Schlitten gefahren sind (beim Schlittenfahren hatte ich das Gefühl, aus David den Dämon, den bösen, auszutreiben).
Ich wartete unter der Brücke, aber die Autos fuhren alle an mir vorbei; wobei ich immer das beleidigende Gefühl hatte, David ließe mich absichtlich hängen, und wenn ich erst im richtigen Zustand wäre, würde er mir schon in irgendeiner Gestalt erscheinen und sich bereitfinden, mich mitzunehmen. Da war ich ganz schön sauer. Ich

malte mit der weißen Kreide ein Yin-Yang-Zeichen auf den Boden und ging wieder meiner Wege. Als ich mich durch das Gestrüpp quetschte, wachte ein kleiner Vogel auf und flog vor mir hoch ...
Ich setzte mich auf eine dieser leuchtenden, länglichen Birnen auf einer Trambahninsel und glaubte, so würde ich gesehen und könnte Mitleid erregen und würde mitgenommen werden. Alle Lichter rundherum hatten eine Bedeutung für mich, besonders aber das ruhig rotblinkende Licht der Mercedes-Reklame. Einmal glaubte ich, darin ein Zeichen zu sehen, daß ein Auto blinkte und in die andere Richtung fuhr, aber es passierte nichts dergleichen. Hinter den Glaswänden einer hellerleuchteten Turnhalle spielten Taubstumme Handball. Sie sahen mich, und durch die lautlose Gestik fühlte ich mich bedroht. Es war eine Unmenge von Bildern, die auf mich einstürmten, ständig wechselnde Gesichter, die an mir vorüberzogen. Und zwischen den ganzen Gesichtsumwandlungen erschien mir Davids Gesicht, aber nie ganz so, wie es in Wirklichkeit war.
Ich lebte in einer Traumwelt, die ich auch jetzt nicht ganz aufgeben möchte und gar nicht kann.
Plötzlich sprang ich mitten auf die Straße vor ein Auto. Es war ein dunkelweinroter VW-Bus, in dem ein junger Mann saß. Er hat mich völlig fasziniert, und ich dachte beinahe, er wäre es jetzt, mit dem ich immer herumfahren würde, die Seelen einzusammeln, und er wäre es jetzt, mit dem ich glücklich sein könnte.
Das Auto war voll von schönen Dingen: ein roter Wollhandschuh, ein Apfel, eine Art Funkgerät. Wir lebten hauptsächlich auf der Basis der Gedankenübertragung. Wenn ich irgend etwas unternahm, beispielsweise die Hand aus dem Fenster hielt, dann machte er die ausgleichende Gegenbewegung dazu. So fuhren wir von Unfall zu Unfall und sammelten die Seelen. Und manchmal hielt er seine schöne edle Hand auf meinen Bauch. Da hörten wir drei Herzen schlagen: unsere eigenen und ein drittes.
Er brachte mich zu seinem Haus, führte mich durch endlose Zimmer, in denen Kerzen brannten. Schließlich legte ich mich auf eine Schaumgummimatte. Ich hatte völlig nasse und zerfrorene Füße, die er mit ganzer Liebe pflegte. Er kochte auch Kaffee – und die Uhr war stehengeblieben (9.02). Die Zeit stand still, und er saß neben mir. Jedesmal, wenn ich, entsetzt aufschreiend, gewahr wurde, daß ich nicht David, sondern ihn, den anderen, vor mir hatte, dachte ich, er sei der liebe Gott.

Als ich mich beruhigt hatte, gingen wir raus zu seinem Wagen. Er fuhr rückwärts, damit mein Zeitgefühl wieder ins richtige Gleis käme.
Es war eine zauberhafte Heimfahrt. Wir waren nun ein Engelpaar geworden, das noch keine gemeinsame Erfahrung gemacht hatte. Wir hielten vor dem Bahnhof, und ich verwirrte ihn offenbar durch meine Art, mich anzuziehen: Ich hatte dicke Wollstrümpfe, graue Armeesocken, wie mir meine Mutter neulich erläuterte; einen zog ich normal an, den anderen über meinen Ballettschuh drüber.
In der Bahnhofswirtschaft trank er ein Bier, das heißt, er bestellte sich eines als Tarnung. Später verließ ich ihn, stieg in den Zug und fuhr nach einigen Anfangsschwierigkeiten weg – ins Märchenland.
Auf offener Strecke stieg ich wieder aus, glitt am Zug entlang und rannte über die verschneite Wiese, durch einen kleinen Tunnel, wo ein Bach durchfloß. Ich setzte mir eine orangene Plastikschüssel auf, um nicht aufzufallen. Ich kam an einem Garten vorbei, wo ein kleiner Ball meine Aufmerksamkeit erregte.
Irgendwann muß ich zu einer Frau in ein Taxi gestiegen sein. Sie wurde sehr ärgerlich, weil ich so betont fröhlich und frei erschien. Daher wollte sie mich zur Polizei bringen. Aber zu guter Letzt hat sie mich einfach rausgeworfen.
Ich landete auf einer wirklich zauberhaften Wiese und trat in die verschiedenen Spuren von Kindern, Hunden, Katzen, Vögeln, Männern und Frauen. Der Acker hatte große Furchen, und ich ging, Sämann spielend, darin entlang. Dann trampelte ich ein Kreuz in den Schnee und stellte meine rote Tasche in das Weiß. Es sah sehr schön aus.
Hinter einem Nebel, der die Wiese umgab, erblickte ich Türme und Häuser und hörte als Geräuschkulisse den Verkehrslärm brausen. Hinter mir vernahm ich das Ticken der Zeit. Ich setzte mich in Meditationshaltung, ein Stück von dem Kreuz entfernt, einfach so, wie ich war, in den Schnee und meditierte. Dann stand ich auf und begann, meine Sächelchen aus der Tasche zu verteilen.
Ohne meine Tasche mitzunehmen, lief ich von der Wiese weg, aus dem Nebel heraus, auf das nächste Dorf zu. In einer kleinen Holzhütte wollte ich die Geburt Christi nachvollziehen. Aber daraus wurde nichts.
Ich lief die Schienen entlang zurück zum Bahnhof und setzte mich zum Ausruhen in das Abteil eines Zuges, in dem ruhige gesetzte Männer, wahrscheinlich Lehrer aus unserer Schule, warteten. Der

David stand in Gestalt eines Mädchens im Gang des Zuges, mir mit der Seite zugewandt.
Hier möchte ich aufhören, weil ich mich nicht *ganz* öffnen darf.

Amen

Die Polizei hatte Tatjana in einem Vorort, 40 Kilometer von hier, aufgegriffen und in die Psychiatrische Klinik gebracht.
Ich dachte, Tatjana geht in die Gymnastik. In Wirklichkeit ist sie bei 17 Grad Kälte in Ballettschuhen in den Schnee hinausgerannt und hat eine abenteuerliche Reise in die Psychose angetreten.
Das war am Nikolaustag 1977, zwei Monate nach ihrem 18. Geburtstag.
Sie war ein hochsensibles Kind und hochbegabt. Es sank alles viel mehr in sie hinein, als wir dachten.
Sie war ein zauberhaftes Mädchen, in jedem Lebensalter. Sie war bereits als Säugling so schön, daß mich die Leute auf der Straße ansprachen. Sie war eine fast überirdische Schönheit. Später haben viele versucht, sich an sie ranzumachen. Das war oft gefährlich. Denn Tatjana konnte sich sehr schlecht schützen.
Und dann, mit einem Mal, sah ich dieses Kind sich vor meinen Augen auflösen. Psychisch, geistig und körperlich. Als ich vor dem Eingang zur geschlossenen Station stand, sagte mir ein junger Assistenzarzt: Sie werden ihr Kind nicht wiedererkennen. Und er hatte recht. Es hätte auch jemand anderer sein können. Ich habe sie kaum wiedererkannt.
Ihr geistvolles Gesicht, ihre wunderschönen Gesichtszüge waren entgleist. Sie war debil. Sie lag vollkommen sediert im Bett. Sie war wirklich wahnsinnig.
Als sie mich erkannte, fuhr sie hoch und sprach, trotz ihres komaähnlichen Zustandes, unwahrscheinliche Worte, die ich nie vergessen werde. Sie sah mich, für einen Augenblick nur, ganz intensiv und ganz strahlend und wieder ganz als Tatjana von früher an, und sagte: Du bist mein zweites Ich, in dir werde ich selbständig werden.
Dann zerfiel sie wieder.
Erst später begriff ich, daß damit bereits der Moment der Iden-

tifikation zwischen Mutter und Tochter angesprochen war. Wir sahen uns ähnlich und wir waren uns ähnlich. Fast zu eng waren wir uns verbunden. Und die Unruhe der vorangegangenen Jahre tat ein Weiteres dazu, daß ich zur einzigen Konstante in ihrem Leben wurde.
Tatjana verhielt sich ganz nach meinem Muster, als hätte sie es mit der Muttermilch eingeflößt bekommen: Sie war, wie ich, angepaßt und fügsam und hätte nie gewagt, sich gegen die Erwachsenen zu stellen.
So lange ich denken kann, wurde ich zur Anpassung erzogen. Es entsprach meinem Naturell, daß ich immer sehr bemüht war, zu entsprechen.
Ich war als Einzelkind aufgewachsen, ohne Vater, der ist im Krieg geblieben. Man sagt, mein Vater sei eine Mischung zwischen einem Naturburschen und einem Intellektuellen gewesen. Ich glaube, er hätte mir sicher gutgetan. Er war kerngesund.
Meine Mutter war eine verwöhnte höhere Tochter, die nie berufstätig und sehr oft depressiv war. Die Abschützung des Ganzen hatte mein Großvater übernommen, ein gütiger Patriarch, der mich zur Unselbständigkeit erzog, ohne daß ich es merkte.
Um die Schule zu erreichen, die ich besuchte, brauchte ich nur durch unser Gartentor zu gehen, um gleich nebenan hinter einer Klosterpforte zu verschwinden. Und da war ich nur von Nonnen umgeben. Und der einzige Mann, den ich sah, das war der Herr Kaplan, und der hatte eine Kutte an.
Die erste freie Wahl in meinem Leben war die, daß ich mich gegen den Willen meines Großvaters für ein Studium der Kunstgeschichte entschlossen hatte. Daß ich vier Jahre später, mit 22, einen Kommilitonen heiratete, war eher eine psychische Einengung, der ich erlag, als eine freie Entscheidung.
Mein Mann war bereits fertig mit dem Studium und hatte eine Assistentenstelle an der Uni. Seine Motorik, seine ungeheuere Geschäftigkeit, sein Ideenreichtum und seine hohe Begabung haben mich fasziniert. Er war ein ausgesprochener Egozentriker, ein charmanter Narziß.
Als Tatjana unterwegs war, sagte mein Mann, Katharina, du kriegst ein Kind, das bringt so viel Unruhe, das muß nicht sein, daß du auch noch promovierst. Du kannst genug tun, wenn du mir hilfst.

Damit war ich zufrieden. Ich hatte keine eigenen Ziele. Ich habe jahrelang durch die Identität meines Mannes gelebt, aber es fiel mir nicht auf.
Ich habe in der Wissenschaft mitgearbeitet, an seiner Universitätslaufbahn mitgebastelt, ich war an seiner Habilitationsarbeit beteiligt, ich habe Kunstbücher für ihn übersetzt, aber nirgendwo stand mein Name. Ich war immer beschäftigt, überbeschäftigt mit meinem zusätzlichen Hausfrauendasein und den drei Kindern, die sich im Laufe der Jahre einstellten. Und mir fiel nichts auf dabei.
Und es wäre auch sinnlos gewesen, dagegen anzugehen, denn er ließ sich auf keine Diskussion ein. Ich habe ihm schließlich Briefe geschrieben. Später stellte sich heraus, daß er die nie geöffnet hat. Er wollte einfach seinen Stil uneingeschränkt leben, ein Junggeselle mit Familie als Hinterland.
Wenn ich Schwierigkeiten machte, das heißt, ein grundsätzliches Gespräch suchte, hat er mich betrogen; wenn ich schwanger war, hat er mich betrogen: Er hat eigentlich alles mit Bestrafung beantwortet, wenn sich bei mir eigene Ansätze geregt haben. Mit Liebesentzug und Psychoterror.
Ich weiß heute nicht mehr, woher ich den Mut nahm, meine drei Kinder zu packen und zu gehen. Ich glaube, ich hatte inzwischen richtig Angst vor ihm und eine tiefe Abneigung gegen ihn.
Charlotte und Marion waren fünf und sechs, als ich ging. Sie konnten sich gegenseitig stützen, weil der Altersunterschied so klein war. Tatjana hingegen, die Älteste, stand mit ihren zwölf Jahren ziemlich alleine da. Es muß ganz überraschend für sie gekommen sein und ohne jeglichen Zusammenhang. Eine offene Auseinandersetzung zwischen uns hatte ja nie stattgefunden. Ich habe Tatjana nie hinter die Kulissen unserer Ehe schauen lassen. Ihr Vater war für sie der ganz Große, außerordentlich erfolgreich, charmant und gewinnend. Sie sah ja nicht die Lasten, die er nicht trug.
Aus Angst vor meiner eigenen Selbständigkeit erlag ich ein Jahr später den Werbungen eines Kollegen meines Mannes, der noch dazu über Jahre in unserem Hause verkehrte. Es war meine ehrliche Absicht gewesen, mich auf eigene Beine zu stellen, aber ich stand es einfach nicht durch.

Ich heiratete zum zweiten Mal. So hatten die Kinder plötzlich einen Stiefvater, und irgendwie war alles mehr geraten als geplant.
Die neue Familie mußte erst zusammenwachsen, die Wunden der Kinder mußten verheilen. Und wiederum setzte ich meine ganze Energie in den Aufbau der Karriere meines Mannes, der, weil sich die zwei Ehemänner nun als Rivalen gegenüberstanden und der erste der Mächtigere war, plötzlich kein Bein mehr auf den Boden seiner angestrebten Universitätslaufbahn bekommen konnte. Anstatt sich um eine Anstellung zu bemühen, verlängerte er sein Stipendium, das kaum ausreichte, ihn zu ernähren, und er benahm sich wie ein Kind in Ausbildung. Mein viertes Kind. Ich mußte ein Erbstück nach dem anderen verkaufen, bis mir nur noch das heruntergekommene Haus meiner Mutter in Lindau blieb.
Und wieder war ich überbeschäftigt und merkte gar nicht, wie dieser Mann meine Zuwendung ganz und gar beanspruchte und sie meinen Kindern abzog.
Ich war genau demselben Typ aufgesessen. Er war derselbe Egozentriker wie mein erster Mann. Nur die Erscheinung war anders. Er war ein behäbiger Bayer. Gab sich volkstümlich. Ich dachte, Konrad ist ein guter Mensch.
Zunächst hatte ich den Eindruck, zwischen Tatjana und Konrad entstünde ein besonders gutes Verhältnis. Schwierig wurde es eigentlich erst, als Tatjana plötzlich diesen ersten Freund hatte.
Sie war 18, er war 19. Sie gingen in dieselbe Schule. David war Jude, dunkel, bildschön und fremdartig. Und mein Mann, der Bayer, wehrte ihn ab, und der eigentliche Vater wehrte ihn auch ab, aus Konkurrenzneid und Eifersucht wahrscheinlich.
Und ich muß sagen, ich war zu schwach, um mich für Tatjana stark zu machen.
Ich dachte, jetzt hast du das zweite Mal geheiratet, jetzt mußt du nach außen hin Einheit demonstrieren. Und dies um so mehr, als mein erster Mann ja immer nur auf den Augenblick wartete, wo in dieser Ehe ein Riß entsteht.
Also erklärte ich mich, zwar nicht gegen den Jungen, aber doch mit meinem Mann solidarisch. Dafür werde ich mich ewig schuldig fühlen, ewig.

Tatjana war psychisch viel zu schwach, um für ihre Liebe zu kämpfen. In Ballettschuhen hat sie die Flucht in die Psychose ergriffen, bei Schnee und 17 Grad Kälte.
Sie war ein halbes Jahr in der Klinik. Mal war sie manisch, mal depressiv, mal suizidal, dazwischen waren dann auch lichte Momente. Sie hat gelitten unter ihrer Klarsichtigkeit. Die Inhalte ihres Wahns hat sie niemals vergessen.
Sie hat niemals vergessen, wie sie mit ihrem Kopf durch ein vergittertes Fenster ging und wie sie mühsam und schmerzhaft aus dem Gitter zurückgerissen wurde.
Tatjana hat den ganzen Klinikbetrieb, die Schädigung durch die Medikamente, ihre Unfähigkeit und Einschränkung bewußt erlebt.
Sie hat unter ihrer Einsperrung furchtbar gelitten – so sehr, daß sie eines Tages ausgebrochen ist aus der geschlossenen Abteilung. Sie haben es im Rundfunk gemeldet und die U-Bahnhöfe mit Polizei vollgestellt. Sie war hochgradig selbstmordgefährdet.
Sie haben mich angerufen und mich gebeten, sie sofort mit dem Taxi abzuliefern, sollte sie bei mir auftauchen. Und sie ist bei mir aufgetaucht. Und ich habe sie nicht umarmt, sondern ein Taxi gerufen und sie zurückgefahren.
Tag um Tag brachte ich an Tatjanas Bett zu. Die starke und sicherlich nötige Behandlung mit Neuroleptika begann sich bemerkbar zu machen: Ich mußte mitansehen, wie sie zunehmend aufgedunsen wurde, wie ihre Lippen zersprangen, wie ihre Sehkraft nachließ, wie sie Bewegungsstörungen bekam infolge der hohen Dosierung.
Ich saß an ihrem Bett und mußte miterleben, wie dieses hochintelligente Kind unfähig war, mit einer Kunsttherapeutin die primitivsten Tonwürstchen zu formen. Wie sie nicht fähig war zu essen. Wie sie in die Hose machte, weil sie ihren Körper nicht mehr kontrollieren konnte. Wie sie lallte, irrsinniges, unsinniges, debiles Zeug von sich gab. Und zwischendrin immer wieder diese klarsichtigen Worte.
Einmal traf ich, unerwartet, Tatjanas Vater an ihrem Bett. Und Tatjana hat, in einem hochpsychotischen Zustand, unsere Hände aufeinandergelegt und gesagt: Das ist der Tag der Versöhnung. Und wir standen da, so unversöhnt und unvereinbar,

wie man sich das überhaupt nur vorstellen kann. Wir lächelten säuerlich, das war alles.
Im Juli 1978 wurde Tatjana entlassen. Hochmedikamentiert und gerade so weit, daß sie nicht mehr eingesperrt sein mußte. Zwar führte sie weiterhin Gespräche mit den Ärzten in der Klinik, doch die Inhalte ihrer Psychose und die ihnen zugrunde liegenden Probleme blieben unangetastet.
Es dauerte noch eine ganze Zeit, bis Tatjana wieder Anschluß in der Schule fand. David war von seinen Eltern nach Jerusalem geschickt worden, damit er keine Möglichkeit mehr hatte, Kontakt mit einem nervenkranken Mädchen aufzunehmen.
Ich merkte, wie mein zweiter Mann sich immer mehr von mir entfernte, sich zu distanzieren begann, mit all dem nichts zu tun haben wollte. Noch verbarg er es mühsam nach außen, aber ich fühlte seine Überforderung.
Und mir ging es immer schlechter. Zunächst hielt ich es für eine Erschöpfung, die ja auch kein Wunder gewesen wäre, und die sich vor allem körperlich zeigte: Ich hatte Schwächezustände, war immer müde, schlief bei Tisch ein, hatte Herzbeschwerden, hatte Atemnot und schließlich Schlafstörungen.
Ich wurde internistisch untersucht und auf Kur geschickt. Tatjana mußte sich inzwischen um ihre Geschwister kümmern, und mein Mann ließ sich mitversorgen.
In der Kur wurde eine Kernneurose diagnostiziert. Also begab ich mich in Psychotherapie. Mein Bewußtsein wurde erhellt. Es wurde in mir gewühlt. Ich wurde auch beschuldigt. Und ich sah immer nur schwärzer. Ich sah kein Licht mehr und sah mich auch unnütz für die Kinder. Ich war nicht mehr in der Lage, meinen Haushalt zu machen. Ich war nicht mehr in der Lage, einkaufen zu gehen. Ich war nur noch ein zuckendes Bündel von Symptomen.
Im Frühjahr 1979 war es so schlimm, daß auch der Psychotherapeut nicht mehr weiter wußte. Er zog einen Psychiater hinzu, der Antroposoph war. Der meinte, ich sei hysterisch und gab mir völlig falsche Mittel, die bei mir Wahnvorstellungen und Selbstmordgedanken auslösten.
Und mittendrin Tatjana. Tatjana als tragende Säule der Familie. Und das ein Jahr vor ihrem Abitur.
Einmal kam der Therapeut auf die Idee, meine Kinder über

ihre Mutter aufzuklären. Er bestellte Tatjana zu sich und redete auf das arme Kind ein. Tatjana war sehr vernünftig und sehr gefaßt. Machen *Sie* die Therapeutin Ihrer Mutter, sagte er, die braucht mich nicht. Und dann, vor ihr, zu mir gewandt: Schauen Sie Ihre Tochter an, die stellt mehr dar als Sie. Nehmen Sie sich ein Beispiel an ihr.
Tatjana bekam nur noch Erwachsenenprobleme serviert. Sie hatte keine Chance für ein eigenes, ihrem Alter entsprechendes Leben.
Im September 1979 ging mein Mann. Er ist einfach gescheitert. Das brauchte eine Zäsur. Ich hatte ja eine Kernneurose, also war ich als Persönlichkeit ohnehin nicht vorhanden. Und die Kinder waren auch nicht seine. Er fühlte sich berechtigt zu gehen.
Die beiden Jüngeren waren gerade beim Spielen im Garten, als er ging. Er stand bereits an der Haustür, den Griff in der Hand. Ich stand unter diesem Bogen, ein sprachloses Bild der Schwäche. Und Tatjana stand auch da und sagte: Die Mama ist krank, ich bin im Abitur und du gehst. Woran soll ich mich eigentlich orientieren? Er deutete mit dem Finger auf sie selbst und sagte: Das ist deine Chance.
Dann hat er sich davongemacht.
Tatjana hatte keine Chance. Wo war da eine Chance für das Kind? Von diesem Zeitpunkt an waren wir über den Weg der gegenseitigen Identifikation untrennbar miteinander verflochten. So wie ich sie liebte und ihr beistand, als sie krank war, liebte sie mich und wollte sie mir beistehen. Und wir haben uns gegenseitig runtergezogen.
Von da an war alles nur mehr schicksalsträchtig. Wir konnten nicht mehr eingreifen, Tatjana und ich.
An einem Nachmittag im Dezember habe ich mit allerletzter Kraft eine Gemeindeschwester mobilisiert, damit sie meine Kinder versorgt, und habe mich selbst in die Nervenklinik eingeliefert. Denn daß es was mit den Nerven sein mußte, hatte ich mittlerweile begriffen. Und wo die Klinik ist, wußte ich durch Tatjana. Die Diagnose hieß diesmal: endogene Depression.
Abwechselnd zwischen Angst- und Erstarrungszuständen lag ich dort bis Ostern 1980.
Die Kinder waren mehr oder weniger sich selbst überlassen.

Vom Vater sahen sie nicht viel, vom Stiefvater noch weniger. Die Gemeindeschwester kam halbtags, kochte und ging dann wieder. Und Tatjana fühlte sich einmal mehr für alles verantwortlich und war damit entschieden überfordert: zwei jüngere Geschwister am Anfang der Pubertät. Das Abitur vor der Tür. Keine Bezugsperson. Und das Geld war auch knapp.
Während ich noch in der Klinik war, ging ich in Begleitung einer Mitpatientin zum Rechtsanwalt, damit die Trennung von meinem zweiten Mann auch rechtlich stattfinden konnte. Es war ja noch nicht einmal der Unterhalt geregelt. Und sein Konto hatte er sperren lassen.
Ich stand da, ohne Beruf, ohne Mann. Was mir blieb, war diese schier unerträgliche Last der Verantwortung.
Ich bekam sogenannten Heimaturlaub, erst wochenendweise, dann tageweise. Man wollte sehen, ob ich dem Ganzen gewachsen war. In dieser Zeit begann ich, Nachhilfe zu geben. Meine Schüler wußten nicht, daß ich eigentlich in der Irrenanstalt stationiert war.
Auf einem dieser Heimaturlaube, Ende März 1980, ist Tatjana zusammengebrochen. Sie setzte sich auf den Boden, fing an, sich die Kleider vom Leib zu reißen und schrie. Da wußte ich, das ist der Rückfall.
Ich habe ein Taxi gerufen und sie in die Klinik eingeliefert. In der Eingangshalle brach sie in Tränen aus.
Ich kann doch nicht in die Klinik gehen - sagte sie klar und zugleich neben sich stehend -, du bist doch noch drin. Du bist doch noch krank. Und Charlotte und Marion sind allein.
Es hat mich zutiefst berührt, daß Tatjana auch noch in der Krankheit die Verantwortung mittrug.
Dann aber ist sie hineingerast. Wenn das überhaupt möglich ist, noch schlimmer als das erste Mal.
Wir haben uns noch vierzehn Tage überschnitten in der Klinik. Ich auf der Offenen, sie auf der Geschlossenen. Dann haben die Ärzte zu mir gesagt, gehen Sie nach Hause und kümmern Sie sich um Ihre übrigen Kinder. Um die Tochter hier kümmern wir uns schon.
Irgendwie kam ich mir damals auch noch entmündigt vor.
Tatjana hat nur an Selbstmord gedacht. Sie hat sieben Selbstmordversuche gemacht. In der Klinik, auf Heimaturlauben, teils

bei ihrem Vater. Sie hat sich ins eisige Wasser gestürzt, Passanten haben sie rausgezogen. Sie hat sich bei ihrem Vater aufgehängt, er hat sie abgeschnitten. Sie hat sich Haarnadeln aus den Haaren gezogen bei mir, in die Steckdose gesteckt und einen Schlag bezogen, der nicht kräftig genug war.
Es waren insgesamt sieben Versuche, sich umzubringen. Gott sei Dank habe ich einige vergessen.
Tatjana hat aus der Geschlossenen heraus das Abitur gemacht. Neben sich stehend. Mit zwei. In Altgriechisch und Deutsch als Leistungsfächer. Professor Becker, der Leiter der Klinik, versprach sich davon ein Erfolgserlebnis. Für Tatjana. Er war sehr stolz auf sie.
Ich kann mich nicht konzentrieren, das weiß ich ganz genau, höre ich sie noch sagen. Unter furchtbaren Tränenausbrüchen ist sie dann doch noch hingegangen zum Gymnasium, im Geleitschutz einer Krankenschwester. Die sollte vor der Türe warten, wegen der Selbstmordgefährdung.
Dieses Abitur hat sie fast umgebracht vor Erschöpfung.
Ob das nun Schicksal ist oder nicht? In dem Moment, als Tatjana aus der Psychiatrie entlassen wurde, kam David aus Israel zurück. Er wollte in München weiterstudieren. Und er hat angerufen. Das war die erste Tat, vom Flughafen aus.
Wo ist Tatjana? Er wußte nicht, daß sie inzwischen wieder krank geworden war. Das hat ihn auch alles nicht gestört. Er wollte Tatjana sehen.
Sie sahen sich. Die Erwachsenen waren aus dem Feld geschlagen, waren teils gegangen, teils krank. Und ich wollte nicht mehr eingreifen. Mein Mann war ja weg. Ich hatte keinen Grund mehr, dem armen Kind auch noch den Freund wegzunehmen.
Ich sah ihn gerne. Er kam hierher. Sie schliefen hier miteinander und wurden ein richtiges Paar. Und ich dachte, das tut ihr wahrscheinlich gut.
Dann fing die Mutter an, Davids Mutter, eine explosive russische Jüdin. Knallgesund, ein entfesseltes Weib. David, ihr Sohn – mit einem nervenkranken Mädchen. Das durfte nicht sein. Und sie packte halt ihren David und schickte ihn zum Studium nach Washington. Da war er wieder weit weg, da war viel Wasser dazwischen.

Es war ein verzweifeltes Abschiednehmen zwischen David und Tatjana. Und trotzdem ging er. Er widersetzte sich seiner Familie genausowenig wie Tatjana. Er war mutterabhängig und genauso angepaßt wie Tatjana. David liebte seine Mutter, eine schöne Frau, abgöttisch. Er war ein Kind aus ihrer ersten Ehe. Auch er hatte einen Stiefvater, mit dem er sich nicht verstand.
Tatjana hat ihn noch an den Flughafen gebracht. Den Trennungsschmerz nahm sie ganz still zu sich nach innen.
Zu ihm konnte sie nicht. Das war zu weit, zu teuer und auch von der Mutter verboten! So schrieben sie sich halt.
Tatjana stand auch mit Davids Schwester in Verbindung, die sich in Jerusalem gerade auf ihr Abitur vorbereitete.
Tatjana und Regina hatten ein sehr enges Verhältnis zueinander gewonnen. Und aus Sehnsucht nach ihrem Freund wollte Tatjana wenigstens zu seiner Schwester fahren. Eine Ersatzhandlung.
Um das Reisegeld zusammenzukriegen, hat sie gejobbt. Das Geld für den Flug habe ich mit Mühe lockergemacht, in der Hoffnung, es würde ihr guttun. Auch Professor Becker befürwortete die Reise, weil er sich davon so etwas wie eine positive Umstimmung ihrer Seele versprach.
Wenn ich das heute bedenke, frage ich mich wirklich, was damals in unseren Köpfen vorgegangen ist: Ein krankes, suizidgefährdetes Mädchen, bis oben hin voll mit Psychopharmaka, alleine loszuschicken in ein Land, das für sie kein Urlaubsland, sondern ein steter Stachel schmerzlicher Erinnerung gewesen sein mußte - das war der helle Wahnsinn.

*Sonntag, 28. 9. 1980*

Ich stehe, wie immer in dieser täglich schlimmer werdenden Zeit, in der ich dahinfaule, erst zuletzt auf; Papa ist auf die Minute genau um sieben Uhr da. Er frotzelt über Mamas Strickkünste, macht Witzchen, fährt mich zum Flughafen. Wir müssen uns gleich verabschieden, nur wer fliegt, wird reingelassen.
... Im Flugzeug ein stickiger Mief. Eine mir schrecklich erscheinende blonde Stewardeß mit Fönfall-Haarschnitt rät mir auf mein Bedauern, keinen Fensterplatz zu haben, doch mit jemandem zu tauschen, was ich mich natürlich nicht getraue. An der Türe zum Cockpit steht ein

junger Steward mit frischgewaschenem Haar, Bügelfalte und in der Backe die charmante Falte des zuvorkommenden Lächelns.
Wir heben ab, steigen leicht, es ist ein schwindelndes Gefühl, wir heben uns in die Lüfte. Wolken unter uns, nach Durchbrechen des Nebels ein Sonnenstrahl, der zum Schein vor blauem Äther wird. Freundliche, montone Durchsagen, abgenutzte Phrasen, die bei jedem Start die gleichen sind.
Ich lasse alles geschehen, keine Freude, kein freudiges Erleben. Ich spüre, wie ich lebe und dennoch nicht erlebe. Ich stehe draußen und muß doch mitspielen. Das gibt mir das Gefühl, falsch zu sein.
Palmen vor Ben Gurion, schwüle Hitze, Menschenschlangen. Am Ausgang steht Regina. Sie hüpft und winkt. Bei ihr ist alles so unmittelbar und echt, sie begrüßt mich so herzlich, und ich spiele. Sie ist für mich wie ihr Bruder: Genie und Leben zugleich.
Ich habe so Angst im Bauch, fresse unkontrolliert Schokolade, rede nur von meinen Problemen, ewig das gleiche.

*Mittwoch, 1. 10. 80*

Ich lebe so unbewußt – mein Körper geht kaputt, mein Herz schmerzt, mein Knie, mein Knöchel, meine Füße.
Meine Psyche, die Medikamente: ich lebe in Panik vorbei am Leben.
In allem folge ich Regina, lasse mir alles sagen, ohne es zu verarbeiten, jeden Handgriff mache ich für sie, nicht für mich.
Werde Du und ehrlich!
Und dann dieses unverstandene Hebräisch, diese wildfremden Zeichen, dann die Hygiene, mir schmerzen die Augen.
Ich habe Sascha, Davids Vater, kennengelernt. Ich mag ihn, seine Offenheit. Er kam mit dem Volkswagen, den David auf seinen Namen gekauft hat, und brachte Regina jede Menge Sachen. Ich möchte so sein wie sie, so stark, so schwarze Haare und Augen haben wie sie. Ich komme mir vor wie eine hysterische Krüppelin.

*Donnerstag, 2. 10. 80*

Regina schlief noch, stieß mich im Schlaf – ich fror leicht und nahm die »Ansichten eines Clowns« wieder zur Hand.
Wir haben den ganzen Tag, in dessen Verlauf es zu regnen begann, im Zimmer verbracht. Sie hat gewischt, zusammen haben wir

geräumt, dazwischen habe ich im Böll weitergelesen – oh, ich gehe kaputt.
Mittags kam ich ins Reden und Weinen.
Es ist merkwürdig in diesem fremden Land: Wenn ich nichts oder nur Fragmente verstehe, warum lache ich dann? Ich merke überhaupt, daß mein Gesicht immer krampfhaft angespannt ist, ja, daß ich sogar schon wieder in meine alte Manie verfalle, Gesten, Sprache, Satzstellung, Betonung der Worte anderer zu übernehmen.
Ich habe mit Regina darüber geredet, was die Beziehung zu ihrer Familie für mich bedeutet. Vielleicht werde ich sie abbrechen müssen, um ich zu werden. Auch die Beziehung zu David. Ich bin schwach und unfähig, sie aber sind stark, positiv und fähig. Sie werden mir immer überlegen sein.
Ich merke auch – und das ist schrecklich –, daß ich mehr von ihrer Familie rede als von meiner. Mama, Charlotte, Marion, Papa, die Oma, sie alle bedeuten mir durch die Spaltung, die mitten durch geht – auch mitten durch mich selbst –, wenig und doch viel. Ich habe mein Familiengefühl verloren.

*Freitag, 3. 10. 80*

Regina und ich fahren mit dem Bus in die Stadt – ich steige früher aus als sie, weil sie weiter nach Tel Aviv will.
Beim Herumschlendern in der Fußgängerzone stieß ich, eigentlich kaum, mit einem kleinen Mann zusammen, der offenbar mein Gefühl der Verlorenheit spürt und mich in ein Café einlädt. Er dringt durch Fragen in mich ein.
Meine Eltern sind geschieden, sometimes I think about to kill me.
Es schockiert ihn, und er will mich happy machen, indem er kurz erzählt, was sein Schicksal ist, und wie meines vergleichsweise doch leichter zu tragen wäre. Er hat seine Eltern verloren, und zwar beide und für immer. Als er acht Jahre alt war, schickte ihn die Mutter aus dem KZ. Er aß fünf Tage nur Schnee, bis ihn eine christliche Familie aufnahm.
Seine Augen sind groß und wäßrig braun, wie entzündet. Seine Hand, die eine Zigarette hält, zittert stark. Seine Zähne sind eine Katastrophe. Er ist Belgier und lebt seit 20 Jahren in Jerusalem. It's his home, er liebt es. Er ist Elektriker und hat in seinem ganzen harten Leben niemals daran gedacht, sich umzubringen.

Irgendwie wollte er mich durch seine Geschichte glücklich machen.

*Samstag, 4. 10. 80*

Eine verhutzelte, verhüllte Bettlerin mit baren Füßen. Ich schau sie lange an, geh weiter, die flache ausgestreckte Hand mißachtend. Wenig später spüre ich die Hand an meiner Schulter, begreife aber erst, als ich mich umdrehe. Ich wühle in meiner Tasche, aber hole nichts raus. Danach ist mir eingefallen, daß ein Schein, denn einen solchen hätte ich gehabt, es wert gewesen wäre. Und kam mir wie ein ungerechter Kapitalist vor. Ich merke, wie unheimlich hart und gleichgültig ich anderen gegenüber bin, und dabei immer erwarte, daß mir Freundlichkeit und Lächeln dargeboten wird.

*Montag, 6. 10. 80*

Häuser, Wäsche, Läden, frisches Gemüse auf dem Markt. Religiöse mit Kindern, Läden mit heiligen klugen Büchern, Käppchen, Klammern, alten Gebrauchsgegenständen.
Ich irre herum, mache Fotos, fahre ins Zentrum, Central bus station, erkundige mich nach einem Bus ans Tote Meer (9.30–16.00 Uhr, Linie 486)

*Dienstag, 7. 10. 80*

An der Haltestelle 486 lerne ich ein deutsches Ehepaar und den Jürgen kennen.
Die Fahrt dauert beinahe zwei Stunden, und es scheint mir, als ob ganz Israel aus Wüste bestünde. Dann, am Toten Meer entlang, nach Massada.
Wir fahren mit der Seilbahn zur Festung hinauf. Dort hatten sich, 70 n. Chr., rund 1000 Juden verschanzt.
Sie brachten sich um, bevor sie endgültig besiegt wurden.

*Freitag, 10. 10. 80*

Es sollte eine Sinaitour starten mit Jürgen und einigen Typen aus der Jugendherberge, doch das Ersatzteil für den Jeep war nicht aufzutreiben. Die Beduinen wollten uns für fünf Schekel in ihr Dorf bringen, aber wir blieben in Dahab, am Roten Meer.

Ich habe wieder solche Probleme, ich sondere mich ab und finde mich einfach blöd.
Jürgen hat versucht, mir einzureden, daß ich Streicheleinheiten bräuchte. Was mich hemmt, ist nicht nur die Vorstellung von Reinheit für David, die ohnehin nicht mehr erhalten ist; ich glaube, ich bin wirklich verklemmt.

*Samstag, 11. 10. 80*

*Liebe Mama!*
Ich hab Dich so wahnsinnig lieb, und im Moment habe ich richtig Sehnsucht nach Dir. Ich sitze unter einem vielwinkeligen Dach aus Holz und Stroh, das zwar die Sonne, aber nicht den heftigen Wind abhält, und ich sehe vor mir das tiefblaue Rote Meer, den Sandstrand und die Wüstenberge, die in der Ferne im Dunst verschwinden.
Auf der Fahrt gestern von Eilath nach Dahab ging es nur durch Wüstengebirge, steinige Berge. Ich kann mir nicht vorstellen, wie die Beduinen, die ich gesehen habe, in dieser Steinwüste überleben.

*20. 10. 80*

*Liebe Mama!*
Ich halte das Leben nicht mehr aus. Die Fingerspitzen und Füße sind taub geworden, ich habe Dich unendlich lieb. Aber wenn ich jetzt durchgehalten hätte und heimgekommen wäre – ich hätte Dir wieder und wieder nur Sorgen gemacht, Arztunkosten, und das mein ganzes schwaches Leben lang.
Auch Dich, Papa, habe ich lieb, obwohl ich keinen Dialog mit Dir aufnehmen kann; und Dich, Charlotte, trotz allen Neides, und Dich, Marion, die Du mir so weit voraus bist.
Ich hätte so gerne gelebt, aber leider bin ich vorher zerbrochen. Entfremdet bin ich mir, Gott, Euch und allem Lebendigem.
Ich mache keinem mehr einen Vorwurf. Die Welt ist zu hart und ich bin zu schwach, verhärtete Schwachheit, die sich in den letzten Tagen auch körperlich äußert.
Ich halte den ständigen Vergleich mit anderen nicht mehr aus. Ich habe nicht gelernt zu leben, und nun ist es vorbei. Ich will nicht jeden Morgen aufwachen mit dem Gedanken an meinen Tod, das Bild der Wüste und des Meeres.

Ich habe keine Freude, ich fühle nichts, nur Verpflichtung. Das ist eben meine Selbstentfremdung.
Ich kann nicht mehr zusammenhängend denken, und wenn ich denke, dann nur an die Befriedigung meiner Primärbedürfnisse. Unbewußt. Tierisch. Nein.
Die logischen Abläufe funktionieren auch nicht mehr; was ich früher so gut konnte, zuhören, geht nicht mehr.
Ich erzähle, wenn ich rede, immer dieselben fünf Stories aus meinem Leben. Außerdem weiß inzwischen jeder, der mich auch nur zehn Minuten kennt, um meine Familienverhältnisse: Scheidung, Selbstzweifel, Psychiatrie.
Am ärgsten ist mir, daß ich ein Gefühl für das Schweigen verloren habe, wenn es um meine Lieben zu Hause geht – und daher die Angst, es könnte sich jemand aufgrund meiner Erzählungen ein falsches Bild von Schuld machen.
Ich bin so weit entfremdet, daß ich kein Gefühl mehr für das Menschliche im Umgang mit Menschen habe.
Das ist der Grund, weshalb ich nicht mehr kann.
Please, send this book to my parents.

Tatjana P.

Zwei Tage später stand ein junger Polizist vor meiner Haustür.
Haben Sie eine Tochter namens Tatjana, fragte er.
Ja, sagte ich.
Die hat sich in Israel das Leben genommen.
Ich verstand gar nichts. Ich sagte nur ganz ruhig: Nein.
Er sagte: Sie haben mich scheinbar nicht verstanden.
Und ich sagte: Doch, ich habe Sie verstanden, aber es muß ein Irrtum sein.
Er kramte einen Zettel mit der Telefonnummer der Israelischen Botschaft in Bonn aus der Tasche. Ich solle dort anrufen. Dann ging er. Nach einigem Suchen und Weiterverbinden hatte ich einen Mann an der Strippe, der mich um Überweisung von 6000 Mark bat und mir gleichzeitig die Flugnummer des Fluges durchgab, mit dem sie kommen würde, Tatjana, in Einzelteilen, von einer Flugkiste zusammengehalten.
Ich legte den Hörer auf und rief Tatjanas Vater an. Unsere Tochter hat sich in Israel das Leben genommen, sagte ich.

Da sagte er: Wieso, ich hab sie doch zum Flughafen gebracht.
Ich sagte: Sie hat sich trotzdem das Leben genommen.
Dann kam er hierher und erzählte mir unter anderem, daß er bei festlichen Anlässen Seidenunterwäsche trüge. Dann meinte er: Ach, nachdem sie hier die ganze Zeit gelebt hat, ist die weitere Entwicklung der Sache bei dir in guten Händen.

Fünf Tage vor ihrem Tod war Tatjana in Jerusalem 21 Jahre alt geworden.
Wenn man an das Gesetz der seelischen Reifung im Rhythmus von sieben Jahren glaubt, so kann man sagen, daß Tatjanas Seele nur drei Schritte bis zur Vollendung brauchte.
Und ihre Seele war früh vollendet. Zu früh, vielleicht. Durch das Versagen von Menschen, die sich Erwachsene nennen, wurde sie gezwungen, erwachsen zu sein.
Nie werde ich aufhören, mich schuldig zu fühlen.

*Wie leben Sie mit dieser Schuld? Wie haben Sie sie bewältigt?*

Von Bewältigung konnte zunächst keine Rede sein. Zunächst war ich ganz einfach ausgestopft bis oben hin mit Psychopharmaka und emotional gehemmt. Sie können es auch beschützt nennen.
Ich war auch noch viel zu sehr mit der Abwicklung des Todes beschäftigt.
Erst kam die Kiste, dann kam der Obduktionsbericht, in dem bis ins kleinste Detail drinstand, wie zerrissen meine schöne Tochter war. Dann die Entscheidung, daß sie verbrannt werden soll. Also brauchte ich eine Urne. Ich setzte mich mit einem Beerdigungsinstitut in Verbindung und verhandelte mit dem Mann wie über einen Gegenstand; ich setzte einen Text auf für die Trauerkarten, die ich verschickte; ich suchte einen passenden Spruch aus dem Buch des Propheten Jesaja, nach dem das Requiem gestaltet werden sollte. Ich weiß nicht, mit welcher Kraft ich das alles gemacht habe, denn ich war ja eigentlich geistlos.
Beim Requiem saß ich zunächst ganz alleine in der ersten Reihe. Meine Kinder wollten sich unter Tatjanas Schulkameraden mischen. Als letzter kam der Vater der Kinder mit seiner

alten Mutter an der Seite. Sie fädelten sich in die Bank ein, in der ich saß, und meine Schwiegermutter sagte, zu mir gewandt: Herzliches Beileid. Wie zu einer Fremden: Herzliches Beileid. Ich reagierte nicht. Es sank alles in mich ein.
Tatjanas Urne wurde im Familiengrab bei meiner Mutter in Lindau beigesetzt. Ich dachte, sie wäre dort geborgen. Ich hatte auch gar kein Geld, ein eigenes Grab hier am Ort zu kaufen.
Wir fuhren nach Lindau. Es war trostlos. Ich stand mit beiden Kindern und einer Freundin im Regen, ein vertrottelter Pfarrer, der völlig teilnahmslos war, leierte etwas herunter. Wir hatten niemanden mehr. Uns hatten wirklich alle verlassen. Wie die Ratten, die das sinkende Schiff verlassen.
Wenn mir jemand geholfen hat, dann waren das ein paar alte Freunde und ganz fremde Leute, nicht die beiden Männer.
Tatjana hatte mal in einer Boutique gejobbt, die einer liebenswürdigen Dame gehörte; zu der hielt sie immer losen Kontakt. Auf meine Trauerkarte hin hat sie mir einen ganz, ganz warmherzigen Brief geschrieben und mir angeboten, ich könnte stundenweise in ihrem Geschäft arbeiten, wenn meine Töchter in der Schule sind und ich im Haus vor Leid nichts anzufangen weiß. Ein fremder Mensch. Zwei Sätze vielleicht hatte ich vorher mit ihr gewechselt.
Später erfuhr ich, daß diese Frau auch einmal ein Kind verloren hat.
Ich bin hingegangen. Vier Wochen nach Tatjanas Tod. Aufgedunsen und im ewig gleichen Trauergewand stand ich vormittags in der Boutique. Und nachmittags kamen die Nachhilfeschüler.
Ich hätte gerne trauern dürfen, aber ich mußte das Verbliebene am Laufen erhalten, die Kinder versorgen, mir eine berufliche Existenz aufbauen.
Charlotte und Marion waren vierzehn und fünfzehn, als ihre Schwester starb. Sie haben geweint, sie haben weitergemacht, wenn auch mühsam: Sie mußten beide die Klasse wiederholen. Irgendwie waren sie sogar erleichtert, das Problem los zu sein. Die Mutter war schon eins. Und dann die Schwester noch dazu. Jetzt war einfach eines weniger.
Die Mittlere, die jetzt die Älteste ist, die Charlotte, wurde sogar aggressiv gegen mich, wenn ich von Tatjana sprach und um sie

weinte. Sie hatte das Gefühl, daß ich nur noch für eine Tote lebte und ihr nicht genügend Zuwendung und Liebe gab. Sie verweigerte das Essen und auch das Lernen.
Da hab ich alles aufgeschrieben, was ich vor meinen Kindern nicht sagen, nicht weinen durfte. Das Schreiben, Gedichte und Prosa, war und ist auch heute noch mein ganz persönlicher Weg, diesem Verlust zu begegnen. Jedes Gedicht war damals eine ganz eigene, kleine Zielsetzung, ein neuer Einsatz, der mir den Schmerz vor Augen halten und auch tilgen sollte.
Nachts im Traum durfte ich um Tatjana trauern. Ich träumte jede Nacht von ihr. Und immer war es derselbe Traum: Sie kam in einer wunderschönen Landschaft auf einer Vespa daher. Es war eine Phantasielandschaft, die eigentlich meiner Seelenlandschaft entsprach: sanft, hügelig, abwechslungsreich, ohne gleich dramatisch zu werden. Sie hielt vor mir, stieg ab und schaute mich mit einem strahlenden Blick an, der ganz von innen kam – so richtig intensiv und gesund. Sie lächelte und sagte: Du wirst mich wiedergebären.
Dieser Traum kam immer wieder, immer wieder.
Ich kann sie doch nicht mehr ins Leben zurückrufen, habe ich mich gefragt, soll ich denn noch mal ein Kind kriegen? Das ist doch unmöglich. Bis ich endlich begriff, was Tatjana mir im Traum bedeuten wollte: Indem ich mein eigenes, besseres, eigenständigeres Ich zutage fördere, *auf* und *in* die Welt bringe, werde ich sie wiedergebären. *Ich* sollte selbständig, *ich* sollte wie neugeboren werden.
Manchmal kommt es mir so vor, als seien wir beide zu schwach gewesen als einzelne in diesem Leben. Manchmal denke ich, daß es geradezu zwingend war, daß eine von uns durch ihren Tod der anderen jenes Maß an Energie hinterlassen sollte, das gerade ausreicht für ein einziges Menschenleben.
Tatjanas Tod war nicht nur der Blackout eines depressiven Gehirns. Sie hat ihn auch bewußt für sich gewählt.
Sie wußte, daß sie mit dieser Krankheit, die sie auf so grauenhafte Weise von ihren Altersgenossen unterschied, nicht mehr leben wollte. Sie wußte, daß sie einst vor die Frage gestellt werden würde, ob sie es verantworten kann, Kinder in die Welt zu setzen oder nicht. Sie wußte, daß wir, so wie unsere Familienkonstellation damals stand, ihrer Krankheit niemals gewachsen

sein würden. Es war ja auch weit und breit kein Licht zu sehen. Das entsprach auch einer realistischen Einschätzung der Situation.
Sie wollte eine Last von uns nehmen, indem sie sich aus der Welt geschafft hat.
Wenn ich so in ihren letzten Aufzeichnungen lese, habe ich ganz stark den Eindruck, hier hat sich ein junges Leben für ein altes geopfert. Sie ist gestorben, damit ich leben lerne.
Und darin sehe ich jetzt auch einen Auftrag.

Kurze Zeit nach Tatjanas Tod habe ich Professor Becker angerufen, bei dem sie in Behandlung war. Sie war privatversichert, bei ihrem Vater. Und sie sollte ja weiterbehandelt werden, ambulant, nach ihrer Rückkehr.
Ich hab angerufen und ihm die Nachricht gesagt. Meine Tochter hat sich umgebracht, habe ich gesagt. Da war es ganz still am anderen Ende der Leitung. Soll ich Sie mit Ihren beiden Kindern in der Klinik aufnehmen, damit nicht noch was passiert, hat er nach einer langen Pause gefragt.
Ich weiß nicht mehr, was ich darauf geantwortet habe.
Dann hat er mich kommen lassen. Ich saß da und sagte kein Wort, überhaupt nichts. Er muß stundenlang auf mich eingeredet haben, weil ich hinterher feststellte, daß so viel Zeit vergangen war. Mir blieb nur ein Satz in Erinnerung: Ich stelle Sie jederzeit in meiner Forschungsabteilung ein.
Wenige Wochen vor Tatjanas erstem Todestag habe ich meine Stelle in der Forschungsabteilung der Psychiatrischen Klinik angetreten. Dieser 1. August 1981 wird mir immer in Erinnerung bleiben.
Ich betrat die große Halle, nicht als Patientin, nicht als besorgte Mutter einer Wahnsinnigen. Ich war plötzlich zur Handelnden geworden, zur Akteurin hinter den Kulissen der Irrenanstalt.
Zunächst saß ich ziemlich unfähig da und hackte auf einer alten Schreibmaschine herum. Mein Fach war eigentlich die Kunstgeschichte und nicht die Krankengeschichte von Patienten.
Inzwischen darf ich mich Chefsekretärin nennen. Das Wichtigste aber ist der therapeutische Effekt meiner Arbeit in der Klinik. Mit Hilfe dieses äußeren Rahmens, dieses Ziels, wo ich früh um acht Uhr sein konnte, bin ich gegen meine morgendli-

chen Angstzustände angegangen, habe ich mich aus der Depression herausgewurschtelt. Mit Hilfe dieser Tätigkeit habe ich mehr über psychiatrische Krankheitsbilder und Krankheitsverläufe erfahren und einen reflektierenden Abstand dazu gewonnen.

Langsam, langsam habe ich gelernt, mich sowohl von Tatjanas Krankheit als auch von meiner zu distanzieren. Sie zu relativieren. Und beide nicht nur als mein eigenes Verschulden anzusehen.

Ich war und bin wohl schon durch meine depressive Veranlagung das geeignete Objekt für Zugriffe und Übergriffe anderer. Und auch für Schuldzuweisungen. Den ersten Weihnachtsabend nach Tatjanas Tod wollte ihr Vater bei uns verbringen. Jetzt, wo das Kind tot ist, meinte er, sollten wir doch versuchen, alles besser zu machen.

Er brachte auch seine Mutter mit. An diesem Abend sagte er mir, ein wenig angetrunken schon, vor dieser dümmlich lächelnden, fast tauben Oma, die nichts verstand: Du bist schuld an Tatjanas Tod. Ich war zu schwach und fing an zu weinen. Damals war ich noch nicht in der Lage, mich zu wehren, und sich ihm gegenüber wehren, ist Kraftverschwendung.

Erst später habe ich verstanden, daß es ihm nur darum ging, für seine Mutter einen Weihnachtsabend zu gestalten.

Eigentlich besteht mein ganzes Leben aus Verlusten. Aus Traditionsverlusten, aus Kontinuitätsabbrüchen, aus Bindungsverlusten. Und dennoch bin ich bereit zu leben. Mich weiterhin auf dieses Spiel, das man Leben nennt, einzulassen. Mit allen Risiken, die dabei sind.

Existentiell sind wir immer gefährdet.

Charlotte ist über den Tod ihrer Schwester magersüchtig geworden. Immer sind alle gegangen. Der Vater ist weg, der Stiefvater ist gegangen, die Mutter ist ins Krankenhaus gegangen und war kein Mensch mehr, die Schwester ist in den Tod gegangen. Immer sind alle gegangen.

Mein Kind ist tot -
Deine Liebe zu mir erloschen -
plötzlich, wie die Nacht dem Tag folgt.
Das Jahr brennt aus
in glühenden Farben.
Ich bin allein -
trotz der vielen, die mir bleiben.
Mein Herz ist hohl -
die Angst wohnt darin.
Meine Seele ist schwer.
Unser Zelt wird abgebrochen.
Es bleibt nur die leere Feuerstelle
als Narbe zurück.
Do you hear the inner cry?

# Abgegeben

Tränen bringe ich nun dar,
leidschwere Tränen vergieße ich über euch
und jammere aus meines Herzens Tiefe.
Denn wahrlich in einem Meer grausamen Leids
werde ich Unglückliche umhergetrieben,
nun euer Licht untergegangen ist.

*Auf einem Kindergrab in Rom,*
*2. Jh. n. Chr.*

Die Mutter von Veit und Andreas: »Da teilt man sich irgendwann, und dann gibst du diesen Teil weg. Und du stehst da und kommst dir bloß noch halb vor.«

*Katja war 17, als sie von ihrem Freund schwanger wurde, den sie bald darauf verließ. Sie wollte das Kind auf die Welt bringen und es gleich nach der Geburt an andere Eltern abgeben.*
*Am 26. November 1980 kamen Zwillinge, Veit und Andreas, zur Welt. Unter dem Druck einer beherrschenden Mutter, der Verachtung von Arbeitskollegen und Verwandten, zog Katja ihre Entscheidung zur Adoptionsfreigabe im letzten Augenblick zurück. Vier Jahre lang wechselten die Kinder zwischen Mutter und Großmutter hin und her, bis Katja die Zwillingsbrüder ein zweites Mal für eine Adoption zur Verfügung stellte.*
*Seit 21. Dezember 1984 haben Veit und Andreas neue Eltern. Eine Ehe der heute 25jährigen Fremdsprachenkorrespondentin Katja war nach wenigen Monaten im Herbst 1985 geschieden worden. Katja und ihr zukünftiger Mann Herbert, 23, erwarten in diesen Monaten ein neues Kind, auf das sie sich freuen können. Herbert und Katja leben in Bayern.*

*Schätzungen zufolge werden in der Bundesrepublik jährlich rund 6000 Kinder an fremde Eltern zur Adoption vermittelt.*[91]

Ich war so ein Reinfall und unerwünscht dazu. Kurz vor ihrer Scheidung von meinem Vater hatte sich meine Mutter noch mal mit ihm eingelassen, wo es schon aus war.
Nach der Geburt hat sie mich in ein Heim gesteckt. Mit knapp zwei Jahren hat mich meine Tante rausgeholt, eine Schwester von ihr, die jetzt in Spanien lebt. Die hat mich erst wieder zu meiner Mutter gebracht und mich dann nach Spanien mitgenommen; sie war mit einem Arzt verheiratet und hat halt Zeit gehabt.
In den ersten Jahren hat es meine Mutter irgendwie nicht geschafft mit ihren Kindern. Die war immer im Geschäft und mußte Geld ranschaffen. Mein Bruder war drei Jahre bei einer anderen Tante, und meine Schwester war bei meiner Oma. Als ich mit sechs in die Schule sollte, mußte ich aus Spanien zurück. Dann waren wir wieder alle zusammen.
Ach, das war so scheußlich. Mein Bruder war so komisch, meine Schwester war so komisch, meine Mutter habe ich nicht mehr gekannt. Ich wollte sie nicht mehr. Ich wäre so gerne da drunten geblieben, weil es mir da so gut gegangen ist. Meine Tante und mein Onkel, dieser Spanier, haben mich über alles geliebt. Ein rothaariges Mädchen war damals in Spanien noch eine Sensation. Da war so ein schöner Park, ein herrliches Haus und Kinder, die wie Geschwister für mich waren. Ich habe in Null Komma nichts Spanisch gelernt, habe nur noch Spanisch gesprochen, habe meine Mutter vergessen, habe nie mehr nach ihr gefragt. Und wenn ich ihr ein Bild malen sollte mit meiner Unterschrift in Druckbuchstaben dazu, dann hat mich meine Tante direkt darum betteln müssen.
Ich habe meiner Mutter nicht eine Träne nachgeheult.
Und deshalb meine ich, daß die Entscheidung, meine Buben wegzugeben, richtig war. Ich habe ganz genau gewußt, das schaff ich nie mit denen. Ich konnte das auch den Kindern

nicht zumuten, daß sie mich als Mutter haben, so unreif, wie ich damals war. Ich wollte, daß meine Kinder in ein warmes Elternhaus kommen, wo Vater und Mutter da sind, und nicht so ein Verhau ist wie bei mir.
Den Kindern geht's jetzt gut, sagen die vom Jugendamt, die weinen mir keine Träne nach. Keine einzige. Wenn es ihnen irgendwo gutgeht, dann bleiben die da doch gerne. Wie war es denn bei mir? Ich weiß es ja, wie es mir selbst ergangen ist. Sonst wäre ich mir da nicht so sicher gewesen.
Ich hätte sie immer irgendwie kühl behandelt, die Zwillinge; ich hätte sie einfach nie richtig akzeptieren können, weil sie ein Teil von meiner Mutter waren, vier Jahre von ihr geprägt und erzogen, und ein Spiegelbild von mir. Ja, genauso armselig und mickrig und meinungslos wie ich.
Das waren keine Wunschkinder, die waren absolut unerwünscht. Vor allen Dingen, weil sie von diesem Kerl waren, der mehr in der Münchner Unterwelt zu Hause war als anderswo.
Ich habe ihn mit siebzehn kennengelernt. Er war ein Jahr jünger als ich, aber er war wahnsinnig erfahren, in jeder Beziehung. Er war so charmant und hat mir Riesenrosensträuße mitgebracht. Er hat mich behandelt, als wäre ich die Kaiserin von China. Das hat mich halt fasziniert, weil ich ja nie was gekriegt habe, schon als Kind nicht.
Erst sehr viel später habe ich mitgekriegt, daß er mit Sex und Liebe Geld macht. Er ist auf den Schwulenstrich gegangen und hat mit Drogen gehandelt. Und seine Mutter ist eine Prostituierte. Einmal stand ich in seinem Bad und hörte, wie er im Nebenzimmer zu einem Freund gesagt hat: Für einen Fünfziger kannst du sie auch mal haben.
Da bin ich ausgerastet. Da hab ich mit ihm Schluß gemacht. Das hat dem gar nichts ausgemacht, daß ich schwanger war. Im Gegenteil. Er hat sich aufgeplustert und überall herumposaunt: Ich werde Vater.
Ich war sexuell von ihm abhängig geworden und leidenschaftlich wie nie zuvor. Bis ich gemerkt habe, daß ich schwanger war. Dann bin ich erst zum Denken gekommen.
Im vierten Monat habe ich es erst gemerkt, weil meine Regel immer so unregelmäßig kam. Der Frauenarzt hat mich gefragt, ob ich abtreiben lassen will. Das kommt für mich nicht in

Frage, habe ich gesagt, das ist Mord für mich. Und ermorden tu ich niemanden. Was anderes wäre es, wenn ich es zur Adoption freigeben könnte, dann ist es halt bei anderen Eltern. Aber ich habe keinem das Leben genommen.

Als ich vom Frauenarzt zurückkam, bin ich erst einmal in mein Zimmer und habe Rotz und Wasser geheult. Und dann ist sie gekommen, und ich habe es ihr halt gesagt. Das war natürlich die Gelegenheit für meine Mutter, mich wieder ganz klein und ganz abhängig von ihr zu machen. So, hat sie gesagt, jetzt machst du alles, was ich will, dann geht's dir schon gut!

Ich hatte ja immer gemacht, was sie wollte.

Ich war von ihr gepreßt und geprägt, ein Abbild meiner Mutter oder noch besser, das, was sie eigentlich immer sein wollte. Und dafür bin ich dressiert worden: Ich mußte ins Ballett, mußte Klavierunterricht nehmen; ich mußte aufs Gymnasium, obwohl ich das gar nicht so drauf gehabt habe. Aber ich habe mich nie was sagen getraut, weil ich schon immer so ein Duckmäuser war, von Anfang an.

Ich war ihr kleines Töchterchen, ihr Sonnenschein mit braven Affenschaukeln und Faltenrock mit Schottenkaro. Und wenn ich nicht gespurt habe, hat sie mich mit Liebesentzug bestraft. Nein, geschlagen hat sie mich nur selten, sie hat es mehr so auf die Psychotour gemacht. Dann habe ich gedacht, um Gottes willen, jetzt muß ich schauen, daß mich meine Mutter wieder liebt. Und ich habe mich praktisch im Dreck gewälzt vor ihr, daß ich endlich wieder in ihrer Gunst stand.

Sie hat auch immer wieder zu uns Kindern gesagt: Ihr seid schuld, wenn mich mal der Schlag trifft, weil ich mich so aufarbeiten muß wegen euch. Und ich habe mir schon damals geschworen, daß ich das meinen Kindern niemals abverlangen würde, diese Dankbarkeit, was essen zu dürfen, atmen zu dürfen und überhaupt am Leben zu sein.

Als feststand, ich bekomme Zwillinge, war auch meine Mutter der Meinung, daß eine Adoption die beste Lösung wäre. Sie hat mich zum Jugendamt nach Nürnberg gekarrt, dort wurde die Sache geregelt und die erste Unterschrift geleistet. Die zweite fällt nach der Entbindung an. Ich darf sie nicht sehen und gar nichts, hat es geheißen. Eine Woche nach der Geburt werden sie zu den neuen Eltern gebracht.

Bis zum sechsten Monat bin ich noch in die Schule gegangen mit dem dicken Bauch. Klar, daß dort gekichert und getuschelt wurde. Und meine Mutter hat andauernd an mir herumgemekkert, nichts konnte ich ihr recht machen.
Mensch, wirst du fett, hat sie gesagt, nur weil mein Busen etwas voller wurde und sie zeit ihres Lebens immer so zaundürr geblieben war. Die hat halt eine Figur wie ein Mann. Da wächst nichts dran, kein Busen und kein Hintern. Und das Gesicht ist auch nicht besonders weiblich. Jetzt laß halt mal das Madl in Ruh, ist mein Stiefvater dann dazwischengefahren, die ist ja schwanger.
Da hat er mich sogar verteidigt, obwohl er sonst nicht viel von uns gehalten hat. Und meine Mutter war halt immer nur drauf aus, uns still zu halten in seinem Bungalow. Den Stiefvater hatte sie sich geangelt, als ich vierzehn war, weil der Geld hat und weil sie jetzt Tennis und die feine Dame spielen kann. Mein echter Vater war ein ziemlicher Hallodri gewesen. Er hat von Sparen nichts gehalten und von der Treue auch nicht viel. Dem mußte ich dauernd schreiben als Kind und um Unterhalt betteln.
Irgendwann ist dann auch noch dieser Vater von meinen Kindern mit der Pistole vor dem Haus meines Stiefvaters aufgetaucht und hat gedroht, sich umzubringen, mich umzubringen, die Kinder zu entführen, sobald sie da sein würden, wenn ich nicht zu ihm zurückkehre. Das ist ein einsam gelegener Bungalow, zwölf Häuser abseits in der Landschaft drin, in der Nähe von Schwabach, bei Nürnberg. Er kam immer wieder, ist ewig ums Haus geschlichen. Und ich habe mich so schrecklich bedroht gefühlt. Einmal war auch die Polizei da, doch die konnte nichts machen, bis nicht wirklich etwas passiert war. Ich fühlte mich so einsam mit diesen beiden Kindern im Bauch. Ich habe mich gefühlt, als hätte ich eine unsichtbare Schlinge um den Hals.
Am 4. Dezember 1980, an meinem 18. Geburtstag, sollten die Kinder auf die Welt kommen. Im August mußten sie mich mit fürchterlichen Angstzuständen und einem Puls von 200 ins Krankenhaus einliefern. Vor lauter Panik hatten auch schon die Wehen eingesetzt. Drei Tage und drei Nächte war ich zuvor im Bett gesessen mit Herzrasen und ohne Luft zu kriegen. Ab da bin ich durchgedreht. Mir war das alles zu viel geworden.

Sie haben mich mit Valium stillgestellt, bis die Kinder kamen. Ich bin im Krankenhaus über meinen langen Bademantel gestolpert und ein paar Treppen runtergefallen. Da war mein Bauch noch zerrissener als er ohnehin schon war. Dann haben sie mich ins Zimmer reingebracht und die Wehen sind losgegangen.

Die Kinder sind am 26. November gekommen, nach neun Stunden Wehen. Sie haben sich wohl gewehrt, auf diese Welt zu kommen. Sie wurden mit einem Kaiserschnitt geholt und sofort weggebracht in die Brutkästen.

Ich hörte noch, daß es zwei Buben sind.

Ich habe immer auf ein Gefühl der Erleichterung gewartet, doch es war nur diese unendliche Leere. Es war, als hätte jemand in der Nacht mein ganzes Zimmer ausgeraubt. Ich lag da wie ein Brett, tagelang, wollte nichts essen, wollte nicht mehr aufstehen. Sie haben mich über einen Tropf ernährt, damit ich am Leben blieb. Ich hätte auch darauf verzichtet.

Wenn Besuch kam, habe ich immer Angst gehabt, die Bettdecke hochgezogen und gezittert wie Espenlaub, die reine Panik. Am dritten Tag stand die Frau vom Jugendamt im Zimmer wegen der zweiten Unterschrift für die Adoption. Und dann hat sie sie halt von mir gekriegt. Wie im Traum habe ich meinen Servus unter diesen Wisch gesetzt. Als sie dann wieder draußen war, habe ich mich zurückgelehnt und mir gewünscht zu sterben. Es war ja sowieso alles egal. Ich habe gedacht, mit den Kindern schaffe ich es nicht und ohne die Kinder schaffe ich es vielleicht auch nicht.

Doch dann ging's erst richtig los: Eine Woche später kam meine Schwester und erzählte, daß meine Mutter zu Hause sitzt und nur mehr heult, weil sie die Kinder schon gesehen hat und ich sie weggeben will. Und dann kam meine Cousine und sagte, wie kannst du das nur machen, sie einfach wegzugeben, das ist doch herzlos und brutal. Und dann ist mein Stiefvater dahergekommen und hat gesagt, wenn du die Kinder hergibst, dann schmeiß ich dich raus, dann brauchst du erst gar nicht mehr heimzukommen.

Ich war nicht fähig, klar irgend etwas zu entscheiden, vollgestopft mit Mitteln wie ich war. Und da kommen alle geballt auf mich zu und sagen, du bist doch verrückt, das bereust du noch,

die sind so nett und so süß, und zwei Buben sind's, zwei goldige, die kannst du doch nicht so einfach hergeben.
Da ist bei mir eine Sicherung durchgebrannt, und ich habe gedacht, wenn die alle mich nachher nicht mehr lieben, dann behalte ich die Kinder lieber, dann lieben sie mich wieder.
Die Frau vom Jugendamt hat gemeint, sie muß unsere Entscheidung respektieren. Die Eltern hätten sich zwar sehr auf die Kinder gefreut, sie schon gesehen, ihnen bereits Namen gegeben, aber es seien ja letztlich immer noch meine Kinder.
Nach zwei Wochen haben sie mich im Rollstuhl runtergefahren zu den Brutkästen. Da habe ich sie zum ersten Mal gesehen. Dieser erste Blick war so entsetzlich, die zwei kleinen verschrumpelten Wesen im Brutkasten, so hilflos wie die waren. Ich hatte weniger Mitleid als Angst vor ihnen. Und ich habe gedacht, um Gottes willen, die sind so schwach und ich bin so schwach, wie soll ich das schaffen? Ich kenn die doch gar nicht, wie soll ich die jemals lieben lernen?
Das Schlimmste war, daß sie schon Namen hatten. Nicht von mir, nicht von meiner Mutter, sondern von jemandem, den ich überhaupt nicht kannte. Veit und Andreas haben die sie genannt. Dann sollen sie die Namen auch behalten, hab ich mir gesagt, ich hatte mir sowieso keine Namen ausgedacht, weil ich ja dachte, daß sie wegkommen.
Zwei Monate wurden sie da drinnen aufgepäppelt, und dann saß ich halt da mit den zwei Kindern. Als sie noch in der Klinik waren, hatte mich meine Mutter nach der Schule jeden Tag nach Nürnberg kutschiert, damit ich die Babys sehe und mit der Flasche füttern sollte. Das war jeden Tag eine Vernichtung und eine Niederlage. Wie soll ich das bloß machen mit den beiden, ich war doch selbst noch ein Kind.
Meine Mutter hat bald kapiert, daß ich es nicht schaffen würde. Und da hat sie mich erst recht niedergetreten und niedergemacht. Ich habe alles gemacht, was meine Mutter von mir verlangt hat, so willenlos und so geschwächt war ich. Sie hat sich geradezu geaalt in meiner Unfähigkeit, hat gemeint, ich solle wenigstens die Schule fertig machen, wenn ich schon nicht zu etwas anderem fähig sei. Sie war ja froh, mich unter ihrer Fuchtel zu halten und meine Kinder noch dazu.
Ich bin dann vorzeitig vom Gymnasium abgegangen auf eine

Sprachenschule in Nürnberg. Dort wollte ich wenigstens einen Abschluß machen.
Und wenn ich nach Hause kam, war das immer der Horror. Mein Selbstbewußtsein war unter Null. Die haben mir das Leben zur Hölle gemacht. Meine Mutter und mein Stiefvater haben gesagt, sie behalten die Kinder so lange, bis ich es selber schaffe. Gleichzeitig aber haben sie mich dermaßen zur Minna gemacht, daß ich mir überhaupt nichts zutraute. Mein Stiefvater hat gesagt, mit dem Vater und der Mutter sind die Kinder sowieso geschlagen. Und meine Mutter hat mir immer wieder ins Gesicht geschrien, daß ich nichts tauge und daß ich als Mutter eine Versagerin sei. Und die Kinder haben gebrüllt und ich habe zurückgeplärrt, jetzt hört doch bitte endlich auf.
Das war so schlimm. Auch den Kindern gegenüber. Wie oft habe ich den lieben Gott um Verzeihung gebeten, daß ich die Kinder so anfahre, daß ich so wenig Geduld mit ihnen habe. Aber ich stand ständig unter Angst, wenn die mal zu laut oder lebhaft waren. Gerade meinem Stiefvater gegenüber. Ich habe ja gewußt, der hat mich in der Hand, der braucht bloß Schnipp zu machen, dann flieg ich und die mit.
Veit und Andreas haben nie Mama zu mir gesagt. Ich war die Katja und meine Mutter die »Mama«. Als sie drei Jahre alt waren und schon ein wenig reden konnten, haben sie immer gesagt, Katja weint und Katja hat Kopfweh und Katja ist traurig. Und dann ist der Veit gekommen, hat mir mit seinem Patschhändchen übers Gesicht gestreichelt und hat gesagt, Katja, nicht weinen. Manchmal hat er auch »Mama« gesagt, das ist ihm so rausgerutscht. Das war so lieb. Und dann habe ich erst recht heulen müssen, weil ich gedacht habe, wenn der kleine Spatz ahnen würde, welche Probleme ich habe, wie gerne ich ihn hätte, wenn ich das alles besser schaffen würde.
Den Veit habe ich noch eher akzeptieren können, der hatte rote Haare und grüne Augen, Sommersprossen und eine helle Haut, so wie ich halt. Er war ein wonniges Kind, ein pausbäckiger, knubbeliger Kerl mit einem freundlichen Gesicht. Ganz anders der Andreas. Der schaute immer so verkniffen aus seinen blauen kalten Augen. Er war seinem Vater heruntergerissen ähnlich: die schwarzen Spaghettifransen, die braune Haut und

auch so dieses Hinterfotzige von ihm. Ich habe ihn manchmal direkt dafür gehaßt.

Im Sommer 1983 war ich mit meiner Ausbildung fertig, im November fing ich in einem Nürnberger Reisebüro an. In dieser Zeit begannen wieder diese panikartigen Angstzustände, die Beklemmungsgefühle, das Herzrasen. Meine Mutter hat immer gemeint, ich mach bloß Theater, weil ich die Kinder nicht mehr haben will.

Mit einem Rest von Energie habe ich mich zusammengerappelt und mir in Schwabach eine Wohnung gesucht. Ich mußte da raus aus dieser Irrenanstalt, so ist mir das vorgekommen. Erst hat mir meine Mutter die Kinder jedes Wochenende hergefahren, im Urlaub und an jedem freien Tag, dann ist sie auch am Abend nach der Arbeit mit ihnen gekommen, damit ich sie über Nacht behalte.

Ich saß gerädert im Bett und bin bei jedem Mucks hochgeschossen, wie elektrisiert. Was sollte ich mit den Kindern machen, wenn mir jetzt etwas passiert, wenn ich ausfalle, ausraste. Ich habe gedacht, ich werde wahnsinnig, bin nächtelang wie ein Tiger im Käfig in dieser Wohnung herumgegangen, habe keine Luft gekriegt, habe Geräusche gehört, die gar nicht da waren, habe den Vater meiner Kinder schon vor der Tür auftauchen sehen mit der Pistole. Ich darf nur nicht aufgeben, war mein ständiger Gedanke, denn was ist dann?

Und am nächsten Tag bin ich dann wieder vor dem Schalter gehockt und habe den Leuten irgendeinen Urlaub verkauft.

Ich war vollgepumpt bis oben hin mit Baldrian und anderen Beruhigungsmitteln. Ich konnte gar nicht mehr ohne sie sein.

Ich glaube, meine Mutter hat in dieser Zeit ihren ganzen lebenslangen Haß mir gegenüber, uns Kindern gegenüber, ihrer Mutter gegenüber, unserem Vater gegenüber ausgelebt. Immer, wenn sie mir die Kinder gebracht hat, haben sie erst einmal geschrien wie am Spieß. Und sie hat sich gebadet in diesem Weinen. Da, schau, wie sie mich mögen, hat sie gesagt, und ist noch ewig rumgestanden.

So geh halt endlich, habe ich sie dann angefleht, und laß sie nicht noch länger plärren.

Die hat mich so kaputtgemacht. Ich hätte sie am liebsten umgebracht. Ich hatte auch so Angst vor ihr. Weil sie die Starke war, und ich war nichts.

In dieser Zeit habe ich auch eine Gesprächspsychotherapie begonnen bei einem Psychotherapeuten. Das hat mir zwar nicht die Angst genommen, aber es hat mich doch ein Stück weitergebracht in meiner persönlichen Entwicklung. Ich konnte wenigstens mit jemandem reden, der mich nicht gleich in den Boden gestampft hat.
Die Kinder standen inzwischen kurz vor ihrem vierten Geburtstag, sie waren auch nicht mehr die bequemen Winzlinge, die süßen Babys, die nur an den Augen der Mutter hängen. Die haben auch schon mal was angestellt, wie Buben halt sind, die hatten auch ihre eigene Meinung. Da war's bei meiner Mutter vorbei, das war ihr zu anstrengend. An einem Freitagabend im November 1984 stand sie mit den Kindern vor der Tür und hat gesagt, so, jetzt hast du deine Bälger, jetzt kannst *du* dich damit rumschlagen. Jetzt siehst du mal, was ich mit euch mitgemacht habe.
Ich bat sie, mir vier Wochen Zeit zu geben, bis ich die Sache mit der Adoption über die Bühne gebracht habe. Ich wollte sie einfach nicht, ich habe sie nie gewollt, weil ich nur Angst gehabt habe, weil sie mir nur die Luft genommen haben. Ich habe gedacht, bevor die Kinder einen seelischen Knacks kriegen, den sie ohnehin schon hatten, weil sie immer hin und her gezerrt worden waren, gebe ich sie zur Adoption frei. Und jetzt endgültig, für immer.
Ich bin alleine zum Jugendamt gefahren und habe gesagt, ich gebe die Kinder frei. Die Frau vom Jugendamt hat stundenlang mit mir geredet, hat mich verstanden, hat mich gestützt.
Am 21. Dezember 1984 sind sie gegangen. Die letzte Woche haben sie noch bei meiner Mutter verbracht, weil die sie mir nicht mehr lassen wollte die letzten Tage.
Wie ich später hörte, sollen sie gesagt haben, ja, einen neuen Papa wollen sie schon, aber keine neue Mama unbedingt. Die waren ja genauso magnetisch an meine Mutter gefesselt wie ich. Und dann haben sie mit der neuen Mama und dem Papa im Auto wegfahren dürfen.
Ich habe meine Adresse beim Jugendamt hinterlegt für den Fall, daß sie mich irgendwann einmal sehen wollen. Vielleicht werden sie einmal neugierig und fragen, wer ihre Mutter war. Vielleicht möchten sie irgendwann auch mal begreifen, warum ich sie zur Adoption freigegeben habe.

Wenn ich ganz ehrlich bin, hoffe ich das schon, im hintersten Winkel, daß ich sie eines Tages sehe.
Am Anfang habe ich jeden Tag beim Jugendamt angerufen und gefragt, wie es ihnen geht. Sie haben sich gut eingewöhnt, hieß es. Sie haben endlich richtig reden gelernt und sind in wenigen Wochen in die Höhe geschossen. Sie haben auch im Kindergarten Anschluß gefunden. Das hat mir gutgetan.
Wir haben alle geglaubt, das wird jetzt besser mit mir, wenn die Kinder weg sind. Momentan ist es auch besser geworden, aber dann ist es echt bergab gegangen. Dann kamen die Alpträume, daß ich die Kinder unbedingt finden muß. Ein halbes Jahr lang habe ich jede Nacht geträumt, daß der Veit mich sucht und daß er schreit, Mama, wo bist du denn? Mit diesem Mama-wo-bist-du-denn bin ich dann jedesmal wach geworden. Den Andreas wollte ich nicht haben, der ist auch nie direkt in meinen Träumen aufgetaucht. Der ist immer irgendwo in einer Ecke gehockt, hat mich aus seinen großen kalten Augen angesehen und geschwiegen.
Eine Zeitlang habe ich ewig die Frau vom Jugendamt gelöchert, daß sie mir Fotos von den Kindern bringt. Sie hat mich immer auf später vertröstet mit irgendeiner Ausrede. Sie hat wohl gemerkt, daß ich am Ausflippen war. Hinzu kam, daß mir eine Freundin gesteckt hatte, sie wüßte, wo die neue Mutter von meinen Kindern wohnt. Sie hat sich nicht sehr deutlich ausgelassen, aber irgendwo bei Augsburg sollen die Kinder jetzt sein. Das hat mir wahnsinnig wehgetan.
Ich bin zu der Frau vom Jugendamt gerannt und habe gesagt, so sagen Sie mir's bitte doch. Wenn andere wissen, wo sie wohnen, darf ich es doch erst recht wissen, als Mutter. Dann bin ich aufs Einwohnermeldeamt und habe gesagt, ich brauche für irgendwelche Unterlagen eine Kopie von der Abmeldung meiner Kinder. Ich habe den Wisch bekommen. Nur die Anmeldung, die da gleichzeitig draufsteht, war vor dem Kopieren abgedeckt worden.
Nachdem die Buben weg waren, hat mich meine Mutter ständig angerufen und gesagt, was fällt dir eigentlich ein, daß du dich nicht mehr bei mir meldest? Jetzt hatte sie ja kein Druckmittel mehr gegen mich in der Hand, jetzt konnte sie mich nicht mehr mit den Kindern erpressen. Du hast deine Kinder sowieso wie

Müll weggeschmissen, du bist derselbe Nichtsnutz wie dein Vater, hat sie mir vorgeworfen. Zum ersten Mal habe ich dann einfach eingehängt.

Wie oft habe ich mir gewünscht, endlich von dieser Frau loszukommen. Daß sie mich endlich nicht mehr in ihren Bann ziehen kann. Und daß ich nicht immer so klein werde neben ihr.

Gestiegen in ihrer Achtung bin ich erst wieder, als ich ein halbes Jahr später, im Mai 1985, einen Diplomingenieur aus Schwabach geheiratet habe. Das war der nächste Fehler. Ohne daß ich was gemerkt habe, hat der mich unter den Pantoffel gedrückt, wie meine Mutter das gemacht hat. Das war ein Computerfreak, ein verzogener und intellektueller Typ, der in mir nur die hübsche Hülle gesehen hat und mehr nicht. Daß ich wahnsinnige Ängste hatte jede Nacht, wollte er nicht wahrhaben. Ich sollte sein Dekorationsstück sein in seiner makellosen Wohnung und immer schön brav im Eckchen sitzen. Was nicht logisch war, hat einfach nicht für ihn gegolten. Und die Angst ist nicht logisch. Und diese Hölle einer verletzten Seele kann man nicht durch einen Knopfdruck abstellen. Spinn dich aus, hat er gesagt, dann wird's schon besser. Er hat mich irgendwie entmündigt.

Für viele war ich eine Rabenmutter. Einige haben mich das richtig spüren lassen, vor allem im Büro. Dort habe ich es dem Personalchef gesagt, weil die Lohnsteuerkarte geändert werden mußte. Und über die Chefsekretärin ist das dann in Windeseile im ganzen Betrieb rumgegangen.

Da sieht man's mal wieder, wie kann man bloß so herzlos sein, haben sie gesagt. Ja, heiraten kann sie, jetzt, wo die Kinder weg sind, und es sich gutgehen lassen, aber die Kinder waren ihr wohl im Weg. Niemand hat gesagt und sich gefragt, warum ich nicht abgetrieben habe, warum ich diesen Kindern ein Leben, ein menschenwürdiges Leben bei guten Eltern ermöglichen wollte. Das hat niemand gesagt.

Ich war einfach unten durch.

Ich war auch mit meinen Nerven am Ende. Die Fahrten, jeden Tag im Eilzug von Schwabach nach Nürnberg, die waren ein Horrortrip. Ich stand immer unter Spannung und unter irgendeinem Tranquilizer. Ich war so zu, ich hab so viele Tabletten in mich reingedonnert, damit ich diese Fahrten übersteh. Ich habe mich von Bahnstation zu Bahnstation gerettet, jedesmal startbereit, an der Tür, damit ich rauskomme, wenn ich raus muß. Ich habe mir auch immer überlegt, ob vielleicht ein Arzt in Bahnhofsnähe ist, der mir helfen kann, wenn ich keine Luft bekomme. Ich habe immer gedacht, jetzt bin ich eingeengt. Einmal bin ich ohnmächtig geworden vor lauter Angst, daß ich hier nicht mehr rauskomme. Dann bin ich halt dagelegen. Dann haben sie mich mit dem Sanka am Nürnberger Bahnhof abgeholt.

Im Büro war ich auch mehr weg als da. Wenn irgendeiner daherkam und noch ein Telex von mir wollte, habe ich mich so bedroht gefühlt, als ginge es mir an die Gurgel. Oft habe ich auf die Uhr geschaut und bin erschrocken, weil es immer noch nicht fünf Uhr war. Ich habe gedacht, die Zeit bringt mich um. Nicht ich habe die Zeit totgeschlagen, sie hat mich zusammengequetscht. So viel Zeit noch vor mir, und so viel Zeit hinter mir. Und ich komm nie mehr raus aus diesem Laden.

Im Juli 1985 wurde ich krankgeschrieben. Depressive Neurose und Angstneurose, hieß es.

Der Hausarzt hat mir »Limbatril« gegeben und hat gesagt, ich soll mal fünf grade sein lassen. Der Psychotherapeut hat gesagt, ich muß endlich die ganzen Tabletten wegwerfen und auf eigenen Beinen stehen.

Das habe ich dann auch gemacht, da wurde es erst recht schlimm. Ich war allein zu Hause, als plötzlich alle Wände im Wohnzimmer auf mich zugelaufen kamen. Und der Fensterstock ist mir entgegengekommen, daß ich gemeint habe, mich zieht's jetzt raus. Ich habe mich festhalten müssen, damit ich nicht da rausgesprungen bin.

Den Notarzt kannte ich schon, der war Dauergast bei uns. Der kam und gab mir immer eine Spritze, wenn es wieder mal soweit war. Lange machst du das nicht mehr, habe ich gedacht, dann legst du dich in die Badewanne und schmeißt den Fön da rein.

Einmal war ich in der Fußgängerzone in Nürnberg. Mein Mann hatte mich dorthin mitgenommen, ich sollte ein bißchen bummeln gehen, bis er seine Besorgungen erledigt hatte. Ich stand vor einer Apotheke. Und dann ist plötzlich alles so orange geworden. Ich habe mir gedacht, ich bin ganz allein, obwohl so

viele Leute um mich waren. Ich habe nach Luft gerungen, bin in die Apotheke reingewankt, die haben mich gepackt und zum Hautarzt über ihnen gebracht. Der muß gemeint haben, es ist ein Allergie-Schock, und hat mir gleich eine Wahnsinnsladung Cortison gespritzt. Dann war ich erst recht weg.
Irgendwann bin ich im Krankenhaus aufgewacht. Dort haben sie mich drei Wochen behalten, im Grunde wußten die auch nicht, wohin mit mir. Da haben sie halt gesagt, ich muß in die Psychiatrische Klinik nach Erlangen, für ein Jahr zunächst.
Für mich war das Leben sowieso gelaufen, mir wäre das auch recht gewesen, damals, ich konnte mich gegen nichts mehr wehren. Und mein Mann war ohnehin der Meinung, daß ich spinne und daß ich dort für einige Zeit gut aufgehoben sei.
Nur meine Mutter war dagegen. Als die gehört hat, ich komme in die Klapsmühle, ist sie wieder in Aktion getreten und hat mir einen Termin bei einem renommierten Psychiatrie-Professor in München verschafft. Das wollte sie dann doch nicht, eine Tochter in der Psychiatrischen.
Sie hat mich zu dem Professor hingefahren. Und wenn ich ihr für etwas dankbar sein kann, dann für das. Ich stand ja schon mit einem Bein im Arbeitsamt, weil mir mein Chef mit Kündigung gedroht hatte. Sie schaffen das, sagte der Professor, und ich wußte nicht, woher er diese Sicherheit nahm. Er war überhaupt mehr ein gütiger Engel als so ein trockener Herr Professor. In vielen Gesprächen hat er mir Mut gemacht, weiterzuleben und weiterzukämpfen. Er gab mir auch Antidepressiva. Anfangs wollte ich das Zeug nicht nehmen, ich hatte eine solche Angst davor. Doch nach einigen Wochen ging es aufwärts mit mir, bekam ich wieder sicheren Boden unter den Füßen.
Ich glaube, das waren diese Pillen: Ich habe geträumt, geträumt und noch mal geträumt. Ich war eine richtige Traummaschine. Ich habe meine ganze Kindheit nochmals an mir vorbeiziehen sehen, habe jede Nacht meine Mutter niedergemacht im Traum, habe ihr alles zurückgegeben, was sie mir angetan hatte. Ich habe auch von den Kindern geträumt. Aber irgendwie waren das keine Träume, die mich vernichtet haben; mehr so Arbeitsträume waren das. Ich bin im Traum erwachsen geworden.
Daß ich nach wenigen Monaten, im September 1985, meine Ehe an den Nagel gehängt habe, mußte ja so kommen. Das war

die Folge daraus. Ich war nicht mehr das hilflose Wesen, das mein Mann gebraucht hätte, und wollte es auch nicht mehr sein.
Seit meiner Scheidung habe ich nie mehr etwas von meiner Mutter gehört, außer im letzten Jahr, an meinem 25. Geburtstag. Da waren wir alle nach Spanien zur Beerdigung meiner Oma gefahren. Die ist dort von meiner Tante in den letzten Jahren gepflegt und dann begraben worden. Da haben wir uns wohl oder übel gesehen. Sie hat mich bloß giftig angeschaut und ist weitergegangen. Und ich habe giftig zurückgeschaut. Das war das Beste. Mein Stiefvater hat auch so getan, als ob ich nicht existieren würde und hat so richtig auf mich und meinen Herbert herabgeschaut. Herbert ist mein Freund, wir werden jetzt heiraten. Und das wollen die natürlich überhaupt nicht verstehen, wie ich von einem Diplomingenieur auf einen einfachen Maurer herabsinken kann. Der noch dazu fast zwei Jahre jünger ist als ich.
Wir sind beide nicht vom Schicksal verwöhnt worden. Vielleicht verstehen wir uns gerade deshalb so gut. Aber mir wurde ja immer eingetrichtert, daß ich was Besseres haben, irgendso ein hohes Tier heiraten muß.
Meine Mutter ist für mich bei lebendigem Leib gestorben. Die braucht sich bei mir nie mehr blicken lassen.
Wenn die erfährt, daß ich von Herbert schwanger bin, im September soll mein Kind kommen, dann kriegt die einen Herzkasperl.
Ich hätte nie gedacht, daß ich mich nochmals für ein Kind entscheiden könnte, aus Liebe und aus einem freien Entschluß heraus. Ich hätte auch nie geglaubt, daß man sich so auf ein Kind freuen kann. Seit die beiden Buben weg waren, habe ich immer gesagt, ich pack das nicht, ich bin dazu nicht geschaffen.
Ich hatte sogar schon den Termin für eine Sterilisation, damit ein für alle Male Ruhe ist. Gleichzeitig wollte ich auch meine Bauchdecke straffen lassen, weil mein Bauch bis zum Busen rauf wie ein Schlachtfeld aussieht, so zerrissen und zerknittert. Wenn ich im Spiegel meinen Bauch gesehen habe, habe ich mir immer eingebildet, das also soll die Wohnung von meinen Kindern gewesen sein. Das sieht richtig ekelhaft aus, wenn der Bauch so rumschwabbelt und so leer ist. Und da habe ich

immer gedacht, mein Gott, da waren die mal drin. Und das wollte ich endgültig alles glätten.
Dann habe ich den Herbert kennengelernt im vorigen Jahr. Wir wohnten gerade drei Wochen zusammen und ich hätte wieder mit der Pille anfangen müssen. Eines Abends sage ich, du liebe Güte, ich muß ja noch meine Pille schlucken. Und dann hat er so geschaut und gesagt, mußt du das unbedingt machen? Dann hab ich gesagt, wieso? Und dann hat er gemeint, spar dir doch das Geld, nimm sie nicht mehr.
Ein Schlag und patsch, dann bin ich ganz high gewesen und habe gedacht, das gibt's doch nicht, der will ein Kind von mir, obwohl er weiß, daß ich zwei weggegeben hab. Und der setzt eine Hoffnung in mich. Da habe ich selbst mein Vertrauen wiedergefunden, daß ich endlich alles überwinden kann, daß ich doch nicht versage als Mutter. Und in dieser Nacht haben wir uns ein Kind gemacht. Das war einfach so schön und das war einfach wunderbar. Und es hat auch gleich hingehauen.
Ich hoffe so sehr, daß dieses Kind das alles wieder heilt und kittet, was in mir zerbrochen ist. Und vor allem, daß das Loch wieder gefüllt wird, das die beiden Buben hinterlassen haben. Da drinnen ist schon ein gewaltiges Loch. Da teilt man sich irgendwann, und dann gibst du diesen Teil weg. Und du stehst da und kommst dir bloß noch halb vor. Das ist auch so ein Wiedergutmachungsversuch, an mir und an meinen verlorenen Kindern. Was ich damals nicht habe genießen dürfen oder können, das genieße ich halt jetzt. Aber wirklich in vollen Zügen. Das macht so Spaß, das baut mich auf.
Das erste Mal stand ich alleine da und keiner freute sich. Jetzt freut sich jemand mit mir. Jetzt wird der Bauch jeden Tag begutachtet und abgehorcht. Da legt der Herbert immer sein Ohr auf meinen Bauch und horcht, ob er schon was hört. Das ist so schön. Oder er schaut, wie dick er schon ist. Er geht auch mit zum Frauenarzt und zum Ultraschall, Bilder anschauen. Dann sagt er immer, sein kleiner Flitzebogen, weil es so rumhüpft. Und da fühle ich mich so richtig geborgen.

# Mit Gewalt in den Tod

Nicht sah der unglückliche Vater, nicht die Mutter mich die bräutliche Kammer betreten, sondern zuvor kam ich nächtens in der Stadt bei traurigem Streit durch die Hand eines verhaßten Mannes zu Tode. Mit fünfundzwanzig Jahren wohne ich nun inmitten der Geweihten, ohne auch nur den Eltern den schuldigen Dank abgestattet zu haben.

*Auf einem Kindergrab in Thyrrheion,*
*2. Jh. v. Chr.*

Christianes Mutter: »Manchmal bin ich dankbar für Tränen. Und ich beginne jetzt, farbigere Sachen anzuziehen.«

*Drei Jahre bevor die 27jährige Studentin Christiane auf einer nächtlichen Taxifahrt ermordet wurde, hatte sie mit Eltern und Freunden ihre Wiedergeburt gefeiert: Zwölf Jahre lang hatte sie sich im Abgrund des Rauschgifts und später des Alkohols befunden.*
*Seit Christianes 14. Lebensjahr hatte Margarete, ihre Mutter, einen leidvollen Kampf gegen die Sucht ihres Kindes geführt und schließlich gewonnen.*
*Mit 23 Jahren machte Christiane ihr Abitur, machte sich auf zu einem neuen Leben. Das wurde ihr, drei Jahre später, am 22. Mai 1986, von einem Mörder genommen.*
*Christianes Eltern, Margarete, 58, und Bernd, 64, leben in einer süddeutschen Kleinstadt. Sie haben noch eine 26jährige Tochter.*

*Im Jahr 1985 gab es in der Bundesrepublik insgesamt 2778 Fälle von Mord und Totschlag.[92] Dazu zählen 268 Kinder und junge Erwachsene bis zu 30 Jahren, die Opfer einer Gewalttat wurden.*

**Ich hatte eigentlich schon immer Tagebuch geführt, seit sie geboren wurde.**

*Liebe Christiane!*
Wenn wir heute beginnen, Deinen Lebensweg von allem Anfang an mit seinen freudigen, aber auch ernsten Erlebnissen festzuhalten, so geschieht das in der Hoffnung, daß Du in späteren Jahren – hoffentlich gern – mal ab und zu dieses Büchlein zur Hand nimmst, um über die Zeiten nachzulesen, die Du selbst noch nicht bewußt, aber doch als kleine Hauptperson erlebtest.
»Ich möchte Weihnachten schon auf der Welt sein« hattest Du wohl bei Dir beschlossen, und so machtest Du Dich am 20. Dezember auf die Reise, um als selbständiges kleines Menschlein Deinen Lebensweg anzutreten. Du hattest es offenbar recht eilig, auf die wunderliche Welt zu kommen! Denn wir hatten Dich erst Anfang Januar erwartet und waren völlig überrascht, als Du Deine Ankunft am 20. 12. 1958 um 4 Uhr nachts ankündigtest.
Wie sehr haben wir uns auf Dich gefreut! In spannender Erwartung warst Du oftmals der Mittelpunkt unseres Gespräches. Und dennoch konnten wir uns kein rechtes Bild machen, wie alles sein würde, wenn Du erst richtig da bist.
Daß Du als »Martin« erwartet wurdest – denn alle Leute und ich selbst auch prophezeiten uns einen Buben, weil es mir so gut ging und ich so blühend aussah –, braucht Dich nicht zu betrüben. Denn über ein so liebes kleines Töchterlein freuten wir uns ganz genauso sehr.
Du wogst 2750 Gramm und erschienst mir so klein, daß ich ängstlich fragte, ob Du überhaupt lebensfähig seiest. Da wurde ich beinahe ausgelacht! Mit viel Vergnügen nahm ich Dich in meine Arme, als die Hebamme Dich eingepackt hatte, und bewunderte Dich und freute mich über Deinen tüchtigen schwarzen Haarschopf. Ich hatte auch

den Eindruck, Du sähest aus bestimmter Perspektive meinem toten Bruder Günter ähnlich, was mich besonders erfreute.
Vati sah Dich noch nicht am ersten Tag, da Du zu seiner Besuchszeit gerade im Kinderzimmer verstaut warst. Aber zu mir kamst Du am ersten Abend noch mal. Da hatten wir zwei ganz allein das erste Erlebnis: Ich entdeckte, während Du in meinem Arm lagst, daß Du ganz unbewußt Deine Händchen gefaltet hattest! Und so konnten wir schon gemeinsam zum lieben Gott beten, daß er Dich auf Deinem Lebensweg behüten und beschützen möge, und daß ein guter und froher Mensch aus Dir werde, zu Deinem und anderer Menschen Freude und Segen.

Sie war ein echtes Christkind für uns, und deshalb dachten wir auch, sie müßte eigentlich Christiane heißen. Zwar gab es damals ziemlich viele Christianes, und mein Mann meinte: Was ist, wenn sie dann nicht so christlich wird? Nach einiger Überlegung einigten wir uns doch auf diesen Namen.
Ich war eine richtig glückliche Mutter.

*5. 1. 1960*

Vor vierzehn Tagen feierten wir Deinen ersten Geburtstag. Du bekamst ein süßes Kleidchen, in dem Du wirklich ein richtiges kleines Mädchen bist. Sonst hast Du fast nur lange Cordhosen an, rot und mit zwei runden Gesichtern als Knieschoner. Sie sehen auch reizend aus, Du bist darin ein richtiger Lausbub. Gut, daß Deine Haare allmählich länger werden. Auch Fremde sprechen Dich jetzt immer als Mädchen an – das war im Herbst noch nicht so!

Christiane wurde ein echter Wildfang, vorwitzig, eigentlich ein verlorengegangener Lausbub. Sie war neugierig und abenteuerlustig und machte sich manchmal förmlich einen Spaß daraus, wegzurennen und sich irgendwo zu verstecken.
Das waren Welten zwischen Christiane und ihrer Schwester Marianne, die zwei Jahre später zur Welt gekommen war: Marianne, so ein richtiges Kuschelmenschlein, ein Liebhabemensch - und Christiane, der quirlige Hansdampf in allen Gassen, dem ich zutraute, daß er später beruflich etwas ganz Tolles leisten würde. Christiane konnte malen, produzierte ganze Stapel von Bildern, konnte musizieren, sich darstellen.

Christiane war das begabte, das fröhliche, wenn auch ungemein anspruchsvolle Kind. Von klein auf eine eigenständige Persönlichkeit. Marianne hingegen war die Ängstliche, die Stille, die voll unter dem Pantoffel ihrer Schwester stand.

*29. 9. 1962*

Während der Mittagsstunde hast Du Marianne sämtliche Haare (und Locken) abgeschnitten – mit der Nagelschere!! Marianne sieht schrecklich aus. War es eine Tat aus Eifersucht? Marianne hatte ich in letzter Zeit öfter Zöpfchen abgebunden, das sah wonnig aus, Du selbst wolltest auch welche, aber bei Deinem dünnen Haar reichte es nicht dazu.
Heute nachmittag darfst Du nun nicht mehr raus, wir kümmern uns nicht um Dich, der Kochlöffel trat in Aktion. Wir sind *sehr* traurig über Deine Untat.

*14. 12. 1962*

Seit November bist Du endlich auch nachts trocken und brauchst jetzt keine Windel mehr – ich bin *sehr* froh!
Im November (und vorher) hattest Du nachts so schlimme Angstzustände (Träume und Geräusche erschreckten Dich wohl?), daß ich jede Nacht ein- bis dreimal von Dir geweckt wurde. Jetzt bekommst Du Beruhigungstropfen und Pillen, die Nächte sind ruhig!

Es wurde uns schon sehr bald klar, daß Christiane ein Kind mit vielen Ecken und Kanten ist, ein Kind auch, das sehr schwierig zu erziehen sein würde.

*28. 12. 1964*

Am Heiligen Abend warst Du leider nicht brav und gehorsam, wie man es an diesem Tag wenigstens hofft. Morgens wolltest Du Dich – wie üblich – einfach nicht anziehen, und ich hatte doch so viel zu tun! Und da sagte ich: »Das Christkind bringt dir dann vielleicht gar nichts!« Da meintest Du: »Das macht mir nichts, ich hab ja ein Päckchen vom Erich.« – »So, wenn dir das genügt«, meinte ich noch. Und wirklich: Wir mußten uns vor der Bescherung entschließen, die Sachen vom Christkind aufs Klavier zu legen mit der Maßgabe, daß

das brave Tinchen sie erst am 1. Weihnachtstag abends auspacken darf.
Dein Platz auf dem Gabentisch war also leer, nur Erichs Päckchen lag dort! Deine Fragen nach Deinen Sachen übergingen wir erst – Marianne kam zunächst bei der Bescherung dran –, und dann sagten wir Dir, was das Christkind beschlossen hatte. Darauf Du: »Das macht mir doch nichts, ich freue mich doch genauso über die Sachen, die Ihr bekommt und über das, was ich für Euch als Überraschung eingepackt hab!«
Das freute uns nun doch sehr, vor allem waren wir überrascht, daß keine Tränen flossen und Du ganz positiv Deine Situation bewältigt hast. (Aus Erichs Päckchen kam eine alte Kunststofflokomotive ohne Räder und ein kleines nacktes steifes Püppchen!)

Christiane spielte vorwiegend mit Jungens. Erich war so ein ganz Wilder, der immer mit einer Spielzeugpistole durch die Gegend lief und die Kinder aus der Nachbarschaft ängstigte. Den mochte Christiane überhaupt nicht, aber er mochte wohl sie, auf seine Weise.
Jetzt ist der Erich wieder draußen, sagte Christiane manchmal, der macht mir immer angst. Der sagt immer, ich erschieße dich.

*26. 4. 1965*

Onkel Günters 20. Todestag: Streitgespräch zwischen Marianne und Christiane. »Sicher macht der liebe Gott, daß der Onkel Günter ein Mensch ist, und dann fragt er ihn, ob er ein Englein sein will«, sagt Christiane. Darauf Marianne: »Nein, der Onkel Günter *ist* ein Englein.«
Es gibt deshalb richtigen Streit, bis ich eingreife, erkläre und schlichte. Du trägst dieser Tage Onkel Günters Bild oft und liebevoll herum und stellst fest: »Onkel Günter ist mein liebster Freund!«

Daß wir unsere Christiane, exakt 21 Jahre und vier Wochen später, am 26. Mai 1986 in das Familiengrab betten würden, auf dessen Grabstein auch der Name ihres Onkel Günter steht, konnte damals wirklich niemand ahnen.
Noch kurz vor Kriegsende, als blutjunger Kerl von siebzehn Jahren, war mein Bruder an die Front geschickt worden. Zwei

Jahre blieb er verschollen, zwei Jahre hatten meine Eltern auf seine Rückkehr gehofft. Dann kam die Nachricht, daß Günter auf einem Friedhof in der Nähe von Bautzen in der DDR begraben liegt. Dann blieb nur mehr ich, ein überaus geliebtes und behütetes Einzelkind.
Ich wollte es mit meinen Kindern so machen wie meine Eltern: streng und liebevoll. Die waren geborene Eltern. Und ich dachte, das müßte bei uns genauso gehen.
Da hatte ich aber die Rechnung ohne unseren Dickkopf Christiane gemacht. Sie war einfach ein ganz besonderes Menschenkind, das in kein Erziehungsschema paßte. Und ihre Phantasie hat Böcke geschossen, daß es manchmal richtig aufregend war.
Ich weiß noch: Wir lebten knapp ein halbes Jahr in Amorbach, wohin wir, im Sommer 1965, von Bonn aus in das große Haus meiner Eltern umgezogen waren. Christiane war sechs und besuchte gerade die erste Volksschulklasse.

*Februar 1966*

In Deiner Klasse war ein Mädchen namens Susi, und auf dem Heimweg mit ihr hattest Du festgestellt, daß sie in einen Gebäudeteil des Amorbacher Schlosses ging. Ganz aufgeregt kamst Du nach Hause und berichtetest: Wir haben eine Prinzessin in unserer Klasse. Da ich die Familienverhältnisse im Fürstenhaus noch nicht kannte, schien dies ja nicht unmöglich.
Schon am nächsten Tag erzähltest Du uns, Du seist mit Susi heimgegangen: eine ganz breite große Treppe hinauf ins Schloß, wo Figuren standen und vergoldete »Kringel«, wie Du die Ornamente nanntest, an der Wand.
»Die Fürstin war wunderschön und sehr nett zu mir und hat mich für heute nachmittag zum Spielen eingeladen.«
Schon um 14 Uhr zogst Du mit Marianne los, Du meintest, sie dürfe auch mitkommen. Um halb fünf Uhr spätestens solltet ihr wieder daheim sein.
Da ihr ja noch recht klein wart, wurde ich unruhig, als ihr nicht pünktlich zu Hause eintraft. Und so machte ich mich auf, um Euch entgegenzugehen.
Bis zum Schloß war mir niemand begegnet. So betrat ich, nach Dei-

ner Beschreibung, einen Nebenflügel und entdeckte, daß mehrere Familien darin wohnten. Schon an der ersten Klingel war ich richtig. Eine ältere Frau mit einem von Verbrühungen entstellten Gesicht öffnete mir und sagte, was mir einfiele, meine Kinder seien ja uneingeladen gekommen und bereits um halb drei Uhr wieder fortgeschickt worden. Daß es sich nicht um die Fürstenfamilie handelte, merkte ich natürlich schon unten am Haus. Offenbar wohnten hier Leute, die irgendwelche Arbeiten im Schloß zu verrichten hatten.
Zweimal suchte ich Euch bis in die Dunkelheit hinein den Weg entlang nach Hause, und in welcher Aufregung zuletzt! Schließlich fand ich Euch spielend am Schneehang. Ihr hattet dort die ganze Zeit gespielt, ohne Euch erst bei mir zurückzumelden.
Sehr vorwurfsvoll hatte mich Susis Mutter abgefertigt: wie mein Kind zu der Behauptung käme, es sei eingeladen worden – eine glatte Lüge, und dann nicht mal nach Hause gekommen.
Seitdem war Eiseskälte zwischen Dir und Susi, und die Mutter schnitt mich auf der Straße, wenn sie mich sah!
So endete Dein Fürsten-Schloß-Traum mit einer großen Enttäuschung.

Wenn Christiane nicht wollte, dann wollte sie nicht. Da haben weder Erklärungen noch Ohrfeigen etwas genützt. Dann hat sie aufgestampft und war bockig. Und ich stand da und wußte manchmal nicht, was ich machen sollte.
Mein Mann war beruflich viel zu sehr gefordert, als daß er mir da hätte helfen können. Oft sagte er: Was du nicht fertigbringst am Tage, kann auch ich nicht abends oder am Wochenende ausbügeln.
Das habe ich irgendwie auch eingesehen. Und dennoch war ich manchmal restlos überfordert und traurig, daß ich gegen dieses starke Kind nicht ankam.
Christianes Lehrer hat mich oft getröstet: Um die Christiane brauchen Sie sich keine Sorgen zu machen. Sie ist ein prachtvolles Mädchen, eine meiner besten Schülerinnen und ein guter Kamerad. Mit der kann man Pferde stehlen.
Warum Christiane mit vierzehn ans Rauschgift kam, gehört zu den großen Fragezeichen meines Lebens. Ich war nicht berufstätig und immer da für meine Kinder. Ich war eine begeisterte Mutter und wollte auch eine gute Mutter sein. Daß mir das

nicht immer gelungen ist, war sicherlich mein Unvermögen. Aber welche Mutter macht schon immer alles richtig?
Der Sprung kam im Frühjahr 1972, mit den Vorbereitungen zu Christianes Konfirmation. Es war einfach ein Knacks. Da hörte Christiane mit der Flöte auf und Marianne mit dem Cembalo, dann kam das Rauschgift. Diese siebziger Jahre waren ohnehin entsetzlich für erziehende Eltern. Die anti-autoritären Tendenzen und dieser Alexander Neill mit seinem Beispiel Summerhill, die haben mich total verunsichert. Ich habe noch und noch Erziehungsbücher gelesen und war zum Schluß nur am Zweifeln und Verzweifeln. Und dann funkte auch noch dieser evangelische Pfarrer in unsere ohnehin schon schwierige Erziehung hinein. Der hat Christiane und die anderen Kinder der Gemeinde auf die Konfirmation vorbereitet.
Eines Tages kam Christiane nach Hause und sagte: Ab heute schlage ich zurück. Der Pfarrer, der hat gesagt, wenn euch die Eltern eine Ohrfeige geben, dann schlagt zurück.
Und das tat sie dann auch. Sie trat mich in den Bauch und schlug einfach um sich.
Zunächst habe ich versucht, sie zu beschämen, indem ich ihr auch noch die andere Backe hingehalten habe. Das hatte ich ja in der Bibel gelesen. Ich dachte, sie würde davor zurückschrekken, aber sie schlug ein zweites Mal. Das hätte ich nie erwartet.
Das war einmal und nie wieder.
Ich hatte manchmal richtig Angst vor dieser Tochter, wenn sie zum Beispiel mit der Schere nach mir zu werfen drohte. Sie wehrte sich gegen die ganze Konfirmation und auch gegen das Kleid, das ich mit viel Mühe für sie genäht hatte. Während ich es ihr absteckte, hat sie mir doch fast eine Schere an den Kopf geschmissen, weil sie partout in Hosen gehen wollte.
Wir meldeten sie ab bei diesem Pfarrer und in einer anderen Gemeinde an. Doch die Widerspenstigkeit blieb. Christiane wurde immer schwieriger, und Marianne stand stumm dabei, um nachher nicht auch noch als Feigling bei ihrer großen Schwester zu gelten.
Ich habe alles versucht. Ich habe es mit Liebe versucht, ich habe es mit Zorn versucht, ich habe es auch mit Weinen versucht.
Einmal brachte Christiane eine Schulkameradin nach Hause.

Vor der wollte sie sich produzieren und hat mich einfach ausgesperrt, die Flurtüre zugesperrt, den Schlüssel abgezogen. Als ich mir nicht mehr zu helfen wußte, bin ich zu meinen Eltern in die untere Etage gegangen und habe gesagt: Stellt Euch das vor, jetzt zieht die den Schlüssel ab, lacht sich kaputt und spielt sich auch noch vor der Freundin auf. Und ich stehe da, mit der ganzen Arbeit für die Konfirmation, und muß noch so viel machen. Mein Vater ging mit mir nach oben, hat durch die geschlossene Türe lange auf Christiane eingeredet, ist auch laut geworden. Doch sie hat nur gelacht und gesagt: Seht doch zu, wie ihr da reinkommt.
Da haben wir die Scheibe eingeschlagen und durchgefaßt und aufgemacht. Es blieb uns nichts anderes übrig. Die drei Mädels standen da, und Christiane war dann doch recht beklommen, was jetzt passieren würde. Mein Vater ging recht heftig gegen sie vor, ich glaube, er hat sie auch verhauen. Eine furchtbare Szene: meine Eltern mit ihren einzigen Enkelkindern in dieser Situation!
Christiane hat viel, viel Glas kaputtgemacht. Ich weiß nicht, wie oft wir den Glaser da hatten.
Abends setzte ich mich dann, wie jeden Abend, ins Kinderzimmer, las eine Geschichte vor, betete mit den Kindern. Und immer, wenn vorher ein Krach war, sagte ich, das ist jetzt vergessen. Wir bemühen uns gemeinsam, daß nun alles wieder ins reine kommt. Wir gehen nicht schlafen ohne eine Versöhnung.
Die Konfirmation wurde abgesagt für die Verwandten, wir gingen alleine in die Kirche. Ich, in einem innerlich total zerfetzten Zustand, und Christiane in ihrem ungeliebten Kleid. Und ich saß da, die Schere vor Augen und die widerwärtigen Worte noch im Ohr, und die Tränen liefen mir nur so über das Gesicht.
Es war wirklich kein frohes Fest.

*Hatten Sie nie daran gedacht, den Rat eines Kinderpsychologen einzuholen?*

Nein, das kam erst später. Aber ich hatte eine Freundin, die war Ärztin. Sie meinte, Christiane sei eben ein vitales Geschöpf und explodiere leicht. Noch ein, zwei Jahre, dann sei das vorüber. Und ich mochte sie ja weiterhin, sie war so fröhlich und hatte etwas so Gewinnendes an sich. Eine Mutter kennt doch ihr Kind, muß doch auch an ihr Kind glauben, egal, was kommt. Und ich habe immer an Christiane geglaubt.

Im Sommer 1972, mit vierzehn, wollte sie nicht mehr in Urlaub mit uns fahren. Ihr wandert ja immer, sagte sie, das ist ja so doof. Na gut, sagten wir, das sehen wir ein. Ich war ja früher selber gerne in Jugendherbergen gewesen.

Christiane hatte Reitstunden und machte das gern. Deshalb schlugen wir ihr eine Reiterfreizeit im Odenwald vor. Wir dachten, was Besseres konnten wir gar nicht finden, und Christiane war Feuer und Flamme.

Ihr muß wohl das Herz in die Hose gefallen sein, als wir sie in der Jugendherberge zurückließen und wieder wegfuhren. Sie war die Jüngste dort und entwickelte ganz plötzlich große Ängste in dieser fremden Umgebung, in diesem riesigen Haus, wo sie niemanden kannte. Dabei hatte sie auf uns immer so einen selbstsicheren Eindruck gemacht. Mutti, hat sie mir später gesagt, das war alles Theater. Ich habe alles überspielt mit Fröhlichkeit, mit Forschheit, da war null dahinter.

In diesen Tagen im Odenwald hat sich ein junger Mann ihrer angenommen und Christiane in ihrem Kummer ein Psychopharmakon gegeben. Das war ihr Einstieg in die Drogen.

Dann kam sie wieder und rauchte, fing an Räucherstäbchen zu brennen, die sie von ihrem Taschengeld kaufte. Dann sagte sie, ich möchte in die Diskothek. Bald hatte sie auch keine Lust mehr an der Schule. Dann ging es bergab.

Es begann eine Zeit, von der ich damals glaubte, es würde die schrecklichste in unserem Leben sein. Zwölf Jahre Angst um dieses Kind, zwölf Jahre Kampf gegen die Drogen. Ich weiß heute nicht mehr, wie wir das alles getragen haben.

Christiane brachte Leute mit nach Hause, die immer Zeit hatten, weil sie arbeitslos waren. Die haben dann Schnaps und Bier mit dem Flaschenzug in ihr Zimmer gehievt, damit wir es nicht sähen. Wir waren ja froh, zunächst, daß Christiane die Leute ins Haus brachte und sich nicht irgendwo herumtrieb. Wir dachten, dann sehen wir die wenigstens und können mit denen mal reden. Aber die Leute haben über uns nur die Nase gerümpft.

Auch für Christiane waren wir lediglich Spießer, die was Besseres sein wollten.
Da hockten die auf Christianes Zimmer und blödelten und rauchten. Wir fühlten uns wie Gäste in der eigenen Wohnung. Und selbst mein Mann konnte sich gegen diese Leute nicht durchsetzen.
Als wir merkten, daß auch Marianne dabei war, in das ganze Schlamassel hineinzugeraten, haben wir sie mit dreizehn auf ein Interant geschickt. Christiane war inzwischen sechzehn geworden und hatte gerade mit Ach und Krach ihre mittlere Reife geschafft. Dann mußten wir sie vom Gymnasium nehmen.
Wir haben alles versucht, um sie nicht noch tiefer fallen zu lassen. Wir gingen zum Jugendamt und zur Kriminalpolizei, versuchten es bei Haushaltsschulen, Mädcheninternaten, gemischten Internaten.
Möchtest du denn überhaupt auf unser Internat, wurde sie regelmäßig in unserem Beisein gefragt. Ich doch nicht, hieß es dann immer, das wollen nur meine Eltern.
Und schon war die Sache gelaufen.
Wir waren beim Psychologen und beim Psychiater, wir waren auch in einer Anstalt für Schwererziehbare, doch Christiane hat sich mit Händen und Füßen gegen alles gewehrt, was nur im entferntesten nach irgendeiner Therapie aussah.
Mit sechzehneinhalb zog sie aus. Wir konnten sie nicht mehr halten, wir hielten es auch nicht mehr aus. Sie wollte mit ihrem Freund und der ganzen Clique in ein Häuschen im Nachbardorf. Häuschen ist noch geschmeichelt, eine Bruchbude war das, für die wir noch ein paar Möbel lieferten und einen Mietanteil übernahmen.
Christiane himmelte ihren Freund an. Er sah gut aus, und er war ein Fixer. An ihm floß alles ab, was Angst war oder Selbstzweifel, was Konflikte mit den Eltern waren. Das gab es alles bei ihm nicht.
Ohne Ängste, hat uns Christiane später gesagt, so wollte ich auch sein. Dann hat sie ihn so lange beackert, bis er ihr das Heroin gegeben hat.
In unserer Not sind wir einem Elternkreis für Drogenabhängige in Würzburg beigetreten. Dort haben wir immerhin Ratschläge bekommen, wie wir uns verhalten müssen.

Ich dachte, es zerreißt mein Herz; einerseits wollte ich Christiane ja nicht aufgeben, diesen lebensfrohen Menschen, andererseits mußte ich sie regelrecht von mir stoßen, wenn sie wieder einmal abends zu uns zum Schlafen kam, in der Toilette verschwand und herumraschelte. Da wußte ich, jetzt hat sie sich wieder eine Spritze gesetzt.
Christiane, fragte ich vor dem Klo, machst du dir schon wieder eine Spritze?
Nein, nein, meinte sie dann immer, was glaubst du denn, ich doch nicht!
Hinterher roch es nach dem Wachs einer Kerze, über der sie das Zeug verflüssigt hatte.
Solange du spritzt, mußten wir ihr sagen, hast du eine Nacht hier zum Schlafen und am nächsten Morgen verläßt du dieses Haus wieder. Bleib, wo du willst, aber vor unseren Augen bringst du dich nicht um, das ertragen wir nicht.
Manchmal haben wir überhaupt nicht gewußt, wo sie gerade war. Dann kam schon mal ein Brief mit der Aufforderung, einen Krankenschein nach Bochum zu schicken. Die Polizei hatte sie betrunken aufgesammelt, also wirklich aus der Gosse aufgelesen, sie hätte Mittelohrentzündung, sie läge im Krankenhaus und bräuchte einen Krankenschein.
Sie war wirklich in der Gosse gelandet.
Wenn ich sie mal sah, lief sie herum wie eine Zigeunerin: heruntergekommen, verschlampt, die hübschen schwarzen Haare zottig, die Kleider in Schwarz, halt Sachen, die sie auf dem Flohmarkt erstanden hatte.
Unsere Nachbarn, sonst freundliche Leute, mieden uns, Christiane wurde totgeschwiegen. Ein Arzt, der in unserem Viertel wohnt und sie auch schon mal nach Würzburg in die Psychiatrie gebracht hatte mit akuten Entzugserscheinungen, ging auf die andere Straßenseite, wenn er mich sah. Wir waren der letzte Dreck geworden, Schuldige, Ausgestoßene.
In die Kirche wagte ich mich noch, aus dem Chor jedoch trat ich aus. Meine Arbeit als stellvertretende Schulelternsprecherin hatte ich ohnehin schon seit längerem aufgegeben, weil es mir so furchtbar vorgekommen war, daß ausgerechnet meine Christiane, die, so helle, so beliebt bei den Lehrern gewesen war, total abgesackt war und ständig Verweise nach Hause gebracht hatte.

Ich ging auch aus dem Turnverein, wo ich früher so gerne geturnt hatte. Mit anderen Leuten konnte ich einfach nicht mehr viel anfangen.

In dieser Zeit des inneren Abschiednehmens von Christiane begann ich, mich mit dem Sterben und dem Tod zu beschäftigen. Wir mußten ja auch immer damit rechnen, daß man sie uns eines Tages tot vor unsere Türe bringt.

»ER hat seinen Engeln befohlen, über Dir, daß sie Dich behüten auf allen Deinen Wegen.« Diesen Bibeltext aus dem Alten Testament hatten wir als Taufspruch für Christiane ausgewählt. Das schien uns damals das Schönste, was Eltern einem neuen Leben wünschen und mitgeben können. Und jetzt, jetzt nach achtzehn Jahren, Christiane, ihre rettungslose Verlorenheit in der Sucht, und dieser Taufspruch im Hintergrund.

Irgendwie konnte ich das nicht zusammenbringen. Manchmal war dieser Bibeltext wie ein Hoffnungsschimmer in all der Dunkelheit für mich, manchmal wie ein Hohn, ein Hirngespinst naiv-gläubiger Christen.

Mit diesem Spruch war es schon immer merkwürdig gewesen: Ohne daß meine Schwägerin gewußt hätte, welche Bibelworte wir damals in Bonn, bei Christianes Haustaufe, in den Mittelpunkt der Feier stellen wollten, schenkte sie dem Kind einen selbstgewebten Wandteppich mit drei Engeln drauf. Den brachten wir dann über Christianes Tauftisch an. Später schickte sie uns noch einen Holzschnitt mit mehreren Engeln und Christianes Taufspruch darunter. Ein Jahr hing diese Karte über Christianes Bettchen, nicht eingerahmt, sondern einfach nur so angepinnt. Und als Christiane größer wurde, war eines Tages das Bild heruntergerissen. Ich hätte weinen können. Das Kind konnte zwar nicht begreifen, was es getan hatte, aber gerade dieser Spruch, der war kaputt: Sie reißt die Engel weg, die sie behüten.

Das alles kam mir mit einem Mal so sinnbildlich vor. Wo waren die Engel, die von Anfang an über Christianes Leben gestanden hatten, nur geblieben?

Ich habe Abschied von Christiane genommen, ohne sie je innerlich aufzugeben. Abschied von meinen Erwartungen an sie, von meinen Hoffnungen für sie. Ich habe sie losgelassen, ohne sie je fallenzulassen: Wenn sie kam, war sie immer unser Kind. Wir haben ihr auch gesagt: Christiane, deine Heimat wird immer hier sein, wir stehen zu dir; wenn du uns brauchst, sind wir für dich da, aber nicht für deine Rauschgiftkarriere, die machen wir nicht mit. Aber du kannst immer auf uns rechnen, wenn du umkehrst.

Das war ein Drahtseilakt mit sehr widersprüchlichen Gefühlen, der mich fast an den Rand des Möglichen gebracht hat und doch so wichtig war für dieses Kind: zu wissen, daß wir sie lieben, trotz allem.

Kurz nachdem Christiane zum zweiten Mal verhaftet worden war - mit siebzehn wegen Drogenbesitz, mit achtzehn wegen Rezeptfälschung - traten mein Mann und ich einem ökumenischen Hauskreis bei. Bernd fraß den ganzen Kummer still in sich hinein. Wir konnten auch nicht mehr darüber reden nach den Vorwürfen, die wir uns anfangs gegenseitig gemacht hatten. Irgendwie erhoffte ich mir davon, daß wieder dieser dritte große Partner uns und unsere Ehe tragen möge.

Bernd ist mehr mir zuliebe mitgegangen. Ich war auch davon überzeugt, daß Jesus Christus - vom »lieben Gott« will ich nicht sprechen in diesem Zusammenhang, da er ja nicht gerade lieb mit uns umgegangen ist - das alles noch zum Guten lenken könnte.

Ich habe noch nie so inbrünstig zu Gott gefleht wie in diesen Jahren, und ich dachte, diese Gebete müssen die Christiane einfach erreichen. Mein Gott, was habe ich da Gebete in den Himmel geschickt. Ich habe auf den Knien gelegen vor meinem Bett.

Christiane begann gute Ansätze zu zeigen. Inzwischen war sie auch wieder zur Schule gegangen, erst auf ein Internat, dann auf ein Gymnasium in unserer Nähe. Es war gar nicht so einfach, Christiane war schon über 21. Der Altersparagraph hätte ihr beinahe einen Strich durch die Rechnung gemacht. Da haben wir nachgeholfen, sind zum Direktor hingefahren und haben ihn bekniet. Ein Antrag beim Kultusministerium wurde schließlich doch genehmigt.

Sie hat sich von einem Rückfall zum anderen, von einer drogenfreien Phase zur nächsten gehantelt, im Alleingang, ohne Therapie, bis sie im Juli 1982, mit 23 Jahren, ihr Abitur in der Tasche hatte.

Es war wie ein Geschenk des Himmels für uns.
Sie machte ihren Führerschein, denn Autos waren ihre Leidenschaft, und begann in München ein Studium der Geophysik. Mit einem Notendurchschnitt von 2,8 mußte sie ja ein Fach ohne Numerus clausus wählen. Bereits vier Jahre vorher hatte Christiane einen Klassenkameraden aus dem Internat ihrer Schwester kennengelernt, einen liebevollen Freund, der seither mit ihr durch alle Höhen und Tiefen gegangen war. Mit Peter, so hieß er, wollte sie jetzt in eine gemeinsame Wohnung in München ziehen.
Christiane war noch nicht ganz durch, doch sie war auf einem guten Weg. Der Alkohol machte ihr noch zu schaffen, aber sie kämpfte, und wir mit ihr.
Es ging noch zwei Jahre auf und ab. Im Herbst 1984 machte sie ihre Taxiprüfung. Sie wollte Taxi fahren, um uns finanziell ein wenig zu entlasten; auch um sich mehr und mehr auf eigene Beine stellen zu können. Fürs Taxi fahren mußte sie trocken sein. Denn wenn die Leberwerte nicht in Ordnung sind, bekommt man erst gar nicht die Fahrerlaubnis. Das Taxi war für Christiane ihre ganz eigene Art der Therapie, zumindest ein Anstoß dazu.
Drei Tage nach ihrem 26. Geburtstag machte sie uns das schönste Geschenk unseres Lebens mit einem Brief:

*23. 12. 1984*

*Liebe Großmutti!*
*Meine lieben Eltern!*
Habt allerherzlichsten Dank für Eure liebe Geburtstags- und Weihnachtspost, die hübsch verzierten Leckereien, und natürlich Dir, Paps, ganz besonders für die gigantische Riesenüberraschung auf meinem letzten Kontoauszug!!!!! Es hat mich meterweise aus den Socken gehoben vor Staunen und Freude!
Das größte Entzücken jedoch hast Du mir bereitet, Großmutti! Deine allerliebsten Zeilen, so schön schief und schräg, ich danke Dir herzlich für diese Mühe. Peter hat auch gestaunt, daß Du das noch so prima hinkriegst, trotz Deines schlechten Sehens.
Und nun kommt meine große Weihnachtsüberraschung, die Euch mindestens genauso aus den Socken heben wird:

*Seit vier Wochen trinke ich keinen Tropfen Alkohol!!!!!!!*
*Und das bleibt so, bis ich 101 Jahre alt bin!*

Das Ganze kam so: Wie Ihr ja wohl wißt, ist mir der Alkohol immer mehr und immer öfter völlig über den Kopf gewachsen, und ich habe dann fürchterliche Sachen in fürchterlichen Zuständen gemacht. Vor 4,5 Wochen war's schon wieder passiert. Und das war zuviel für alle Beteiligten.
Bei den AA's (Anonymen Alkoholikern) hatte ich zwar schon öfter mal angerufen, bin jedoch nie hingegangen. Also machte ich mich sofort auf, zu deren allabendlichen Meetings.
Seitdem bin ich dreimal in der Woche bei Gruppenabenden und zusätzlich noch sehr oft bei dem Gruppenleiter, denn man braucht unbedingt Leute, mit denen man abends und auch sonst zusammensitzen kann, sich unterhalten kann, ohne was zu trinken. Die Gruppengespräche sind sehr intensiv und offen, zum Teil geht es hart auf hart, das ist genau das Richtige für mich.
Außerdem hat mich Peter sehr, sehr gestützt und tut es immer noch. Er ist einfach der beste, tollste, liebste Mann.
Ihr ahnt gar nicht, wie sehr sich dadurch alles geändert hat, Peter meinte sogar, er hätte plötzlich eine nagelneue, viel tollere Freundin!
Körperlich hat sich sofort auch einiges getan, der Bierspeck ist weg, ich esse wieder normal und viel gesünder. Mein derzeitiges Gewicht: 55 Kilo. Ein tolles Körpergefühl. Toll, gell?!
Dadurch habe ich auch ein ganz neues Leben(sgefühl) bekommen, ich sehe alles viel positiver, habe einen furchtbar starken Drang, endlich mal sinnvolle Sachen anzupacken, ich sprühe förmlich vor innerlicher Kraft und Lebensfreude.
Ich weiß nicht, ob es auch für Euch eine große Freude ist, was Besseres jedenfalls kann ich Euch zum Fest der Freude nicht bieten! Ich bin sehr stolz auf mich.
Ohne diesen Schritt wäre ich wahrscheinlich nie so weit gekommen, mich ins Taxi zu setzen oder die notwendigen Dinge des Alltags zu erledigen.
An meinem zweiten Taxitag hatte ich eine Fahrt mit einer Dame, die ich vom Krankenhaus abholte; sie hatte gerade erfahren, daß sie höchstwahrscheinlich ihr Augenlicht fast ganz verlieren würde und war natürlich völlig aufgelöst. Ich habe mich sehr lange mit ihr unter-

halten, auch als die Fahrt längst beendet war, und ich erzählte ihr auch von Dir, liebe Großmutti, wie tapfer Du doch Dein Leiden auf Dich nimmst und trotzdem so viel Freude am Leben hast. Ich glaube, ich konnte sie wenigstens über den ersten Schmerz hinwegtrösten, sie weinte jedenfalls nicht mehr und war viel ruhiger geworden.
Es ist schon traurig, wieviel Leid manche zu ertragen haben, man überlegt sich das sonst ja gar nicht so. Aber im Taxi kommt so einiges zu Tage, denn für viele Leute, gerade alte und behinderte (die tagsüber den größten Teil der Fahrgäste ausmachen), sind Taxifahrer oftmals wie Seelsorger, Freunde, Zuhörer ..., alles in einem. Bei manchen hatte ich angesichts der völlig sinnlosen Fahrziele das Gefühl, daß sie wirklich nur Taxi fahren, um nicht allein zu sein und sich bei jemandem aussprechen zu können.
Von weinend bis lachend sind sämtliche Sorten von Menschen unter den Fahrgästen vertreten, es ist schon interessant, manchmal auch anstrengend.
Am 30. 12. fahre ich zum ersten Mal nachts – mal sehen, wie das ist; wenn es mir zu unheimlich wird, werde ich beim Tag-Fahren bleiben.

*Aus der Anklageschrift:*

Der Angeklagte war am Mittwoch, den 21. 5. 1986, um 12.00 Uhr aufgestanden und hatte von 15.30 Uhr bis 24.00 Uhr seinen Dienst als Buffetier im Fernsehturm versehen. Danach begab er sich in sein im selben Haus gelegenes Zimmer und verlegte ein Stück Teppichboden, wozu er ein Teppichmesser mit kurzer, sehr scharfer Klinge, das spätere Tatmesser, benutzte.
So gegen 24.30 Uhr war er mit dieser Arbeit fertig, fühlte sich aber nicht müde und wollte noch etwas unternehmen. Von einem unbestimmten Kontaktbedürfnis geleitet, lief er durch den Lillian-Board-Weg, fand aber alle Gaststätten bereits geschlossen. Am Taxistand im Spiridon-Louis-Ring stand als erste Taxe die, in der die später getötete 27 Jahre alte Christiane Prinz als Fahrerin saß.
Diese war seinerzeit Studentin und verdiente sich seit Dezember 1984 durch nächtliche Taxifahrten das Geld zum Studium. Sie war eine dunkelhaarige hübsche, zarte junge Frau von 1,69 m Körpergröße und 52 kg Gewicht. Der Angeklagte stieg hinten in die Taxe ein, nahm auf dem rechten Sitz Platz und nannte, ohne eigentlich zu wissen, wohin er wollte, als Fahrtziel »Augsburg«. Christiane Prinz fuhr über die Verdistraße und die angrenzende Autobahn dem gewünschten Ziel entgegen.
Der Angeklagte brütete im Wagen vor sich hin und rauchte mehrere Zigaretten, zu

einer Unterhaltung kam es angeblich nicht. Schließlich beobachtete er die Taxifahrerin im Rückspiegel des Wagens und fand Gefallen an ihr.
Er beschloß, sie unter Einsatz des Teppichmessers an einen abgelegenen Ort zu dirigieren und sie dort zu vergewaltigen. Wie es dem Angeklagten gelang, sein Opfer, eine versierte Taxifahrerin, in Dasing zum Verlassen der vorgegebenen Route nach Augsburg abzubringen und in Richtung Aichach zu fahren, blieb in der Hauptverhandlung ungeklärt. Möglicherweise wendete er dabei eine List an.
Als der Angeklagte auf der Landstraße einen einsamen Waldweg bemerkte, hielt er Christiane Prinz das aufgeklappte Teppichmesser vor das Gesicht und bedrohte sie massiv mit Worten, seinen Befehlen Folge zu leisten. Er zwang sie auf diese Weise, in den Waldweg einzubiegen. Christiane Prinz folgte völlig erschrocken seinen Anweisungen.
Unweit der Hauptstraße am Tatort angekommen, befahl er ihr, weiterhin unter Vorhalt des Messers, den Motor des Wagens abzustellen, das Licht auszumachen, sich auszuziehen und auf den Beifahrersitz, den sie zuvor nach hinten kippen mußte, zu rutschen.
Die später Getötete kam allen Wünschen des Angeklagten nach und sagte ihm, daß sie alles tun würde, wenn er sie nur leben lasse. Der Angeklagte kletterte im Fahrzeug von hinten auf den Fahrersitz. Der Bitte von Christiane Prinz, doch wenigstens das Messer wegzulegen, kam er in dieser Situation nach. Er drehte die Scheibe an der Fahrertür herunter und klemmte das aufgeklappte Messer an den Scheibenwischer.
Als sich der Angeklagte nun vom Fahrersitz aus über sein Opfer auf dem Beifahrersitz hermachen wollte, löste sich versehentlich die unter der Lenkradsäule befindliche Alarmanlage, was zur Folge hatte, daß ein lauter Hupton ertönte und das Licht am Fahrzeug auf- und abblendete. Dieses Ereignis verunsicherte den Angeklagten so sehr, daß er von seinem eigentlichen Vorhaben, der Vergewaltigung, Abstand nahm. Da er Angst vor Entdeckung von der nahegelegenen Straße bekam, schrie er Christiane Prinz an, sie solle die Alarmanlage sofort abstellen. Der Knopf zum Abschalten des Alarmsignals befindet sich unter der Motorhaube. Dies teilte Christiane Prinz dem Angeklagten mit. Daraufhin entriegelte er die Motorhaube vom Inneren des Fahrzeugs aus. Als sich Christiane Prinz ins Freie begeben wollte, um die Alarmanlage auszuschalten, hielt sie der Angeklagte argwöhnisch am Oberarm fest und folgte ihr, über den Beifahrersitz rutschend.
Außerhalb des Fahrzeuges vor der geöffneten Motorhaube zeigte Christiane Prinz dem Angeklagten den Abschaltknopf und bat ihn gleichzeitig, diesen zu drücken, da er ihn aus seiner Position heraus besser erreichen könnte. Daraufhin schaltete er die Alarmanlage ab.
Bei diesen Handlungen mußte er Christiane Prinz kurz loslassen. Diese Situation nutzte Christiane Prinz und versuchte, wegzulaufen. Der Angeklagte folgte ihr jedoch, holte

sie nach ein paar Schritten wieder ein und brachte sie zurück vor die Motorhaube des Fahrzeuges. Sie begann nun, laut zu schreien und sich mit Händen und Füßen zu wehren. Er gab ihr heftige Faustschläge ins Gesicht, um sie zur Ruhe zu bringen. Diese hatten nur zur Folge, daß Christiane Prinz noch lauter schrie. Der Angeklagte bekam es nun mit der Angst zu tun, daß andere Leute auf das Geschehen aufmerksam würden und ihn Christiane Prinz verraten würde. Er ergriff das zuvor bei dem Scheibenwischer abgelegte, noch offene Teppichmesser und stach auf sein Opfer ein. Dabei kam es zunächst zu einer Vielzahl von Stichen im Gesicht, am Rücken, am ganzen Körper des Opfers. Da Christiane Prinz immer noch laut schrie, beschloß der Angeklagte – falls er dies nicht schon bei den ersten Stichen wollte – spätestens jetzt, sie zu töten. Er drückte sie rücklings auf die Motorhaube des Fahrzeuges, hielt sie am Hals fest und schnitt ihr den Hals auf der linken Seite gezielt durch, wobei er wegen der kurzen Klinge der Tatwaffe vielfach erneut und immer tiefer ansetzte und durchzog, bis das Opfer leblos zu Boden sank. Durch die Schnitte drang in die Hauptschlagader Luft ein. Es kam zu einer Luftembolie und zum Einatmen von Blut. Christiane Prinz hatte nach diesen Verletzungen keine Überlebenschance mehr. Im Anschluß an die Halsschnitte brachte der Angeklagte dem Opfer auf der Vorderseite des Körpers noch Schnitte bei, die wie ein Kreuz anzusehen sind. Einen Schnitt setzte er von den Schamhaaren über den ganzen Vorderleib, zwei andere unter die Brüste.
Das zu dieser Zeit noch lebende Opfer zog der Angeklagte nun ins Gebüsch, damit es nicht sobald entdeckt würde. Das Teppichmesser warf er, um es verschwinden zu lassen, im hohen Bogen in ein angrenzendes Kleefeld, wo es später sichergestellt werden konnte.
Der Angeklagte begab sich sodann zurück zu dem Fahrzeug, warf die Kleider des Opfers aus dem Auto und fuhr mit diesem ohne Führerschein wieder in Richtung München davon. Auf einem Parkplatz kurz vor Ende der Autobahn hielt er an. Hier sah er zu seiner Beunruhigung, daß seine Kleider blutverschmiert waren. Da faßte er den Plan, das Auto anzuzünden, um seine Spuren zu verwischen. Er fuhr das Fahrzeug deshalb in die Nähe des BMW-Turmes. Zunächst entnahm er der Geldbörse von Christiane Prinz 80 DM. Dann steckte er einen Pullover, den er im Fahrzeug gefunden hatte, in den Tankstutzen und zündete das Kleidungsstück an.
Als er gegen 3.25 Uhr morgens zu Fuß nach Hause in sein nahegelegenes Zimmer gehen wollte, begegnete er einem Polizeifahrzeug. Als er dieses sah, begann er zu rennen. Das Verhalten des Angeklagten war dem Zeugen, dem Polizeibeamten Heilmann, verdächtig, der Streifenwagen verfolgte den Angeklagten. Als man ihn eingeholt hatte und befragte, warum er flüchtete und warum seine Kleidung blutig sei, gab er an, »wegen 80 Mark eine Frau bei Augsburg umgebracht« zu haben. Er erklärte sich bereit, die Polizei an den Tatort zu führen.
Christiane Prinz lebte noch, sie hatte sich noch einige Meter weitergeschleppt, bevor

sie zusammenbrach. Als sich der Zeuge Heilmann über sie beugte, flüsterte sie »mir ist kalt«.
Um 6.40 Uhr erlag sie im Augsburger Zentralkrankenhaus ihren schweren Verletzungen.

Er hat sie noch ins Gebüsch geschleift, zerfetzt wie sie war, und in dieser Nachtkälte. Als man sie fand, hat sie nicht mehr am selben Ort gelegen. Was wird sie wohl empfunden haben in diesen letzten Stunden? Sie können sich beruhigen, hat mir der Gerichtsmediziner später gesagt, sie hat nichts mehr empfunden außer Kälte.
Ich würde ihr so sehr wünschen, daß sie keine Schmerzen mehr gespürt hat, doch irgendwo glaube ich schon, daß in diesen einsamen fünf Stunden vor ihrem Tod noch eine ganze Menge in Christiane abgelaufen ist.
Wenn es nicht so furchtbar gewesen wäre, würde ich sogar sagen, ich bin froh, daß Christiane noch diese Zeit hatte für einen Abschied von den Menschen, die ihr am Herzen lagen. Es tröstet mich der Gedanke, daß vielleicht doch noch mal diese 27 Jahre Leben vor ihr abgerollt sind, die guten und die schlechten Tage, daß vielleicht für sie noch so ein Stück Aussöhnung und Vergebung möglich wurde, Vergebung auch für uns Eltern. Wir sind nicht schuld an Christianes Tod, wir hätten ihn auch nicht verhindern können. Aber irgendwie und irgendwann wird man immer schuldig an seinem Kind.
Es war ihr Kreuz und unser Kreuz. Fünf Stunden noch, dann war es vollbracht. Vollbracht, wie bei Christus auf Golgatha: von einem Leiden zum anderen.
Das hatte mich früher schon immer tief bewegt, daß Christus sein Leben hingegeben hat für uns alle. Auch Christiane hat ihr Leben hingeben müssen, es war ihr Opfer, unser leidvolles Opfer, unser Golgatha. Und bei Christiane frage ich mich halt: Warum? Und für wen?
Hat ER unsere Christiane jetzt doch gestraft, weil sie sich so weit von ihm entfernt hatte? War dies das letzte Gericht über ihrem Leben? Oder war es für den Mörder, damit der zur Besinnung kommt und vielleicht ein gläubiger Mensch wird, ein besserer Mensch, der sein künftiges Leben bewußter lebt?
Ich bin dankbar dafür, daß sie nicht im Rauschgift gestorben

ist. Für die drei Jahre, in denen sie sich noch hat wandeln können zum Guten, wo sie uns auch ganz neue Dimensionen der Zuneigung und Zusammengehörigkeit gezeigt hat. Sie war so einfühlsam und hilfsbereit geworden, so liebenswürdig und positiv nach diesen vielen Jahren der inneren Unruhe. Wann immer sie nur konnte, schrieb sie, rief an, kam sie.
Es war wohl eine freundliche Geste des Schicksals, daß Christiane auch noch ihren Großvater in den Tod begleiten durfte. Mein Vater starb mit 87 Jahren im Sommer 1984 an einem Lymphdrüsenkrebs. Er starb zu Hause, und Christiane hat ihn liebevoll gepflegt. Sie konnte manches wieder gutmachen, was sie an Kummer und Sorge ihrem Großvater bereitet hatte. Ein bißchen war diese Zeit des Sterbens und die Gespräche, die sie darüber mit ihrem Großvater geführt haben mag, auch eine Vorwegnahme ihres eigenen Todes.
Einen Abend vor ihrer letzten Taxifahrt hat uns Christiane noch angerufen. Wir haben fast eine Dreiviertelstunde mit ihr geredet, mein Mann und ich, das war unser letzter Kontakt. Sonst war es immer so, daß wir sagten: Chris, leg auf, wir rufen doch zurück, wegen der Kosten. Doch diesmal meinte sie nur: Also hört mal, ich werde ja auch mal ein Telefongespräch mit euch bezahlen können, das wäre ja noch schöner.
Sie erzählte von sich und Peter und daß sie am Wochenende nach Pfingsten kommen würde. Auch von der Taxifahrerei war die Rede. Wir haben noch mal die Gefahren angesprochen, die bei den Nachtfahrten auf sie zukommen könnten. Doch Christiane war voller Zuversicht. Erstens bin ich sportlich auf Zack, kann gut rennen, bin ganz schön durchtrainiert, und zweitens habe ich immer einen Knüppel und eine Gaspistole mit dabei.
Nach diesem Telefonat mit Christiane war ich ein überglücklicher Mensch. Ich setzte mich hin und schrieb noch einen Brief hinterher, um ihr für das lange Gespräch zu danken. Ich erzählte ihr noch eine Geschichte, die ich am selben Vormittag mit einer Blindschleiche erlebt hatte: Ich fahre im Garten mit dem Rasenmäher hin und her und sehe auf einmal, wie sich eine Blindschleiche im Gras schlängelt. Ich stelle sofort meinen Rasenmäher ab, um das Tier nicht zu verletzen. Wie kriegst du die jetzt bloß weg von dem Rasen, überlege ich, denn anfassen mochte ich sie nicht so gerne.

Schließlich nehme ich sie ganz heroisch mit der Hand, will sie wegwerfen in Richtung Blumenbeet. Vor lauter Angst aber werfe ich sie so ungeschickt von mir weg, daß sie irgendwie wieder auf mich zurückfällt. Verschreckt kriecht das arme Tier in das noch stehende Gras und verschwindet.
Da habe ich dieses Stück ungemähte Wiese so stehenlassen, wie es war. In der Mitte blieb nur eine Ellipse aus hohem Gras.
Das war irgendwie ein nachhaltiges Erlebnis, das mußte ich ihr noch berichten.
Der Brief lag ungeöffnet in der Wohnung. Sie hat ihn nicht mehr gelesen.

*Sie wissen vielleicht, daß die Blindschleiche bei den süditalienischen Bauern seit vielen Jahrhunderten als Todessymbol gilt. In Kalabrien sagt der Volksmund sogar, daß die Blindschleiche vorübergehend die Seele eines Ermordeten beherbergt.*

Das ist mir neu, aber ich bin dankbar, das zu hören. Wie oft habe ich mir in diesen schlaflosen Nächten im Bett Gedanken, ja Vorwürfe darüber gemacht, daß wir so ahnungslos waren in den Stunden, als es passierte. Das hat mich richtig gequält: Wo waren wir bloß alle, daß wir das gar nicht gespürt haben?
Ich war abends noch an Großvatis Grab, als der Kriminalbeamte mit der Todesnachricht kam. Es war ein so schöner, sonniger Maitag, und ich hatte ja keine Ahnung, daß Christiane eine Woche später da drinliegen würde. Für mich war der Friedhof schon immer etwas gewesen, wohin ich gerne ging. Ganz anders als mein Mann, er meidet den Friedhof. Er sagt, es belastet ihn so sehr. Und ich bin immer glücklich, wenn am Grab ein paar Blumen blühen, wenn man für die Toten noch etwas tun kann. Es ist so der letzte Liebesdienst.
Bei meiner Rückkehr nach Hause empfängt mich Bernd schon im Flur und sagt: Du, Herr Kahl von der Kripo ist da.
Ach, sage ich, wie schön. Will er mich wieder für einen Vortrag zum Thema Rauschgift haben?
Da nimmt er mich in die Arme und sagt: Die Christiane lebt nicht mehr.
Im Wohnzimmer stand Herr Kahl. Dem bin ich dann einfach um den Hals gefallen in diesem Augenblick.
Einige Jahre vorher hatte ich mit ihm gemeinsam zwei Aufklä-

rungsabende über Drogen gestaltet. Er als Kripomann und ich als betroffene Mutter.
Er erzählte uns, was geschehen war. Doch forschen Sie nicht, riet er uns, weil es sicher sehr schlimm gewesen sein muß. Er sah zum Flügel hinüber und sagte dann zu meinem Mann: Herr Prinz, setzen Sie sich so oft Sie können an den Flügel und spielen sie Ihre Seele frei und Ihren Kummer aus dem Herzen.
Der Flügel blieb still, drei, vier, fünf Wochen, bis Bernd wieder mal einen Ton antippte. Ich dachte, der Schmerz muß raus aus ihm, vielleicht über die Musik, aber er hatte alles ganz tief in sich verschlossen.
Auch heute noch, zehn Monate danach, kann ich mit meinem Mann nicht über diesen Tod sprechen. Er möchte das Thema nicht mehr berühren, nach Möglichkeit. Ach, sprich nicht davon, sagt er, das reißt alles auf, und ich wäre doch so froh, wenn alles ein bißchen verheilte und ich wieder Kraft schöpfen und freier atmen könnte.
Christianes Tod drückt ihn nieder, er kann ihn nicht verwinden. Vielleicht steht das auch irgendwo im Zusammenhang mit dem frühen Tod seines Vaters.
Mit meiner Mutter, die heute 94 ist, rede ich manchmal darüber. Ich glaube, das tut ihr auch gut. Mit Christianes Tod ist die Trauer um ihren eigenen Sohn, ist das Schicksal meines Bruders Günter wieder sehr lebendig geworden in uns allen. Als meine Mutter an Christianes Grab stand, hat sie um zwei junge Menschen getrauert. Sie hat vielleicht auch ein Stück jener Trauer nachgetrauert, die in den Wirrnissen der Nachkriegszeit zu kurz gekommen war. Sie hat ja auch nie richtig Abschied nehmen können von ihrem Sohn.
Christianes Urne ist in unserem Familiengrab beigesetzt. Unter einer großen, in Stein gemeißelten Sonnenblume steht, ein bißchen zurückgesetzt der Name meines Vaters, dann ist Platz für meine Mutter, dann steht noch mal der Name meines Bruders darauf, einfach so, zum Gedenken. Und meine Mutter ist überglücklich. Nur eines stimmt sie traurig: Der Günter, sagt sie manchmal, der sitzt so versteckt da unten drin.
Denn wenn die Pflanzen üppig treiben, verdeckt ein Zweig oder eine Blüte seinen Namen. Mutti sieht sehr schlecht, aber das sieht sie eben doch.

Das mußte ja so enden, sagte eine Frau aus unserem Hauskreis am Telefon kurz nach Christianes Tod. Ja, ja, habe ich in meiner Hilflosigkeit nur gestottert. Ich war fassungslos. Ich sagte noch: Frau Walter, gehen Sie zum Friedhof, zu diesem armen Menschenkind.
Wir sind inzwischen aus dem Hauskreis ausgetreten.
Wir haben überhaupt von ganz fremden Menschen sehr viel herzliche Anteilnahme erfahren. Von anderen, wo man es eigentlich erwartet hätte, kam nichts. Das ist schon ein merkwürdiges Gefühl. Manche Danksagungen, bereits adressiert und vorbereitet, liegen noch heute unabgeschickt auf dem Schreibtisch.
Dabei wäre es so hilfreich, wenn einer auch nur käme und sagte: mir fehlen die Worte.
Das sind doch auch Worte, das ist doch auch ein Zeichen, wir denken an euch und sind in eurer Trauer mit Euch verbunden.
Unsere Nachbarn haben bis zum heutigen Tag noch kein Wort zu uns gesagt.
Forschen Sie nicht, hatte Herr Kahl zu uns gesagt. Doch ich wollte es wissen. Ich wollte Kontakt aufnehmen mit dem Mörder, mit diesem jungen Mann, der etwas so Schreckliches fertiggebracht hatte.
Wenn du dem Mörder schreibst, gab mein Mann zu bedenken, dann weiß er schon mal unsere Adresse. Und wenn er aus dem Gefängnis entlassen wird, kann es vielleicht sein, daß er auch uns noch bedroht in der ganzen Wut, die sich da inzwischen bei ihm aufgestaut hat.

*14. 12. 1986*

Sie werden verstehen, daß ich keine Anrede für Sie finde. Dennoch treibt mich bereits seit sieben Monaten das Bedürfnis, Ihnen zu schreiben. Die täglichen traurigen Gedanken an unsere geliebte Tochter Christiane, genannt Chris, sind ja zwangsläufig zu unserem großen Schmerz auch mit dem Menschen verbunden, der sie zuletzt sah, sprach und – aus niedrigsten Motiven und auf grausamste Weise ums Leben brachte.
Vielleicht kreist Ihr Denken nur um sich selbst, vielleicht auch um Ihre Angehörigen, die sicher auch mit großem Entsetzen und tiefem

Erschrecken daran denken, was Sie getan haben. Mir tut Ihre Mutter besonders leid. Wie weh haben Sie auch ihr getan! Sie muß damit fertig werden, die Mutter eines Mörders zu sein – das ist ein schrecklicher Gedanke!
Und Sie selbst? Wie können Sie mit Ihrer Tat leben? Was haben Sie sich selbst damit angetan! Was hat Ihnen diese Unglücksstunde eingebracht? Wie hat sich Ihr Leben verändert und wie denken Sie heute darüber?
Wäre die Lehre, die Sie aus ihrer Tat ziehen müssen, anders, wenn man Sie nicht »geschnappt« hätte? Könnten Sie Ihr Leben weitergeführt haben, als wäre nichts gewesen? Haben Sie ein Herz, ein Gewissen Ihren Mitmenschen gegenüber?
So viele Fragen gehen in mir um, und gerade jetzt, in der Weihnachtszeit, ist es besonders schwer und traurig in mir. Unsere Christiane hat am 20. 12. Geburtstag. Vor 28 Jahren war sie unser größtes, schönstes Weihnachtsgeschenk! Von den 27 Jahren ihres Lebens gibt es so viele Erinnerungen! Können Sie sich vorstellen, was Sie uns genommen haben? Uns Eltern die älteste Tochter, für die wir all die Jahre gesorgt haben. Mit ihr freuten wir uns über ihre Erfolge, über all das Schöne und Gute, das sie schaffte, das sie erlebte. Mit ihr teilten wir ihre Sorgen und ihren Weg zum Erwachsenwerden. Vom Verdienst aus dem nächtlichen Taxifahren neben ihrem Studium wollte sie sich ihre kleine Altbauwohnung in Schwabing, in die sie viel Mühe und Arbeit gesteckt hatte, ein bißchen hübsch und gemütlich einrichten. Mitten aus diesem Aufbau ihres eigenen Lebensbereichs wurde sie herausgerissen durch den frühen unerwarteten Tod.
Der uns noch einzigen verbliebenen Tochter nahmen Sie die ältere Schwester, dem geliebten Freund die langjährige Freundin. Sie sollen wissen, daß Sie nicht irgendeine Nummer Mensch getötet haben, sondern ein hübsches junges Mädchen, das gerne lebte, das Ziele hatte, das mit ihrer Familie und mit Freunden eng und herzlich verbunden war, und das dabei war, sein Leben aufzubauen, freudig und voller Hoffnung und Einsatz!
Die Lücke, die Christiane hinterlassen hat, bleibt. Die Wunden werden langsam vernarben. Unsere Festtage sind traurig und schwer.
Und wie geht es Ihnen?
Da Sie leben und weiterleben werden, da Sie eines Tages Ihre Strafe »abgebüßt« haben (können Sie den Tod eines jungen Menschen jemals abbüßen?) – da Sie also Ihr ganzes Leben noch vor sich

haben, werden Sie hoffentlich die Zeit nutzen, ein besserer Mensch zu werden. Versuchen Sie, das, was in Ihnen kaputt, schlecht, zerbrochen ist, mit besseren, wichtigen, guten Gedanken zu füllen.
Halten Sie sich künftig fern von unsauberen schlechten Dingen und Menschen. Dazu gehört auch die Gefahr des Rauschgifts und des Alkohols, zu denen Sie vielleicht Haftkameraden überreden wollen. Lesen Sie gute Bücher, wenn Sie welche bekommen können, bilden Sie sich beruflich weiter, knüpfen Sie nur solche Freundschaften, die gut für Sie sind und Ihr inneres Wachstum fördern.
Ich weiß nicht, wann Sie zuletzt in einer Kirche waren, ob Sie jemals einer Gemeinde angehörten, ob Sie sich mit der Bibel, mit dem Leben von Christus, mit seinen Jüngern und Nachfolgern befaßt haben. Ich ahne nicht, ob Sie noch eine Tür in Ihrem Herzen haben, die sich zu Gott öffnen läßt; aber ich wünsche es Ihnen, denn das Zwiegespräch mit Gott oder dem persönlichen Menschenbruder Jesus ist meines Erachtens die einzige Möglichkeit, mit Ihrer unendlich großen Schuld weiterleben und »ins reine« kommen zu können. Wenn Sie dies so annehmen können und (noch) nicht an die eigene Zuverlässigkeit und Kraft glauben, so fangen Sie doch heute noch an, Jesus im täglichen Gebet um seinen Beistand zu bitten. Glauben Sie mir, gerade die Hinwendung zu diesem tapferen selbstlosen Menschen Jesus kann in Ihnen Kräfte wecken und Selbstvertrauen, die Sie stark machen gegen alles Böse, Häßliche, Niedrige und Egoistische, dem Sie in Ihrem Leben im Gefängnis und auch später in Freiheit immer wieder begegnen werden!
Tun Sie nie mehr anderen Menschen etwas Böses an – versuchen Sie es wenigstens – und denken Sie daran: jeder Mensch hat hier auf Erden nur dieses eine kostbare Leben!
Wenn ich Ihnen hier so viele gutgemeinte Ratschläge gebe, dann tue ich dies aus dem Bedürfnis heraus, Ihnen zu helfen. Damit Sie ein anderes, besseres neues Leben schon jetzt beginnen können, möchte ich als trauernde Mutter und aus unserer Erfahrung meine Gedanken, meine Gefühle und Hoffnungen an Sie weitergeben.
Lassen Sie sich helfen und bauen Sie an einem neuen Leben. Helfen Sie damit auch Ihrer Mutter – und uns.
Es denkt auch an Sie die Mutter von Christiane

Margarete Prinz

Vor vier Wochen habe ich ihn gesehen. Am 5. Februar das erste Mal. Die Termine für die Verhandlung in München waren für den 5., 10. und 12. 2. 1987 angesetzt worden, dann wurde noch der 18. darangehängt. Drei Tage reichten nicht.
Es war für uns ein großer Aufwand. Amorbach-München, viermal hin und zurück. Als am letzten Tag die Plädoyers drankamen, wurde mein Mann krank. Da bin ich halt alleine hingefahren.
Meine Mutter sagte: Wie könnt ihr da hinfahren. Und ich sagte: Selbst wenn Bernd nicht mitfährt, ich fahre hin, ich muß die Christiane vertreten, und ich muß mir diesen Mann angucken, dessen Hände solch eine schreckliche Tat begangen haben.
Er war ein Mensch wie du und ich und gar nicht häßlich. Ein kräftiger Junge, der vielleicht zwei Zentner wiegt. Ein blonder junger Mann, dem man so etwas nie zutrauen würde. Ich habe auch seine Hände gesehen. Die sahen gar nicht so aus, als wenn sie so brutal morden könnten, nein, eigentlich nicht.
Er saß auf der Angeklagtenseite, uns schräg gegenüber, wir saßen auf der Anklageseite, neben unserem Rechtsanwalt. Wir sind als Nebenkläger aufgetreten, nicht etwa, damit der junge Mann eine besonders hohe Strafe kriegt, wir wollten einfach die Gewißheit haben, daß er lernt, ein Mensch zu werden. Daß er eine psychiatrische Betreuung bekommt, daß er eine Berufsausbildung kriegt, daß ihm eine Chance zum Aufarbeiten gegeben wird.
Zwischendurch hat er ab und zu ganz kurz einen Blick zu uns herübergeworfen. Doch überwiegend hat er zum Richter geguckt, schon aus Scham.
Vielleicht habe ich schon deshalb einen anderen Sensor für den Mörder, weil ich ja auch Christiane in ihrer Drogenzeit erlebt habe. Weil ich weiß, wie gestört, wie unberechenbar Menschen werden, die aus der Bahn geworfen sind.

*Aus der Anklageschrift:*

Der Angeklagte wurde am 8. 2. 1968 als erster Sohn seiner damals 18 Jahre alten Mutter in Malching, einem kleinen Dorf im Landkreis Fürstenfeldbruck, unehelich geboren. Die Mutter entstammt einer traditionellen Metzgerfamilie. Der Angeklagte wuchs bis zu seinem 6. Lebensjahr bei seinen Großeltern mütterlicherseits auf. Die Eltern heirateten, als er ein Jahr alt war, gegen den ausdrücklichen Wunsch der katholischen Familie des Ehemanns, da die Mutter des Angeklagten evangelisch ist. Diese war von Anfang an im Gaststättengewerbe berufstätig und hatte für ihren Sohn nur wenig Zeit. Der Vater des Angeklagten war gelernter Metzger, der wegen einer Krankheit als Versicherungskaufmann umgeschult hatte.

Das Verhältnis des Angeklagten zu seinem Vater war immer schlecht. Dieser schlug das Kind häufig ohne Grund, vor allem, wenn er dem Alkohol zugesprochen hatte. 1973 wurde ein Bruder des Angeklagten geboren, den der Vater dem Angeklagten ganz offensichtlich vorzog.

Die Schulzeit des Angeklagten verlief nicht problemlos. Er störte häufig den Unterricht und zeigte ein oppositionelles Verhalten.

Im Jahre 1984 trennte sich die Mutter von ihrem Ehemann und zog mit ihren beiden Kindern nach München, wo der Angeklagte im Sommer des gleichen Jahres seinen Hauptschulabschluß machte.

Die Mutter fand im Fernsehturm am Olympiastadion eine Anstellung als Oberkellnerin. Nach zwei abgebrochenen Lehren und einer Zeit der Arbeitslosigkeit gelang es der Mutter des Angeklagten, diesen im Fernsehturm als Kioskverkäufer und Büffetkraft unterzubringen.

Daß ich diesen Prozeß mitgemacht habe, das war für mich so wichtig. Ich bin für Christiane hingefahren, ich mußte das für sie tun. Wenn in diesen Tagen lediglich der Name Christiane Prinz im Raum gestanden hätte, wer hätte da schon groß Notiz von ihr genommen? Dann steht der Mörder im Mittelpunkt, und das Opfer ist weg. Und die Familie, und daß da jemand leidet und trauert und Schreckliches durchmacht, das sieht ja niemand. Ich habe mir gesagt, die müssen wissen, wer da betroffen ist.

Ich habe auch ein paar Bilder von Christiane mitgenommen.

Bei der Verhandlung wurden den Richtern, den Beiräten und dem Verteidiger auch Bilder gezeigt von Christianes Zustand, wie sie aussah, als sie gefunden wurde. Da wendete sich die Beisitzerin voller Grauen ab. Dann wurde der Mörder gefragt, ob er sich die Bilder anschauen möchte. Nein, das wolle er nicht, hat er gesagt. Der Junge durfte sagen: Ich will mir die Bilder nicht angucken. Gemacht hat er es, doch anschauen mußte er sie sich nicht. Beinahe hätte ich dazwischengerufen: Ich bestehe darauf, daß der junge Mann das noch mal sieht!, aber ich hatte nicht den Mut dazu.

*Hassen Sie diesen Menschen?*

Eine tiefe Trauer, aber Haß, ich weiß nicht. Es ist irgendwie eigentümlich. Ich kann mich ärgern, kann schimpfen, kann entsetzt sein, aber so einen echten Haß - da bin ich eigentlich gar nicht der Mensch dazu.
Das konnte Christianes Chef, der Taxiunternehmer, um so besser. Der war beim zweiten Termin dabei und hat die Mutter des Mörders im Flur angepöbelt. Das könnte ich gar nicht, ich würde menschlich mit ihr reden. Wir standen im Gang in der Pause, der Rechtsanwalt, unsere Tochter, Peter und Christianes Freunde und Freundinnen, die alle von weit her angereist waren zur Verhandlung. Da sah ich die Mutter des Mörders auf einer Bank sitzen. Eine zierliche Frau von 37 Jahren. Wie ein Häufchen Unglück kam sie mir vor.
Da dachte ich noch: Gehst du jetzt auf sie zu? Möchtest du mir ihr tauschen? Hättest du lieber einen lebenden Mörder oder ein totes Opfer?

*Aus der Urteilsbegründung:*

Der Angeklagte wird wegen versuchter Vergewaltigung und wegen Mordes sowie wegen Diebstahls in Tateinheit mit Fahrens ohne Fahrerlaubnis zu einer Jugendstrafe von 8 Jahren verurteilt. Er war zur Tatzeit 18 Jahre und drei Monate alt. Nach § 105 Abs. 1 JGG war auf ihn Jugendstrafe anzuwenden, weil die Gesamtpersönlichkeit des Angeklagten unter Berücksichtigung seiner Entwicklung ergeben hat, daß er zur Zeit der Tat seiner sittlichen und geistigen Entwicklung nach noch einem Jugendlichen gleichstand.

Nach dem Prozeß brauchte ich erst einmal einige Tage, bis sich das alles ein bißchen gesetzt hatte. Dann habe ich mich hingesetzt und der Mutter einen Brief geschrieben.

*Amorbach, den 26. 2. 1987*

*Liebe Frau Obermeier,*
nachdem unser »gemeinsamer Prozeß« nun seit einer Woche abgeschlossen ist und wir hier zu Hause versuchen, das, was wir an den vier Verhandlungstagen in München sowie davor, dazwischen und danach gehört und erlebt haben, zu bewältigen, möchte ich nun auch an Sie schreiben.

Wir haben Sie, Sie haben uns an dem Tag Ihrer Vorladung gesehen. Glauben Sie mir, es war mir eigentlich ein Bedürfnis, Sie anzusprechen. Sie taten uns so leid, so allein draußen auf der Bank und drinnen auf dem Zeugenstuhl sitzen zu müssen. Doch eine innere und äußere Schranke hielt mich zurück, auf Sie zuzugehen. Vielleicht ging es Ihnen ebenso?

Nachträglich tat mir dies leid, und ich hoffte, Sie am letzten Tag der Plädoyers und Urteilsverkündung noch zu sehen, aber da waren Sie nicht da, was ich auch für Ihren Sohn bedauerte.

Natürlich kann ich Sie verstehen, daß Sie diese Öffentlichkeit meiden wollten – welche Mutter bekennt sich schon gern zu ihrem Sohn, der ein Menschenleben ausgelöscht hat? Ich weiß nicht, wer von uns Müttern das schwerere Los hat. Möchten Sie mit mir, möchte ich mit Ihnen tauschen? Ich wage nicht, dies zu beantworten, obwohl ich mir die Frage seit dem 22. Mai 1986 schon oft gestellt habe. Doch gibt es einen gravierenden Unterschied zwischen unseren Schicksalen: Unsere Leiden um unsere geliebte Tochter Christiane werden nie ein Ende haben bis zu unserem letzten Herzschlag.

Sie dagegen haben Ihren Sohn noch, und er darf leben und auf Freiheit hoffen. Sie können ihn sehen und sprechen und in gewisser Weise auch für ihn weitersorgen. Das ist eine große Chance für ihn selbst!

Hoffentlich können Sie als Mutter so auf ihn einwirken, daß er nie mehr einem Mädchen, einer Frau etwas zuleide tut! Er sollte sich immer vor Augen halten, daß seine Mutter einst auch ein Mädchen war – und jedes Mädchen kann künftige Mutter sein –, und die Kinder wollen doch zu einer Mutter aufschauen und sie liebhaben. Könnte Ihr Sohn Ihnen diese Qualen antun, die er unserer Christiane zugefügt hat? Wie würde er reagieren, wenn ein anderer (junger) Mann Ihnen so etwas Schreckliches zuleide täte?

Ich glaube, es ist sehr wichtig, daß Ihr Sohn sich diesen Fragen stellt – gerade in bezug auf Sie, liebe Frau Obermeier. Denn, wenn er sich klarmacht, daß theoretisch Ihnen dasselbe bei einem Überfall passieren könnte, kann in ihm vielleicht auch das Mitgefühl für ein fremdes Mädchen geweckt werden, das gewalttätig bedroht, mißbraucht und sogar ermordet wird.

Versuchen Sie doch bitte in Gesprächen und Briefen diese Fragen, Ihre Ansichten und Gefühle ganz eindringlich und freimütig mit Ihrem Sohn zu klären! Ihnen gegenüber wird er sich vielleicht öffnen und darüber sprechen können. Er muß sich unbedingt in das Opfer hineinversetzen, um zu begreifen, was er getan hat; er muß das nachfühlen, damit er so etwas nie wieder tun kann! Das, was er am 22. Mai 1986 getan hat, möge ihm Mahnung und Warnung sein und bleiben!

Ein junges Menschenleben ausgelöscht zu haben, ist nicht rückgängig und wieder gutzumachen. Ihr Sohn kann dies nur bewältigen, indem er künftig jedes Mädchen, jede Frau, jeden Menschen achtet, ihm hilft, wo er hilfsbedürftig ist, und versucht, mit jedem in Frieden zu leben, immer und überall. Da er eine Berufsausbildung erhalten wird und Gesprächstherapie stattfinden soll, wünschen und hoffen wir für ihn selbst wie auch für Sie, Frau Obermeier, und für die spätere Umgebung Ihres Sohnes, daß er sein Leben fest und zielstrebig in die Hand nehmen kann und Menschen findet, die seinen Lebensweg begleiten und festigen, damit er noch einigermaßen glücklich oder wenigstens zufrieden werden kann.

Wie wir im Laufe der Verhandlungen hörten, hatten Sie kein leichtes Leben. Und nun müssen Sie dies noch erleben. Versuchen Sie aber nicht, in Selbstvorwürfen unterzugehen, das bringt niemanden weiter, Sie selbst schon gar nicht. Sie haben noch einen jüngeren Sohn, der Sie auch nötig braucht. Seien Sie ihm eine gute Mutter und besprechen Sie mit ihm auch das, worum es in diesem Brief geht – er wird es sicher begreifen.

Daß wir mit der einzigen uns verbliebenen Tochter und den Freunden und Freundinnen von unseren beiden Kindern an allen vier Prozeßtagen teilgenommen und erst dadurch all die schrecklichen Einzelheiten des Tatgeschehens erfahren haben, mag Sie verwundern. Doch waren wir dies unserer Christiane schuldig, es war der letzte Liebesdienst für sie. Wir mußten das Leid, das sie bis zum letzten Atemzug auszuhalten hatte, selbst durchleiden und werden dies bis an unser Lebensende tun; aber damit müssen wir weiterleben. Am schlimmsten waren die Nächte und werden es bleiben. Doch ist uns die Kraft geschenkt, dies Schlimme auszuhalten – »es ist vollbracht«, Christiane hat ausgelitten. Das ist ein einziger gewisser Trost.

27 Jahre Erziehung, Aufbau, Freud und Leid miteinander teilen und tragen, das ist eine lange Zeit. Da hofft man, daß dieses Leben gut verläuft. Doch unsere und Christianes Hoffnungen waren vergeblich. Jeder von uns hat seine Lebensaufgabe und sein Schicksal, und wir alle müssen das möglichst Beste daraus machen.

Wir denken nicht erst seit heute an Sie, sondern schon seit über neun Monaten! Wir brauchen *alle* viel Kraft!

In schicksalshafter Verbundenheit

Ihre
Margarete und Bernd Prinz

München, 28. 3. 1987

*Liebe Frau und Herr Prinz!*
Nicht ohne Absicht habe ich so lange gezögert, mich von ganzem Herzen für Ihren so lieben Brief zu bedanken! Ich mußte und wollte Ihre Zeilen erst noch einmal eine Zeitlang auf mich wirken lassen. Diese »Wirkung« ist nun die, daß ich mich durch Ihre Haltung und Einstellung doch sehr entlastet fühle, was keineswegs heißt, daß die ganze Sache an »Gewicht« verloren hat.
Die Situation und damit verbunden auch die weiteren Jahre liegen nach wie vor sehr schwer auf meiner Seele, und ich muß zusehen, wie ich dennoch ein ausgeglichener und belastbarer Mensch bleibe und den positiven Blick in die Zukunft behalte. Denn ich muß ja arbeiten, eine Arbeit, die schon an sich anstrengend ist, aber zusätzlich engen Kontakt mit Menschen bringt, die von meiner inneren Verfassung nichts spüren und mitbekommen dürfen. Das bezieht sich ebenso auf den Schauplatz meiner Tätigkeit als auch auf das, was von meinem Familienleben übrig geblieben ist, nämlich mein anderer, ja noch sehr junger Sohn.
Glauben Sie mir, liebe Familie Prinz, auch ich denke schon seit dem 22. 5. 86 an Sie!! Es war mir aber nicht möglich, Ihre Adresse zu bekommen. Als ich dann am zweiten Verhandlungstag Ihnen gegenüberstand, hatte ich zwar das Bedürfnis, Sie anzusprechen, aber einfach nicht die Kraft dazu. Nachdem der Taxiunternehmer mich in der Pause noch so dumm anpöbelte, war es sowieso aus, da hatte ich auch keinen Mut mehr.
Sie haben recht: man braucht viel, viel Kraft! Und die haben Sie mir gegeben mit Ihrem Brief und der großmütigen Haltung, die daraus spricht.
Haben Sie Dank, und seien Sie versichert: auch wenn ich – äußer-

lich sichtbar – nur wenig darauf reagiere, so ist doch der Geist und der Trost aus Ihrem Brief bei mir fruchtbringend angekommen!

In diesem Sinne
Ihre stets dankbare
Gertrud Obermeier

Christiane hat ein Leben gehabt, so reich an Höhen und Tiefen wie kaum ein lebender Mensch oft bis ins hohe Alter hinein: die negativen Seiten ihrer Sucht, dieses Tieffallen in Löcher und Abgründe, und dann diese Wiedergeburt, dieses Glück des Zurückfindens vor drei Jahren. Sie hat ihr Leben vollendet, wenn man so will.
Jetzt, fast ein Jahr danach, beginne ich festzustellen, wie doch die Zeit die Wunden langsam heilt. Irgendwo hat dieser Spruch wirklich seine Berechtigung, und das ist gut so und sollte allen verwaisten Müttern ein Trost sein.
Erst wächst lange kein Häutchen über die offene Herzenswunde. Doch allmählich bildet sich eine Heilschicht, die fester, tragfähiger wird. Ich muß nicht mehr dauernd an all das Schreckliche, Traurige, Verlorene denken, weil ich gelernt habe, daß keiner eine Lebensversicherung auf ein langes Leben, auf Gesundheit, Glück und Wohlergehen hat. Gerade Menschen wie ich, Menschen aus der Kriegsgeneration, mußten sich schon sehr früh mit dem Tod, dem Unendlichen, dem Leiden und dem Verlassen dieser Welt befassen. Das kommt mir jetzt vielleicht ein wenig zugute.
Heute bin ich soweit, daß ich dankbar und mit Freude die Kinderalben betrachte, Erinnerungen lese und bedenke, getröstet mit Christiane Zwiesprache halte. Manchmal bin ich dankbar für Tränen. Und ich beginne jetzt, farbigere Sachen anzuziehen. Was mich so traurig macht: Es gab keine tiefen Gespräche mehr über diese schweren zwölf Jahre. So viele Fragen lagen mir am Herzen, aber Christiane konnte noch nicht darüber reden. Später, Mama, sagte sie immer, du mußt warten. Es muß noch so viel zuwachsen, verdaut werden, reifen in mir, das braucht noch Zeit.
Nun wird das Tor zu ihrer Seele mit allem, was sich an Traurigem und Häßlichem, aber auch an Gutem und Schönem dort

angesammelt hatte, uns für immer verschlossen bleiben. Alles, was Christiane wichtig war und sie formte, was sie reich und reif machte, wird nie mehr verstehbar für uns sein.
Das ist mir sehr, sehr schmerzlich.
Im Sommer, als die Nächte so mild waren, habe ich fast jede Nacht am offenen Fenster gestanden und in den Sternenhimmel hinaufgeschaut, und jeden Tag rückte die Kassiopeia ein Stückchen höher.
Im August kommen ja öfter Sternschnuppen. Ich dachte immer, gibt es in diesem Jahr keine Sternschnuppen, denn ich sah keine.
Eines Nachts stand ich wieder mal auf, weil ich so unruhig war, ging ans Fenster und dachte: Christiane, wo bist du denn? Vielleicht schaust du hier herunter, irgendeine Kontaktlinie, irgendeine Wellenlänge muß es doch noch zwischen uns geben.
Dann hielt ich ein wenig Zwiesprache mit diesem Kind, das so entrückt ist, und beugte mich, was ich sonst nie getan habe, weit aus dem Fenster und sah zum Giebel hoch. In diesem Augenblick kommt, nur für Sekunden, eine Sternschnuppe über unser Haus. Da dachte ich: Christiane, ich danke dir für dieses Zeichen.

# Verschollen

Nicht Schiffen - wie wäre ein Schiff mir schuld -
nicht dem Meer mache ich Vorwürfe: von hoher See
rettete ich mich ja in den Hafen, den Anker
warf ich aus und die Haltetaue machte ich fest -
ja, zum Hades-Hafen gelangte ich so, von des
mächtig rasenden Nordsturms sausenden
Schlägen vorwärts gepeitscht.
Nur Asche brachte die unglückliche Mutter in die
Heimat zurück. Zosimos beweinst du, Kallistion,
den du mit dem ersten Bartflaum am Kinn hier
gebettet hast.

*Auf einem Kindergrab in Erythrai,*
*1. Jh. n. Chr.*

Olivers Mutter: »Ich hab nichts als dieses eine Prozent Hoffnung. Und genau diese Hoffnung bedeutet mir so viel und ist mir auch schon wieder viel zuviel.«

*Am 18. August 1983 verabschiedete sich Martha von ihrem fünfzehnjährigen Sohn Oliver. Der Vater seines Schulkameraden Ali nahm ihn mit auf eine Urlaubsreise nach Jugoslawien.*
*Von ihrem Campingplatz von der Insel Cres wollten die beiden Kinder zu einer Bootsfahrt starten. Seit jenem 5. September fehlt von Ali und Oliver jede Spur.*
*Eine Kette unglücklicher Umstände nährt in der 43jährigen Büroangestellten Martha auch heute noch den Zweifel, ob ihr Sohn auch wirklich ertrunken ist, wie die Polizei vermutet.*
*Martha lebt in einer Großstadt in Süddeutschland.*

*Ali und Oliver gehören zu den rund 26 000 Jugendlichen im Alter von 14 bis 17 Jahren, die jedes Jahr in der Bundesrepublik als vermißt gemeldet werden.*[93]

Vielleicht schaffe ich es noch mal, zu akzeptieren, daß Oliver doch ertrunken und nicht entführt worden ist.
Vielleicht hätten diese schlimmen Zwiespälte gar nicht erst eine Chance bei mir gehabt, wenn nicht diese Monika mit solchen Schauermärchen dahergekommen wäre.
Monika war meine Freundin und die Mutter von Olivers Schulkameraden. Oliver war oft mit Ali zusammen gewesen, auch am Wochenende, weil die beiden Buben dasselbe Gymnasium besucht hatten. Sie spielten miteinander, sie machten zusammen die Hausaufgaben, weil der Ali in der Schule schlechter war als mein Bub.
Achtzehn Jahre lang war Monika mit Iradj, einem Perser, verheiratet gewesen, von dem sie auch Ali hatte. Als Monika und ich noch befreundet waren, hat sie mir oft vorgejammert, wie schwer es mit ihrem Mann sei. Sie mußten heiraten, weil ein Kind unterwegs war. Iradj, der damals noch in Teheran studierte, hatte ihr aus Persien eine Schachtel mit Spritzen geschickt, damit das Kind weggeht. Aber sie wollte das Kind behalten.
Einige Monate bevor das mit Oliver und Ali passierte, war Monika ausgezogen und hatte sich mit ihrem Freund Helmut eine gemeinsame Wohnung genommen. Sie wollte sich scheiden lassen von ihrem Mann.
Zwar soll er ihr angeblich des öfteren damit gedroht haben, er würde den Ali entführen, wenn sie ihn verließe. Aber das hat sie ihm nie geglaubt.
Nur dann, eine Woche, nachdem Oliver und Ali mit ihrem Boot aufs Meer hinausgefahren waren und nicht mehr wiedergekommen sind, da hat die Monika zu mir gesagt: Ich geh mit dir zur Polizei und sage gegen meinen Mann aus. Der Iradj hat Ali und Oliver bewußt mit in Urlaub nach Jugoslawien genommen und dabei in den Nahen Osten verschleppt, aus Rache, weil ich

mich von ihm scheiden lassen will. Und dein Kind hat er praktisch gleich mitentführt, damit es nicht so auffällt.
Erst war ich ganz platt. Aber dann dachte ich, vielleicht hat sie recht. Es wäre ja nicht das erste Mal, daß so etwas passiert, vorallem mit Ausländern.

*Hatten Sie unter diesen Umständen nicht Angst davor, Ihren Sohn Oliver mit Ali und seinem Vater in Ferien zu schicken?*

Nein, darüber hatte ich mir damals keine Gedanken gemacht. Ich kannte ja den Iradj, und so mies war der auch wieder nicht. Und die Kinder waren völlig aus dem Häuschen: drei Wochen Ferien im Zelt, am Meer, auf einem Campingplatz auf der Insel Cres. Am 18. August sah ich Oliver zum letzten Mal.
Am Tag vor ihrer Abreise haben wir hier, in dieser kleinen Wohnung, ein richtiges Matratzenlager veranstaltet. Normalerweise schlief der Oliver in meinem Zimmer, das war Schlaf- und Kinderzimmer in einem. Doch damals durften sich die Kinder auf Matratzen im Wohnzimmer ausbreiten, und die Monika übernachtete bei mir.
Zum Frühstück habe ich extra noch Olivers Lieblingskuchen gebacken. Er stand auf Süßes. Dann brachte Alis Mutter die Kinder zu ihrem Mann.
Der Anruf kam am 7. September, drei Tage vor der geplanten Heimreise. Ich kann mich noch so genau daran erinnern. Es war an einem Mittwochabend, und ich hatte mich nach einem hektischen Bürotag gerade in die Badewanne gelegt. Ich lag da, im Wasser, und überlegte, was ich alles einkaufen werde, wenn der Bub am Wochenende zurückkommt. Was er alles kriegt, was er gerne ißt, was ich ihm alles koche. Ich war so richtig rundherum zufrieden.
Später konnte ich mir das lange nicht verzeihen, daß ich an jenem Abend einfach so in der Wanne gelegen war, als Mutter, ohne zu spüren, daß mein Kind vielleicht schon tot war.
Gegen 21 Uhr klingelte das Telefon. Erst überlegte ich noch, ob ich mich stören lassen sollte, dann stieg ich aus dem Wasser, band mir schnell ein Handtuch um, lief in den Flur und nahm den Hörer ab. Die Schwester vom Iradj war dran: Die Kinder sind weg, seit Montag schon, mit einem Boot aufs Meer und immer noch nicht zurückgekommen.

Erst einmal habe ich überhaupt nichts kapiert. Als sie aufgelegt hatte, merkte ich, wie mir so langsam dämmerte, was das bedeuten konnte. Dann bin ich halb durchgedreht, habe meine Mutter in Klagenfurt angerufen, die Monika angerufen, meine Schwester angerufen, die gleich zu mir gefahren ist. Sie blieb in dieser Nacht bei mir.
Am anderen Morgen fuhr ich mit dem Taxi ins Büro. Ich war gerädert und zu nichts anderem mehr fähig als zu weinen. Eine jugoslawische Arbeitskollegin hat pausenlos versucht, die Polizei in Mali Losinj zu erreichen, dem Ort, wo sie angeblich mit ihrem Boot hinwollten. Doch die Polizei wußte nichts, konnte nichts sagen.
Am besten, Sie fliegen selber hin, meinte mein Chef und drückte mir einen Scheck für das Flugticket in die Hand. Innerhalb einer Stunde waren die Monika und ich bereit zum Abflug. Wir haben gerade noch eine Maschine nach Belgrad erwischt mit Umsteigen nach Rijeka, wo wir um neun Uhr abends ankamen. Da ging kein Schiff mehr auf die Insel. Es war schrecklich. Wo wir so nahe an der Wahrheit dran waren und doch so weit weg. Ein deutschsprachiger Taxifahrer fuhr uns zur zuständigen Polizei. Die haben nur mit den Schultern gezuckt und uns eine Zeitung gezeigt, in der die Kinder gesucht wurden. Auf der Titelseite, ganz groß. Wir nahmen jede Menge Schlaftabletten und übernachteten in einem Hotel.
Der Taxifahrer brachte uns am nächsten Tag zum Hafen. Und dann mit dem Schiff auf die Insel Cres. Siebzig Kilometer lang ist die Insel, siebzig Kilometer sind wir in einem Bus an der Küste entlang gefahren, stundenlang, den Blick auf dieses Meer.
Ich sah ihn überall. Es gab keinen Strand, keinen Campingplatz, keine Eisdiele, keinen Spielplatz, wo ich ihn nicht gesehen hätte, meinen Buben. Ich dachte, ich werde wahnsinnig in diesem Bus.
An der Endstation fuhr uns der Busfahrer in seinem Privatauto zum Campingplatz. Iradj fiel aus allen Wolken, als er uns kommen sah. Die Zelte waren bereits abgebaut, er wollte gerade aufbrechen. An einer Wäscheleine zwischen zwei Bäumen hingen noch ein paar Badehosen von den Kindern. Und die Kinder waren einfach nicht mehr da.

Wortlos halfen wir den Rest zusammenzupacken.
Durch die Zeltreihen kam ein Mann auf uns zu und sagte: Neumaier, Bietigheim, Sie müssen entschuldigen. Aber ich konnte ja nicht ahnen, daß die beiden es nicht auch alleine schaffen würden.
Es waren starke, kräftige Burschen, sagte der Mann. Sie haben mir immer zugeschaut, vom Strand aus, wenn ich am Morgen in mein Paddelboot gestiegen und zu einer anderen Bucht gefahren bin. Am vergangenen Montag haben sie mich gefragt, ob sie mit mir kommen dürfen. Sie wollten sich beim Bootsverleih ein Kanu nehmen und hinter mir her nach Mali Losinj paddeln. Der Vater habe es erlaubt, und sie würden sich auch beeilen. Ich solle draußen auf sie warten, an der großen Boje am Ende der Bucht.
Ich saß wie auf Nadeln, sagte der Mann. Ich mußte unbedingt noch vor Mittag die andere Insel erreichen. Es war halb elf. Und die Geschäfte machten um ein Uhr zu. Und zwei Stunden sind das mindeste für diese acht Kilometer, die einfache Strecke. Mit Kindern vielleicht drei. Und die Kinder kamen und kamen nicht.
Da bin ich halt alleine losgefahren, sagte der Mann. Spiegelglatt ist das Meer gewesen, nur ab dem Leuchtturm um die Ecke, Richtung Mali Losinj, da gab's ein paar Wellen. Aber nicht so tragisch. Ich habe gemeint, sagte er, das schaffen die Kinder spielend. Ich sah keinen Anlaß zurückzupaddeln, um die Kinder zu warnen. Nur als ich meinen Einkauf erledigt hatte und im Boot ein Stück aufs Wasser gefahren war, da merkte ich, daß die Bora bläst und schlimme Wellen auf mich zukamen. Es war mir klar, ich mußte umdrehen. An Land habe ich bis fünf Uhr nachmittags gewartet. Dann war es wieder ruhig. Dann bin ich wieder zurückgepaddelt.
Aber daß unsere Kinder inzwischen erbärmlich abgesoffen sein könnten, hat Sie wohl immer noch nicht beunruhigt, Sie Unmensch, schrie ich ihn an.
Ich habe selbst Kinder, meinte er noch, ich weiß, wie Ihnen zumute ist.
Ihr Mitleid können Sie sich sparen, sagte ich, und bat ihn zu verschwinden.
Diese braungebrannte Unschuldsmiene, dieser Mensch aus Bie-

tigheim, ich habe ihm damals den Tod gewünscht. Und seinen Kindern auch.

Der zweite, dem ich den Tod gewünscht hätte, war der Iradj, der sich keinen Deut um die beiden Buben gekümmert hat. Wie konnte er die Kinder überhaupt alleine aufs Wasser lassen, ohne daß sie jemals zuvor in einem Boot gesessen waren? Warum hat er sich auf diesen fremden Menschen verlassen? Warum ist er erst um 20 Uhr mit dem Auto zur Polizei nach Mali Losinj gefahren und hat die Kinder als vermißt gemeldet? Um 21 Uhr sind sie erst mit einem Rettungsboot aufs Meer gefahren, haben gesucht und haben natürlich nichts mehr gefunden.

Als wir die restlichen Sachen im Auto verstaut hatten, fuhren wir zur Ausfahrt. Der Campingplatzmensch hat das Geld für die Buben nicht angenommen, hat mir die Hand geschüttelt und irgend etwas auf jugoslawisch gesagt. Dann gab er mir Olivers Reisepaß.

Ich wollte noch zur Polizei, zum Bootsverleiher. Ich wollte noch unbedingt dableiben, noch suchen, noch reden. Aber der Iradj meinte, das sei zwecklos, die würden uns auch nicht mehr helfen können, die würden uns auch nichts anderes sagen als das, daß sie bisher noch nichts gefunden haben.

Das war etwas, was mir später immer wieder durch den Kopf gegangen ist. Er hat kein schlechtes Gewissen gehabt, er hat keine Träne verdrückt um die Kinder, er hat so getan, als ob jetzt alles weitergehen müßte. Das hat mich auch immer wieder denken lassen, daß er es war, der die Kinder verschwinden hat lassen.

Ich saß wie hypnotisiert in diesem leeren Auto und starrte auf dieses Meer hinaus. Auf dieses stahlgraue Meer, dem ich mich so gerne überlassen hätte. Es war schon finster geworden draußen.

In diesem leeren Auto ging mir die ganze Tragweite des Geschehenen erst so richtig auf. Oliver ist nicht mehr da. Ich werde seine Koffer auspacken, seine Wäsche in die Waschmaschine stopfen, den vielen Sand wegmachen aus seinen Sachen, die gefundenen Seeigel fertig trocknen - ohne Oliver. Und dabei immer diesen stinkenden Geruch von Meer.

Wie können Menschen überhaupt hier Urlaub machen in dieser

elenden Landschaft. Die Pinienbäume standen da, in der Dämmerung, wie stachelige Ungeheuer. Und die bunten Lämpchen der Cafés, an denen wir vorüberfuhren, blinkten mir zum Spott.

Die erste Woche zu Hause in Stuttgart traute ich mich nicht in meine Wohnung. Ich wurde beurlaubt von meinem Chef und wohnte bei der Monika.

Am nächsten Tag mußten wir zur Polizei, die Monika und ich, um eine Vermißtenmeldung aufzugeben. Protokoll um Protokoll. Leider Gottes hatten wir einen sehr ungerechten, scharfen Kommissar. Er hat uns vernommen, und wir haben ihm gesagt, daß die Kinder womöglich von Alis Vater entführt worden waren. Wir haben ihn gebeten, der Sache nachzugehen. Doch er meinte nur, wir müßten uns damit abfinden, daß die Kinder tot sind. Alles andere seien nur Hirngespinste von uns. Er hat uns in dieser Hinsicht überhaupt nicht unterstützt.

Dann bin ich laufend zu Wahrsagern gegangen, wie verrückt war ich hinter denen her, um etwas zu erfahren. Zwei Astrologinnen, bei denen ich war, sagten, daß er tot sei. Und ein Pendler aus Eßlingen hat gesagt, daß er lebt. Daß die Kinder in der Gewalt einer Frau und eines Mannes sind, entführt worden sind nach Griechenland, die Küste runter, bis auf die Insel Lesbos. Dort hausen sie jetzt in irgendeiner Burg.

Und wieder sind wir zum Kommissar gegangen, die Monika und ich. Da ist er hysterisch geworden und hat uns angebrüllt, ob wir denn meinten, daß er nur für uns da sei und sonst für niemanden. Und daß das alles der reine Humbug sei.

Da sagte ich: Ja, entschuldigen Sie, das sind ja schließlich unsere Kinder. Haben Sie denn kein Kind? Was würden Sie denn an unserer Stelle tun?

Er hat die Achseln gezuckt und geschwiegen. Ich habe ihn dann so lange gebettelt, bis er sich einverstanden erklärt hat, der Sache nachzugehen. Er wollte das Bundeskriminalamt in Wiesbaden einschalten. Die werden ihn zwar für verrückt halten, wenn er mit solchen Geschichten kommt, hat er gesagt, aber er wird es machen.

Und er hat es auch gemacht. Aber herausgekommen ist nichts.

Wir sind dann auch ins griechische Konsulat gegangen und

haben mit dem Konsul gesprochen. Wir würden auch mit runterfliegen, haben wir ihm angeboten. Das sei unmöglich, hat er gemeint, das sei nur mit sehr vielen Kosten verbunden, wir sollten das bleiben lassen.

Zum Schluß hat er uns angeboten, die Sache an die Interpol weiterzuleiten.

Aber gebracht hat das im Endeffekt auch nichts.

Die ersten Nächte bei der Monika waren ein einziger Alptraum. Wir schliefen zu zweit im Kinderzimmer, und ihr Freund Helmut war allein im Schlafzimmer. Jede Nacht, um halb drei, ich hätte die Uhr danach stellen können, bin ich aufgewacht, weil es an der Haustüre geklingelt hat. Ich hatte das Klingeln noch richtig im Ohr, als ich wach wurde. Und in der Früh sage ich zur Monika, du, heute nacht hat es bei dir geläutet. Dann sagt die Monika, ja hast du das auch gehört? Wir hatten alle beide das Klingeln gehört.

Einmal ist die Monika sogar aufgestanden in der Nacht und hat vor die Haustür geschaut. Aber es war niemand da.

Auch als ich wieder in meiner Wohnung war, hörte ich es klingeln. Ich schlief auf der Wohnzimmer-Couch, denn ins Schlafzimmer traute ich mich nicht hinein. Da lag ich und hatte fürchterliche Träume, bis es wieder geklingelt hat und ich aufgewacht bin. Und jedesmal war es halb drei.

Ich träume auch heute noch von ihm, jede Nacht, seit er weg ist. Aber in den ersten Wochen waren die Träume besonders schlimm. Ich hatte so fürchterliche Träume vom Kind, daß ich beim Aufwachen gar nicht mehr fähig war, einen klaren Gedanken zu fassen, weil jede Nacht das Kind bei mir war.

Einmal ist er gekommen und hat gesagt, so, jetzt bin ich wieder da. Jetzt ziehst du mir meine ganze Schmutzwäsche von Jugoslawien aus, die müssen wir jetzt durchwaschen, die brauche ich jetzt wieder.

Ein anderes Mal waren wir im Wellenbad, in Kochel am See. Wir sind ganz normal darin geschwommen, und plötzlich ging ein Wellenrauschen an. Die Wellen wurden immer stärker und höher und so rauschend, daß ich sagte, Oliver, jetzt müssen wir raus, sonst schaffen wir es nicht mehr. Aber der Oliver wollte nicht raus. Da bin ich zornig geworden und habe das Kind gepackt, und wir sind geschwommen und geschwommen und

gerade noch an den Beckenrand gekommen. Dann habe ich ihn rausgehievt und bin ihm nach. Ganz zerschmettert sind wir am Beckenrand gelegen und haben kein Wort miteinander gesprochen.
Was ich auch heute noch oft träume, ist, daß ich aufs Wasser fahre und ihn suche. Das Meer ist eigentlich gar kein richtiges Meer, sondern ein so seichtes Gewässer, daß ich mir jedesmal sage, das gibt es doch nicht, daß in einem solchen Wasser das Boot und die Kinder verschwinden.
In diesen ersten Wochen rief ich nochmals den Mann aus Bietigheim an. Ich wollte einfach noch mal alles von ihm wissen. Da sagte er mir, daß am Tage vor dem Verschwinden der Kinder ein Österreicher und sein Sohn ebenfalls mit einem solchen Boot verschwunden seien. Der soll von Mali Losinj aus aufs Meer gefahren sein. Er versprach mir, einen Zeitungsausschnitt mit der entsprechenden Meldung zu schicken.
Ich habe sofort versucht, die Adresse der Mutter dieses Kindes ausfindig zu machen. Aus dem Zeitungsausschnitt konnte ich nur ermitteln, daß die Familie in Niederösterreich wohnt. Der Kommissar war dann doch so nett, mir zu helfen. Ich habe die Mutter angerufen und habe sie gefragt, wie denn das alles bei ihnen gewesen sei.
Als die beiden nach zwei Stunden immer noch nicht zurückgekehrt waren, sagte die Frau, verständigte sie die Polizei, die dann aufs Wasser fuhr. Sie haben nichts gefunden, bis heute. Weder Mann, noch Sohn, noch Boot.
Wie war denn das Meer, das Wetter am Tag darauf, als unsere Kinder verschwunden sind, wollte ich wissen.
Dazu könne sie mir leider nichts sagen. Sie sei tagelang nur noch auf ihrem Zimmer gesessen und war nicht mehr ansprechbar.
Irgend etwas muß faul sein, da unten, sagte sie noch, da muß Menschenhandel getrieben werden oder sonst irgend etwas Mysteriöses.
Sie ist auch zum Wahrsager gegangen, wie ich, und hat auch nicht viel erreicht, wie ich.
Auch heute halte ich noch Kontakt zu dieser Frau aus Niederösterreich. Auf dem Weg zu meiner Mutter nach Kärnten, vor ein paar Wochen, habe ich einen Umweg gemacht und sie

besucht. Sie hat, genau wie ich, dieses kümmerliche Stück Hoffnung noch nicht aufgegeben.

Damals, in der ersten Zeit muß ich sagen, dachte ich allerdings nur an den Tod. An einem dieser leeren Abende war ich zu der Ansicht gekommen, daß mein Leben sinnlos ist. Wenn es schon tot sein soll, dieses Kind, dachte ich, dann will ich wenigstens zu ihm. Und da habe ich etliche Packungen Schlaftabletten aus der Schublade geholt und die mit viel Alkohol hinuntergespült. Ich wollte nie mehr aufwachen.
Als ich am nächsten Tag im Büro fehlte und auch nicht ans Telefon ging, wußten die, was los war. Sie haben jemanden geschickt, der so lange geklingelt und gegen die Türe gepoltert hat, bis ich aufgewacht und aufgestanden bin. Und mich fürchterlich übergeben mußte.
Seither habe ich es aufgegeben zu sterben.

Ein paar Monate später kam dann die Monika auf mich zu. Sie lag mir ständig in den Ohren, daß sie unbedingt wieder in die Arbeit muß. Sie war arbeitslos und dachte, zu Hause würde sie verrückt.
Da ging ich zu meinem Chef und bat ihn, sie einzustellen als Sachbearbeiterin, wenigstens vorübergehend und wenigstens mir zuliebe.
Am 1. Dezember 1983 fing sie bei uns an. Sie saß bei mir im Zimmer und es war gut so, weil wir immer wieder mal, so zwischendurch, von den Kindern reden konnten und wie es uns mit unserer Trauer geht.
Nach ein paar Monaten, um Ostern 1984, begann unsere Beziehung abzubröckeln. Es waren nur Kleinigkeiten, die mir auffielen, winzige Vorkommnisse, die mich an ihrem Charakter zweifeln ließen. Eine Sache ist mir dabei besonders in Erinnerung geblieben.
Jeden Tag, nach Büroschluß, sind wir zunächst einmal gemeinsam durch die Stadt gebummelt. Da hat sie immer gesagt, ach laß uns doch noch etwas bummeln gehen und uns was kaufen, damit wir uns trösten. An jenem bewußten Tag wollte die Monika partout nicht heim, weil der Helmut auf Geschäftsreise war. Und da wollte sie nie heim in die große Wohnung.

Da gehen wir jetzt rein und kaufen uns einen Ring, sagte sie, als wir gerade vor dem Schaufenster eines netten Schmuckgeschäfts standen. Ich sagte, du Monika, ich habe kein Geld dabei und auch keinen Scheck. Das macht doch nichts, sagte sie, ich leg das für dich aus.

Ich fand tatsächlich einen Ring, der mir gefiel. Die Monika fand nichts. Nur den meinen fand sie so schön, daß sie sagte, den nehme ich.

Den habe ich mir ausgesucht, warf ich ein, ein wenig verärgert vielleicht.

Du kannst ihn ja sowieso nicht bezahlen, sagte sie, so richtig schadenfroh.

Ich war ganz verdattert und wollte mich nicht mit ihr streiten mitten im Geschäft. Der Verkäufer hat ohnehin schon so merkwürdig geschaut. Sie können den Ring ja zurücklegen lassen und morgen bezahlen, bot er mir an. Vielen Dank, sagte ich, und ging hinaus.

Die Monika hat schnell bezahlt und ist mir nachgelaufen. Jetzt brauchst du dich doch nicht so aufzuführen wie ein beleidigtes Kind, nur weil du dir einen Wunsch nicht erfüllen konntest, sagte sie. Alle Wünsche gehen halt nicht in Erfüllung.

Ich habe sie stehengelassen und bin wortlos weitergegangen. Von diesem Tag an habe ich sie nicht mehr angeschaut und nicht mehr gegrüßt.

Ich weiß noch, wir hatten denselben Garderobenschrank. Ihr Mantel hing bei meinem. Da muß sie einen Brief in meine Manteltasche gesteckt haben, in dem sie schrieb, es täte ihr ja so furchtbar leid und ich solle wieder gut sein mit ihr. Ich habe ihr verziehen, aber ein Stachel blieb.

Bis es dann ganz aus war, kurz vor Weihnachten.

Eine Woche vor Weihnachten kam die Monika ganz aufgelöst ins Büro. Sie müsse Urlaub nehmen, ihr Helmut sei krank geworden, er komme vorzeitig von einer Geschäftsreise aus Indien zurück, sie müsse ihn vom Flughafen abholen. Ich solle sie beim Chef entschuldigen. Und weg war sie.

Tags darauf ruft mich Helmut im Büro an und sagt: Martha, ich habe eine freudige Mitteilung für dich.

Was, du, eine freudige Mitteilung für mich, das kann ich mir gar nicht vorstellen.

Ja, sagt er dann, die Kinder leben, ich hab sie gesehen.
Mir ist beinahe der Hörer aus der Hand gefallen. Ich bekam keine Luft mehr.
Ich komme heute abend mal kurz vorbei, sagte er noch. Dann legte er auf.
Ich rief meine Schwester an. Die holte mich ab. Wir fuhren heim. Ich wußte nicht, soll ich lachen oder weinen. So gegen 18 Uhr klingelte es, und er war da, das Gesicht blau unterlaufen. Er hat fürchterlich ausgesehen.
Ich sagte: Helmut, um Gottes willen, wie siehst du denn aus? Was ist denn mit dir passiert?
Die indische Geheimpolizei hat mich zusammengeschlagen, gab er zur Antwort. Es ist in Bombay passiert, auf offener Straße, und sie haben mich gleich ins Krankenhaus gebracht. Als ich wieder einigermaßen zusammengeflickt war, bin ich mit einer Krankenschwester ins Gespräch gekommen, über Gott und die Welt, wie man halt so redet. Ich habe auch von euch erzählt und von den Kindern. Da hat sie spontan reagiert und gesagt, sie wüßte ein Hotel, in dem zwei deutsche Kinder arbeiten.
Ich bin natürlich gleich los, sagte der Helmut, auf der Stelle in dieses Hotel. Es war ein Hotel unter deutscher Führung, ein Haus für bessere Leute, für hochgestochene Indien-Touristen.
Und dann sagte er doch glatt, dort hätte er den Oliver und den Ali getroffen.
Du tickst wohl nicht mehr ganz richtig, sagte ich.
Aber nein, meinte er. Ich hab sie gleich beim Krawattl gepackt und sie gefragt, was denn los sei.
Wir sind von daheim abgehauen, weil es uns nicht mehr gepaßt hat, hätten die Kinder angeblich gesagt. Die ewige Bevormundung, die Bemutterung durch ihre Mütter, das ginge ihnen auf den Geist. Sie hätten da angeheuert auf einem Schiff, in Jugoslawien, und die Sache mit dem Boot sei nur eine Ausrede gewesen, um unbemerkt abzuhauen, sollen sie ihm erklärt haben. Sie würden da unten im Hotel arbeiten und da nebenbei mit Rauschgift handeln. Und der Ali hätte sogar schon eine indische Freundin, hat er behauptet.
Ich weiß nicht mehr, was ich diesen Helmut alles genannt und wie ich ihn beschimpft habe. Da hat es bei mir richtig ausgeklickt.

Irgendwann habe ich gemerkt, daß er gegangen war.
Ich ging ans Telefon und rief die Monika an. Ich wollte eine Erklärung für diesen Auftritt. Du kannst mir doch nicht den Helmut herschicken, damit er mir solche Märchen auftischt, schrie ich.
Da sagte sie - die Ruhe selbst -, dem brauchst du nichts zu glauben, der ist verrückt. Und hängte wieder ein.
Das war alles, was sie zu sagen hatte. Und ich stand da, den Hörer in der Hand, und dachte, jetzt sind wir alle verrückt geworden.
Es muß so gegen Mitternacht gewesen sein. Da klingelte das Telefon. Hilf mir, hilf mir, Martha, ruf die Polizei, der Helmut dreht durch, schrie die Monika.
Ich bekam es mit der Angst zu tun, rief die Polizei, bat sie, dort hinzufahren.
Am nächsten Tag erschien Monika im Büro und sagte mir, daß Helmut in der Nacht in die Nervenklinik eingeliefert worden war.
Ich ging auf sie zu, unfähig, auch nur mehr als diesen einen Satz zu sagen: In Zukunft möchte ich meine Ruhe vor euch haben.
Und wieder war ich aus allen Bahnen geworfen. Ich hatte das Gefühl und habe es immer noch: Die wollen mich vernichten. Die stecken alle unter einer Decke. Ich vermute sogar, daß die Monika diesen Helmut dazu getrieben hat, mir dieses Schauermärchen aus Indien aufzutischen. Einfach um mich fertigzumachen. Vielleicht habe ich ihnen zu viele Nachforschungen angestellt, es nicht auf sich beruhen lassen, vielleicht haben sie Angst gehabt, daß ich irgend etwas aufdecken würde im Zusammenhang mit dem Schicksal der Kinder, was ihnen gefährlich werden könnte.

*Aber Alis Mutter ist doch mit Ihnen zur Polizei gegangen, sie war doch auch verzweifelt? Und so eine Psychose, in die Monikas Freund hineingeraten war, kann man schwerlich jemandem einreden . . .*

Vielleicht hat die Monika ja nur so getan, als ob sie mit mir leidet, um mich besser unter Kontrolle zu halten in meinen Aktivi-

täten. Zwei Jahre nach Alis Verschwinden hat sie ihren Sohn offiziell für tot erklären lassen in der Zeitung. Ich weiß, daß sie für das Kind eine Lebensversicherung abgeschlossen hatte. Das wäre doch auch ein Motiv.
Ich bin dann noch einmal zum Kommissar gegangen, alleine, an jenem Nachmittag, und habe ihm die Indiengeschichte erzählt. Weder ist er aufgebraust, noch hat er mich angeschrien. Er sagte, er wolle mit Helmuts Firma und den behandelnden Ärzten telefonieren. Ich glaube, ich habe ihm sogar ein bißchen leidgetan.
Ein paar Tage später rief er mich wieder an: Um Gottes willen, sagte er, der Mann ist hochgradig verwirrt. Steigern Sie sich da bloß nicht hinein. Glauben Sie mir und nicht ihm. Wenn es Sie beruhigt, werden wir der Sache trotzdem nachgehen.
Über die Interpol schickte er Fotos der Kinder nach Indien. Doch bis heute ist keine Nachricht aus Indien gekommen.
Ich bat meinen Chef, er möchte doch die Monika in ein anderes Zimmer umsetzen. Ich konnte sie nicht mehr sehen. Jetzt sitzt sie im ersten Stock.

*Können Sie heute wieder in Ihrem Schlafzimmer schlafen?*

Wenn eine Freundin bei mir schläft oder wenn meine Mutter da ist, schaffe ich das. Ich habe auch versucht, es alleine da drinnen auszuhalten. Aber ich komme einfach nicht zum Schlafen. Ich wälze mich im Bett rum, in diesem viel zu großen Doppelbett, und dann rieche ich den Buben und fühle ihn so nahe. Und dann ziehe ich halt wieder die Wohnzimmer-Couch aus.
Und dann gehen mir immer diese fürchterlichen Schuldgefühle durch den Kopf. Daß dies alles nicht passiert wäre, wenn ich ihn nicht damals aus seiner unbeschwerten Kindheit in Kärnten herausgerissen hätte. Vielleicht war es nur mein Egoismus, der jetzt auf diese Weise bestraft wurde.
Oliver kam als lediges Kind zur Welt. Der Vater hätte mir die Abtreibung bezahlt, egal, wo immer ich hingeflogen wäre. Aber ich wollte das Kind, freute mich darauf und dachte, ich würde auch alleine mit ihm zurechtkommen. Und der Vater zog sich zurück.

Ich war ja auch vaterlos aufgewachsen. Der Vater blieb im Krieg, als ich gerade unterwegs war.
Meine Mutter hat mir immer die Stange gehalten in dieser schwierigen Anfangszeit, allein, mit dem Kind. Such dir doch erst eine Arbeit und eine Wohnung, meinte sie, wir kümmern uns schon um den Oliver.
Oliver kam zum Bruder meiner Mutter, auf einen Bauernhof in der Nähe von Klagenfurt. Fünf Jahre war er dort, und die Leute haben ihn abgöttisch geliebt. Sie wollten ihn sogar adoptieren, sagten sie, wenn ich ihn hier nicht brauchen könnte.
Ich, und mein Kind hergeben. Ich saß hier in Stuttgart und habe immer nur an dieses Kind gedacht. Nach fünf Jahren hatte ich soweit alles geregelt, eine gute Arbeit, eine kleine Wohnung, ein sicheres Einkommen. Und da hab ich ihn da unten rausgerissen.
Am Anfang war das eine ganz harte Zeit. Er war mir fremd. Es war eben nicht so, wie wenn man ein Kind von klein auf bei sich hat. Immer wieder hat er geweint und gesagt, er möchte zu seiner Mama und zu seinem Papa nach Kärnten zurück. Und dann habe ich wieder geheult, weil das Kind so unglücklich bei mir war.
Wenn ich ihn am Morgen im Kindergarten abgegeben habe, war es immer ein großes Weinen, und ich fuhr in die Arbeit mit einem schweren Herzen und hatte den ganzen Tag die Gedanken beim Kind.
Wenn ich ihn in den Ferien nach Kärnten gebracht habe und er dann wieder zurück mußte, dann war er vierzehn Tage nicht mehr ansprechbar. Einmal haben wir uns gestritten. Da ist er wutentbrannt ins Schlafzimmer gerannt und hat gesagt, am liebsten möchte er sterben und nicht mehr leben bei mir. Er will weg, er möchte nach Kärnten.
Nach einem Jahr war ich schon soweit, daß ich meine Tante angerufen habe und gesagt habe, bitte, nimm das Kind wieder. Wir machen uns beide unglücklich.
Die Tante meinte, wir müssen da durch, es gibt kein Zurück, wir müssen stark sein.
Und dann haben wir uns eben durchgekämpft.
Aber es war nicht das Leben, das mein Kind gebraucht hätte. Ich war den ganzen Tag im Büro, und er war in der Schule

und dann im Hort. Oder alleine in der Wohnung. Oder beim Ali.
Bis zuletzt hat er immer gesagt, eines Tages gehe ich nach Kärnten zurück.
Er war eigentlich immer unglücklich.
Wenn ich heute Schulkinder in seinem Alter sehe, dann laufen mir manchmal die Tränen herunter. Da denke ich mir, der da, das könnte jetzt meiner sein. Es gab auch schon Zeiten, wo ich mir gewünscht habe, daß diese Kinder alle tot sein sollen. Unmöglich, zu welchen Gedanken man fähig ist.
Ich bin auch schon mal bei einer Frau gewesen, die mit dem Jenseits spricht, mit einem Tonband die Stimmen der Verstorbenen einfängt. Wir haben Verbindung mit ihm aufgenommen. Der Oliver hat gesagt, daß das Ertrinken scheußlich war und daß es ihm jetzt gut geht. Und ich bräuchte nicht traurig zu sein. Er würde sich freuen, wenn ich mich wieder bei ihm melde.
Aber das glaube ich auch schon nicht mehr.

*Glauben Sie, daß Ihr Kind noch lebt oder tot ist?*

Eigentlich mehr, daß es lebt. Wenn ich mir auch in guten Minuten vor Augen führen muß, daß er zu 99 Prozent ertrunken ist, schiebe ich das dann doch immer wieder weg und sage mir: Vielleicht sind sie doch, wie durch ein Wunder, irgendwo gestrandet und ein Schiff ist gekommen und hat sie mitgenommen. Aber dann sage ich mir wieder, lieber soll er ertrunken sein, als daß er irgendwo im Unglück lebt. Oder auf eine schiefe Bahn geraten ist.
Die Vorstellung, sie würden eines Tages das Kind aus dem Meer fischen und ich müßte es tot sehen und ich müßte ihm ein Grab richten, nein, ich glaube, das könnte ich nicht ertragen.
Ich habe nichts als dieses eine Prozent Hoffnung. Und genau diese Hoffnung bedeutet mir so viel und ist mir auch schon wieder viel zuviel. Das ist eigentlich auch wieder das Bittere daran.
Jetzt bin ich bei einer Astrologin in Ulm. Die behauptet felsenfest, daß das Kind irgendwo von einer Clique gefangengehalten wird und heuer noch zurückkommt.
Ich sagte zu ihr, rücken Sie doch lieber mit der Wahrheit raus

und erwecken Sie nicht von einem zum anderen Mal diese Hoffnung in mir. Ich halte es nicht mehr aus, von einem Extrem in das andere zu fallen, und immer zu warten und zu warten, und er kommt doch nicht.
Nein, sagte sie, sie würde mir das auch sagen, wenn es anders wäre. Aber das Kind ist nicht tot. Es geht ihm sogar gut, hat sie gemeint, und er kommt als reicher Mann zurück, noch in diesem Jahr.
Und ich solle mir keine Gedanken machen.

# Tod auf der Straße

Der arme Hades hat ihn erjagt und des Armen Jugendblüte geknickt. Sieh, hingerissen von Liebe zu mir, der vor ihm starb, hat mein Bruder Anchialos den Tod dem schönen Leben vorgezogen, und ein Grab umschließt uns beide nun und eine Urne. Selbst der Stein hat in stummem Schmerz Mitgefühl mit uns.
Die armen Eltern aber hören nicht auf, an der Kinder Unglücksmal in lautem Jammer immer neue Klage aufzurühren.

*Auf einem Kindergrab in Pantikapaion,*
*2. Jh. v. Chr.*

Stephans Mutter: »Ich bin von einem Verlust zum andren getorkelt, um endlich zu wissen, wer ich bin.«

*Eva, 40, ist Mutter von vier Kindern.*
*Christian, Alexandra und Stephan liegen auf dem Friedhof. Der heute 15jährige Lars ist ihr geblieben.*
*Christian und Alexandra waren als Frühgeburten zur Welt gekommen und starben, wie jährlich rund 2200 andere Säuglinge in der Bundesrepublik,[94] in der ersten Woche ihres Lebens: Christian nach einem Tag, Alexandra nach drei Tagen.*
*Stephan, ihr viertes Kind, kam am 30. September 1975 mit einem Wasserkopf (Hydrocephalus) zur Welt. Der Kampf gegen die Behinderung ihres Kindes wurde für Eva Leben und Schlüsselerlebnis zugleich.*
*Am 9. März 1979 traf den dreijährigen Stephan ein Schicksal, das jedes Jahr rund 800 Kinder auf Deutschlands Straßen erleiden.[95] Er wurde von einem Auto erfaßt und starb.*
*Eva ist Geschäftsfrau und lebt mit ihrem Mann Michael und Sohn Lars in Norddeutschland.*

Ich mag das gar nicht sagen, aber irgendwie habe ich das alles geahnt. Ich lag im Bett, da war ich sechzehn, siebzehn Jahre alt. Und plötzlich kroch in mir eine Angst hoch und das Gefühl: Dies alles hier kann nicht mehr lange gutgehen. Irgendwann passiert noch mal was.

Uns ging es echt gut, Elke, meiner Zwillingsschwester, und mir. Mutti und Papa haben wirklich alles gemacht, was wir wollten. Uns jeden Wunsch von den Augen abgelesen, jedes Leid von uns ferngehalten. Es war wie in einem Sanatorium bei uns zu Hause. Aber es ist so schrecklich, wenn man immer alles kriegt. Ich habe immer Angst davor gehabt, mit irgend etwas nicht fertig zu werden, weil ich nie kämpfen mußte, nie.

Ich war so unselbständig. Ich hatte immer das Gefühl, ich darf es mir mit niemandem verderben, ich muß es allen recht machen. Papa war die große Persönlichkeit in der Familie. Und Mutti sagte immer: Nur nicht zu viel auffallen. Bloß nichts Verkehrtes sagen.

Dieses Selbstbewußtsein - ich bin ich -, das gab es bei uns nicht.

Unsere Eltern haben sich auch nie darum gekümmert, daß wir irgendwann einmal auf eigenen Beinen stehen sollten. Wir waren einfach niedlich und nett, und zu zweit ist sowieso alles so schön.

Elke ist die Starke, hieß es immer, und die Eva ist die Schwache. Ich wäre gerne auch so stark gewesen wie meine Zwillingsschwester, aber dann habe ich es halt geglaubt und war schwach. Es ergab sich so, daß Elke immer alles für uns gemacht hat, auch die Schulaufgaben. Und ich habe abgeschrieben und für die sozialen Kontakte gesorgt. Das war ein phantastisches Zusammenspiel, und es funktionierte bestens.

Als Elke kurz nach unserem achtzehnten Geburtstag aus dem Haus ging, sich in Hannover ein kleines Zimmer nahm, um wei-

terzustudieren, da brach für mich eine Welt zusammen. Uns hatte es ja immer nur als Einheit gegeben. Und plötzlich war ich nur mehr ein halber Mensch.
Papa wollte, daß ich in sein Geschäft einsteige, ein Haushaltswarengeschäft am Ortsrand von Hildesheim. Ich war völlig überfordert in diesem blödsinnigen Laden. Ich habe den so gehaßt, weil ich eigentlich Krankenschwester werden wollte. Wenn ich Michael, meinen damaligen Verlobten, nicht gehabt hätte, wäre es noch schlimmer gewesen. Michael ist ein Mensch, der mit Leib und Seele Kaufmann ist. Egal, was er macht, er verkauft alles. Er war schon eine richtige Persönlichkeit. Da habe ich gedacht: der oder keiner.
Ein halbes Jahr, nachdem wir uns kennengelernt hatten, haben wir geheiratet. Das war im Sommer 1969, und ich erwartete ein Kind.
Wir wohnten im Haus meiner Eltern. Michael lief eigentlich immer neben mir her. Entweder waren meine Eltern da, oder Elke war da, aber so richtig als Frau gehabt hat er mich nie. Papa und Elke und Mutti waren wichtig, sehr wichtig - für unsere Ehe viel zu wichtig. Wie Michael das ertragen hat, wundert mich heute noch.
Papa hat gesagt, wieso muß denn der Michael weiterhin in Braunschweig arbeiten, der kann doch bei uns viel besser verkaufen. Er fing bei uns an, und ich war heilfroh. Unser Vater hat ihn sehr geachtet, auch wenn es zwischendurch immer wieder mal Kämpfe gab, aber eher so Daseinsberechtigungskämpfe.
Mich hatte der Papa voll unter der Fuchtel. Mein Gott, was habe ich nachts für Tränen geweint, wenn es darum ging, mich gegen meinen Vater durchzusetzen. Du mußt mal auf den Tisch hauen, sagte Michael immer. Und am nächsten Morgen bin ich ins Geschäft gekommen, hab natürlich nicht auf den Tisch gehauen, habe gesagt: Ja, Papa, du hast recht, Papa, es ist alles in Ordnung, Papa. Dann habe ich wieder vor Michael gestanden und gesagt: Ich kann das nicht, ich schaff das nicht.
Ich freute mich so sehr auf das Kind und war froh, daß ich dann endlich nicht mehr in die Firma mußte.
Es war Mitte des sechsten Monats. Einen Tag vor Heiligabend 1969 bin ich nachts mit Bauchschmerzen aufgewacht, ahnte auch noch nicht, was das sein könnte. Michael ist zu meiner

Mutter runtergelaufen, hat sie geweckt, und sofort hat mich Papa ins Krankenhaus gefahren. Ein paar Stunden später ist es passiert. Das Kind hat knapp einen Tag gelebt, zehn Stunden. Es wurde sofort mit einem Krankenwagen in die Kinderklinik gebracht. Ich habe es überhaupt nicht gesehen. Da war ich unheimlich sauer auf die Hebamme.

Ich wußte nur, daß es vier Pfund wog. Aber ich dachte, das könnte vielleicht gutgehen, weil Elke und ich ja auch Frühgeburten gewesen waren und nur drei Pfund gewogen hatten. Und zum Fragen war ich viel zu unselbständig mit meinen zwanzig Jahren.

Dann kam der Arzt mit den Formalitäten. Es war ein Junge, Christian soll er heißen. Ob das Kind denn auch getauft würde, habe ich dann doch noch gewagt zu fragen, denn das war bei mir ganz tief drin. Das hat mir Mutti auf den Weg gegeben. Sie hat mir den Wöchnerinnen-Koffer in die Hand gedrückt und gesagt: Jedes Kind, das geboren wird, bekommt eine Nottaufe.

Ich habe nicht weiter gedrängt und gedacht, das wird schon in Ordnung gehen.

Zwischendurch schaute die Hebamme ein paarmal vorbei. Erst sagte sie: Dem Kind geht's gut. Dann hieß es: Dem Kind geht es schlecht. Nach einer Stunde war sie wieder da: Dem Kind geht es besser.

Am Vormittag kam Michael und sagte: Das Kind ist tot. Wir könnten froh darüber sein, habe man ihm in der Kinderklinik gesagt, mit diesen wahnsinnigen Gehirnstörungen wäre es ohnehin behindert gewesen.

Irgendwann stand die Hebamme wieder im Zimmer und sagte: Übrigens, bei uns ist es üblich, daß die Hebamme nach der Geburt einen Kasten Pralinen bekommt.

Michael war schon gegangen. Ich konnte nichts darauf antworten, lag da und heulte. Die erste Begegnung mit einer Hebamme werde ich nie vergessen. Michael hat später mit ihr gesprochen. Aber das Blöde ist, sie hat dann doch noch einen Kasten Pralinen bekommen. Das verzeihe ich uns überhaupt nicht. Wir haben das erledigt wie Roboter.

Michael suchte ein Kindergrab aus, in der Reihe am Friedhof, wo die Frühgeburten liegen. Ich lag noch auf der Wöchnerinnen-Station, als das Begräbnis stattfand. Es war eine Beerdi-

gung mit Sarg, mit Messe, mit allem Drum und Dran. Der katholische Pfarrer stand am offenen Grab und hat nur von Sünde und Erbsünde gesprochen. Und welche Schuld dieses Kind auf seine Eltern lädt, indem es gekommen und gegangen ist, ohne getauft worden zu sein. Die Nottaufe hat der Pfarrer wohl nicht so ernst genommen.
Wer dieses Kind getauft hat, weiß ich bis heute nicht. Vielleicht eine Krankenschwester. Ein kirchliches Papier konnten wir nicht vorweisen.
Ich habe die ganze Geschichte verdrängt. Ich konnte es einfach nicht hören, was Michael mir da erzählt hatte. Er war so traurig und so tief verletzt. Ich glaube, am liebsten hätte er diesen Menschen umgebracht vor Wut und Enttäuschung. Zum Schluß hat ihm der Pfarrer noch nicht einmal die Hand gedrückt. Weil Michael ja außerdem noch evangelisch ist.
Michael stand mit seinem Schmerz so ziemlich alleine da in der Familie. Papa ist evangelisch, aber nur auf dem Papier, dem war das alles egal, Hauptsache, er hatte seinen Frieden. Und Mutti fand nichts dabei. Vielleicht hat sie auch nicht hingehört. Sie ist nicht so ein Mensch, der sehr viel zuhört. Sie schaltet sehr viel ab. Und als erzkatholische Paderbornerin ist für sie das, was der Pfarrer sagt, sowieso in Ordnung.
Neujahr kam ich nach Hause. Drei Tage später saß ich wieder an der Schreibmaschine. Das war ein Stück Verdrängung, vielleicht auch eine Therapie. Und im Geschäftshaushalt ist das normal. Unser Vater sagte immer: Du bist nicht zu ersetzen, mein Püppi. Was du alles machst, das werde ich nie vergessen. Kannst du den Brief noch mal schreiben?
Ich fühlte mich so unter Druck, auch wenn er das nicht gewollt hat. Mutti tat es wohl immer ein bißchen leid. Aber sie ist auch nicht stark genug gewesen, sich dagegen zu wehren.
Dann zogen wir aus, in ein Mehrfamilienhaus am Ortsrand von Hildesheim.
So richtig zum Trauern kam ich eigentlich gar nicht. Ich konnte ganz schlecht damit umgehen, das erste Mal. Ich konnte auch nicht darüber reden. Ich hab das Kind ja nie gesehen. Ich konnte es nicht fassen, daß ich ein Kind gehabt haben soll, das plötzlich nicht mehr da war. Es war wie ein Filmriß.
Du hast es wenigstens noch in der Klinik gesehen, habe ich

immer zu Michael gesagt. Ich weiß noch, wie ich ihn gelöchert habe: Wie war es, wie hat es ausgesehen? Es war mir unbegreiflich, daß ich als Mutter es nicht gesehen hatte.
Und dann kamen diese fürchterlichen Sprüche: Ihr seid ja noch jung ... Das konnte ich schon gar nicht verkraften, weil ich mich auch überhaupt nicht jung fühlte in dieser Zeit. Ich hab gedacht, ich hab das Leid aller Mütter der ganzen Welt zu tragen.
Wir wollten es auf Biegen und Brechen: Ein halbes Jahr später war ich wieder schwanger. Es war wohl auch eine Flucht. Obwohl es im Grunde Quatsch war. Wir haben gerade geheiratet, waren im Aufbau, waren viel zu jung und viel zu sehr mit uns beschäftigt. Im vierten Monat ging es wieder mit vorzeitigen Wehen los. Im sechsten Monat, Ende September 1970, ist das Kind gekommen.
Es war ein Mädchen. Alexandra hat drei Tage gelebt. Ich habe sie gesehen, man hat sie mir in den Arm gelegt, kurze Zeit, ein Bündel, in Alufolie gewickelt. Dann kam sie weg in eine Kinderklinik.
Damals hatte ich zum ersten Mal das Gefühl, ich habe ein Kind gehabt.
Michael wollte nicht, daß ich zur Beerdigung komme. Er hat mich unheimlich abgeschirmt von allem. Er sagte: Das schaffst du nicht. Und ich wollte es im Grunde auch nicht, weil ich Angst davor hatte.
Ich saß im Bett, guckte auf die Uhr und wußte, jetzt ist es soweit. Jetzt kommt dieses zweite Kind zum ersten, jetzt hast du ein Doppelgrab und hast dennoch nichts gehabt.
Draußen, am Friedhof, muß das ganze Drama wieder von neuem abgelaufen sein: Ein Pfarrer, ein anderer, mit demselben Gerede von Schuld, von nicht lebenswertem Leben und welche Sünde über uns gekommen ist mit diesen ungetauften Kindern. Wir hatten wieder keinen Taufschein vorzuweisen.
An diesem Doppelgrab hat Michael sich geschworen, nie mehr wieder ein Kind katholisch taufen zu lassen. Wenn wir überhaupt jemals wieder eines bekommen sollten.
Heute weiß ich manchmal nicht, ob das alles wirklich so böse von dem Pfarrer gemeint war. Vielleicht war dieses Hadern mit der katholischen Kirche Michaels erster Versuch, mit seiner Trauer umzugehen.

Ich glaube, ich konnte noch nicht mal kriechen, aber ich wollte unbedingt raus aus der Klinik. Wir fuhren zum Friedhof an unser Grab. Da lag ein Haufen frischer Erde und viele frische Blumen. Und ich stand da und dachte, ich will nicht noch mehr Gräber auf diesem Friedhof haben.
Ich habe mich in die Arbeit gestürzt, gewühlt und gemacht, um ja nicht an all das denken zu müssen. Michael und ich wollten eine lange Babypause einlegen. Ein drittes Mal würden wir das nicht mehr durchstehen.

Zwei Jahre später, im Sommer 1972, wußte ich, daß ich wieder schwanger war. Meine Mutter war aus dem Häuschen, sie war fast scheinschwanger mit mir. Ich hatte mir einen bestimmten Zeitpunkt angekreuzt, die 30. Woche. Wenn das Kind dann noch da ist, sagte ich mir, dann darf ich mich freuen. Ich fuhr nach Hannover, um in die Kindergeschäfte zu gucken, kaufte dieses und jenes, fühlte mich so richtig als ernsthafte, werdende Mutter.
Lars kam in der 34. Woche, im Dezember 1972. Ein Sieben-Monats-Kind. Ich hatte ihn kaum gesehen, da wurde auch er in eine Kinderklinik gebracht. Er sei eine ganz normale Frühgeburt, hieß es. Aber gesund.
Fünf Tage später saß ich wieder im Laden, weil ich dachte, es muß mit der Arbeit weitergehen. Das hat mir auch keiner verboten, das war ganz normal in unserem Geschäftshaushalt.
Als Lars aus der Klinik durfte, wurde er von meiner Mutter in Beschlag genommen. Es gab nichts Wichtigeres auf der Welt als Lars. Ich durfte halbtags arbeiten, Mutti hütete das Baby. Irgendwie hatte ich das Gefühl, das Kind gehört gar nicht mir, ich habe es nur geboren.
Lars war das langersehnte erste Enkelkind. Es gab nichts, was dieses Kind nicht wunderbar machte. Es hat alles phantastisch gemacht. Auch wenn ich manchmal etwas einzuwenden hatte, Lars war und blieb das wunderbarste Kind der Welt, und es gab keines, das ihm das Wasser hätte reichen können.
Da bekam ich Angst, daß Lars so ein bißchen versaut wird.
Lars wurde evangelisch getauft, im Frühling 1973. Meine Mutter weinte. Michael und ich hatten zuvor lange mit einem sehr netten Pastor gesprochen, der mit seiner Frau ein Stockwerk

über uns im selben Haus wohnte. Er hat die Tauffeier übernommen.
Wir hatten uns inzwischen mit dem Pastorenehepaar angefreundet. Ich glaube, das hat unserer Entwicklung sehr gut getan. Besonders auch Michael, der so verhärtet und so sauer auf die Kirche war und zu viel mit sich abmachte und zu wenig mit Gott.
Zwei Monate nach Lars' drittem Geburtstag, im Februar 1975, bin auch ich zum anderen Ufer übergetreten. Ich wollte evangelisch werden. Du brauchst nur zu unterschreiben, sagte Paul, der Pastor. Es war schon irgendwie ein komisches Gefühl. Damals wußte ich, daß mein viertes Kind unterwegs ist, und ich sagte mir, ich gehe sowieso mit den Kindern in den evangelischen Gottesdienst. Wieso sollte ich da noch katholisch sein. Das hatte mich schon als Kind gestört, sagen zu müssen: Mein Vater ist evangelisch, meine Mutter ist katholisch.

*War das so etwas wie eine Abgrenzung zu Ihrem Elternhaus?*

Das hatte mir Michael damals auch gesagt, obwohl ich das zunächst abblocken wollte. Aber irgendwo stimmt es doch. Ich habe damit meine Mutter vor den Kopf gestoßen, und das hat sie mir bis heute nicht verziehen. Papa nahm das gelassener. Er hatte ohnehin nicht so viel am Hut mit der Kirche.

Stephan kam drei Jahre später, am 30. September 1975, auf die Welt. In der 32. Woche, ein Brutkastenkind. Vier Monate danach wurde auch er evangelisch getauft. Dieser 13. Januar war grauenhaft. Stephan schrie den ganzen Tag. Er war richtig jämmerlich. Er war unruhig und wälzte sich hin und her. Er reagierte auch nicht. Und nach der Taufe spuckte er sogar.
Am nächsten Tag, gleich um halb acht, fuhr ich los zur Kinderärztin. Der Kopf ist sehr stark gewachsen, meinte sie, und hat Stephan in die Augen geleuchtet. Das Kind hat überhaupt nicht reagiert. Das Kind muß sofort in die Klinik, sagte sie nur.
Am 9. Februar stand es fest: Stephan hat einen Wasserkopf und muß sofort operiert werden.
Mein Kind, ein behindertes Kind. Mein Kind, ein Kind mit Hydrocephalus, wie die Ärzte diesen Wasserkopf nennen. Aha,

das ist es also, fiel mir ein. Das ist das Schreckliche, was eines Tages passieren würde. Und ich dachte an jenen Abend mit sechzehn, siebzehn, wo die Angst über mich gekommen war.
Ich mußte wohl erst siebenundzwanzig werden. Aber so leidvoll war die Zeit mit Stephan gar nicht. Auf eine gewisse Weise konnte ich ja endlich meinen Traum vom Beruf der Krankenschwester ausleben. Und das am eigenen Kind.

*Ein behindertes Kind ist - so gesehen - natürlich auch ein willkommenes Objekt, um sich nicht mit sich selbst beschäftigen zu müssen.*

Ja, was mit mir ist, war plötzlich völlig unbedeutend. Ich bin stark geworden durch dieses Kind. Das hätte ich mit mir selbst nicht geschafft. Plötzlich habe ich Grenzen überschritten, die ich mir früher nie zugetraut hätte. Man merkt, man wird gebraucht, und auf einmal ist man stark. Ich habe mir immer gewünscht, so stark wie Elke zu sein, und jetzt war ich es mit diesem schwachen Kind.
Ich ließ das Geschäft Geschäft sein und war nur mehr für die Kinder da. Eigentlich mehr für Stephan als für Lars, den Lars habe ich in den Kindergarten gesteckt. Obwohl er dafür noch viel zu klein war. Er hatte so viele Ängste, und er fühlte sich bestimmt nicht wohl. Damals dachte ich noch, das ist immerhin besser, als dieser Affenliebe von der Großmutter ausgesetzt zu sein.
Es gab nichts, was ich nicht lernen wollte für meinen Stephan. Daß er es war, der mir geholfen hat, das habe ich erst später begriffen. Egal, ob es psychologische Seminare oder Kongresse für Eltern behinderter Kinder waren, ich hatte immer das Gefühl, ich versäume etwas, wenn ich nicht dabei bin.
Ich war auch nie müde. Ich weiß überhaupt nicht, wie ich das zeitlich alles geschafft habe. Aber man kann, wenn man muß, und es gab nichts, was ich nicht noch nebenbei gelesen oder gehört hätte. Und das war alles auch gut.
So glücklich war ich nie, nie in meinem Leben wie in der Zeit, als Stephan krank war und mich brauchte. Und so viel Einsatz von mir forderte in seiner rührenden Hilflosigkeit. So glücklich war ich nie wieder. Da konnte mir auch niemand dreinreden,

weil sich niemand diesem Kind gewachsen fühlte: Lars war Michaels Kind, und natürlich immer noch das Kind meiner Eltern. Stephan war ganz alleine meine Aufgabe und mein Kind. Das war mein Kind, für das mußte ich da sein, das war mein Leben, mein Kampf, alles andere war mir auch nicht wichtig.

Durch die unzähligen Arztbesuche und Therapien, bei denen ich auch Lars im Schlepptau hatte, stellte sich heraus, daß auch er, bedingt durch die Frühgeburt, starke motorische Störungen hatte. Für mich war er einfach immer ein »Hibbel«, wie wir in Norddeutschland sagen. Er war ständig in Bewegung, und es gab nichts, was er, auch unbeabsichtigt, nicht fallen ließ. Lars war ein unheimlich anstrengendes Kind, Stephan hingegen ruhte irgendwie in sich selbst.

Also habe ich mein Programm erweitert: Stephan bekam sein spezielles Turnen, das durch Reize sein Gehirn ansprechen sollte, Lars eine psychosomatische Gymnastik und eine Spieltherapie beim Kinderpsychologen.

Im ersten Jahr nach Stephans Krankheit war ich dreimal in der Woche in Hannover zur Therapie mit ihm. Das nahm beinahe den ganzen Vormittag in Anspruch. Am Nachmittag war Turnen zu Hause angesagt: erst eine Stunde mit Stephan, dann eine Stunde mit Lars. Und vor dem Schlafengehen noch mal.

Unser Wohnzimmer war ein Turnsaal: Ich hatte so ziemlich die gleichen Geräte, wie es sie in der Klinik gab: einen großen Ball von einem Meter Durchmesser und große Plastikmatten. Es gab auch spezielles Holzspielzeug für Behinderte. Das hab ich mir alles gekauft. Und es hat alles unheimlich viel Spaß gebracht und war mit viel Lachen verbunden.

Im Abstand von jeweils sechs Wochen mußte Stephans Kanüle, unter der Schläfe hinter dem rechten Ohr, in der Klinik überprüft werden. Sie sollte das überschüssige Gehirnwasser wieder in den normalen Kreislauf abpumpen. Zwischendurch mußte ich auch immer wieder so einen kleinen Gummipuffer betätigen. Solange der durchgedrückt werden konnte, war alles in Ordnung.

Stephan war ja auch kein schlimm behindertes Kind. Er hatte ja nur diesen Schlauch hinterm Ohr und die Ungewißheit, wie sich sein Gehirn weiter entwickeln würde. Mit Stephan war ich viel

selbstsicherer geworden. Ich hatte auch keine Angst mehr zu sagen, ich habe ein behindertes Kind. Ich stand einfach dazu.
Stephan entwickelte sich prächtig. Er lernte laufen, sprechen - vielleicht ein wenig später als andere. Und ich stand plötzlich da und traf Entscheidungen, auch ohne Michael. Saß Menschen gegenüber, die Ärzte waren und mich wichtig nahmen. Früher habe ich immer gedacht, mit denen kannst du gar nicht reden, das schaffst du gar nicht. Und jetzt stellte ich Fragen, hatte auch mal Widerworte, war anerkannt als eigenständige Persönlichkeit, als Partner in einer Therapie.
Ich habe mich sehr gut mit der Krankengymnastin verstanden. Sie hatte selbst zwei niedliche Gören im Alter unserer Kinder. Es ergaben sich private Kontakte. Einmal waren wir alle in Hannover zu Besuch. Da hatte ich zum ersten Mal das Gefühl, daß ich Michael ein wenig hinterhergekrabbelt bin. Daß er nicht mehr derjenige war, der lautstark sagte, was los ist, wo's längsgeht. Im Gegenteil: Ich war hier mehr zu Hause als er, im Therapeuten-Milieu, wie er es nannte. Und ich hatte sogar das Empfinden, ich müßte ihn hier beschützen.
Im Grunde fühlte sich Michael immer nur dann unterlegen, wenn es um Gefühle ging. Er hatte sehr früh seinen Vater verloren, mußte sehr früh erwachsen sein und den Partner seiner Mutter spielen. Vielleicht war er auch eifersüchtig auf die Menschen, die ich durch Stephans Krankheit kennengelernt hatte.
Und wenn er auf mich sauer war, kam dann manchmal: Du, als große Psychologin, müßtest das doch wissen.
Am 9. März 1979 wußte ich, daß sich die dreieinhalb Jahre Arbeit mit Stephan gelohnt hatten. Ich weiß noch jede Stunde und jede Sekunde. Es war morgens um halb elf. Die Ärztin in der Klinik hat ihn sich angeguckt und gesagt: Meine Güte, ich hätte nie gedacht, daß wir so weit kommen mit ihm. Wenn man nicht wüßte, was Sie hinter sich haben, könnte man meinen, er war immer schon ein ganz normales Kind.
Am liebsten wäre ich der Ärztin um den Hals gefallen. Ich war unheimlich glücklich. Keine Therapie mehr. Keine weitere Behandlung. Ich war ganz verwirrt. Damit hatte ich überhaupt nicht gerechnet. Daß ich auf einmal gar nichts mehr hatte, nichts mehr tun sollte, das war ein sehr merkwürdiges Gefühl.
Und dennoch: Es war ein ganz, ganz großer Tag.

Auf der Rückfahrt nach Hause holte ich Lars vom Kindergarten ab und Boris, den Sohn einer Bekannten, der immer ganz wild darauf war, mit Lars zu spielen. Boris war acht, zwei Jahre älter als Lars.

Es war Sturm, es war sintflutartiger Regen. Von unserem Haus konnte man auf Felder und Wiesen gucken. Die Felder waren überschwemmt vom Schnee, der geschmolzen war, und jetzt der Regen. Man konnte nur mit Gummistiefeln laufen.

Nach dem Mittagessen spielten die Kinder im Kinderzimmer. Da sagte Boris zu Lars: Komm, Lars, wir müssen rausgehen. Ich sagte zu den Kindern: Bei diesem eisigen Wind müßt ihr doch nicht rausgehen. Doch, sagte Boris, ich bin das gewöhnt, immer draußen zu spielen. Ich möchte draußen spielen.

Lars war eigentlich gar nicht so scharf darauf. Er hat nur klein beigegeben, weil ich dann auch sagte: Na ja, geht halt raus, vielleicht schmeckt euch nachher wieder das Abendbrot.

Stephan weinte und zitterte und machte ein Geschrei, als er die beiden Großen gehen sah. Er wollte unbedingt mit. Aber ich war ja noch nicht mit der Küche fertig und, ordentlich wie ich war, denk ich mir, erst machst du klar Schiff und dann gehst du mit ihm raus.

Daß ich Stephan alleine habe gehen lassen, kann ich mir heute noch nicht verzeihen.

Der junge Mann fuhr vielleicht 50, 60 oder 70. Wir wohnen am Ortsausgang, da gibt man automatisch wieder ein bißchen Gas. Er konnte es nicht verhindern: Stephan ist einfach hineingerannt.

Es passierte nachmittags um halb drei. Die Straße vor dem Haus kreuzte sich mit einem kleinen Feldweg, und auf der Seite gegenüber fließt ein kleiner Bach. Da saßen die Kinder und ließen Stöckchen schwimmen unter einer Weide. Als die Stöckchen alle waren, sagte der Boris zum Stephan: Los, Stephan, saus mal nach Hause und hol ein paar Stöckchen aus dem Garten. Und die beiden Großen stehen da, am Straßenrand, und schauen Stephan nach. Und sehen, wie er über die Straße läuft und wie das Auto kommt. Und wie er plötzlich auf der Straße liegt.

Es klingelte Sturm. Lars stand schluchzend vor der Türe. Ich sah die Straße, das Kind auf der Straße, das Auto, schob Lars zur Seite und rannte hinaus. Ich nahm ihn hoch. Ins nächste

Krankenhaus, schrie ich den Mann an, der sich am Wagen festhielt.
Stephan lag in meinem Arm und ich hab immer nur geschrien: Fahren Sie weiter, fahren Sie weiter. Ich habe Mund-zu-Mund-Beatmung gemacht, weil das Kind so anders aussah. Dieses Bild, das Kind in meinem Arm, im Auto, das habe ich ewig vor Augen gehabt, nur diese Augen und diesen offenen Mund, und es war so leblos, das habe ich lange, lange nicht vergessen.
Und da wußte ich auch schon, daß es vorbei ist.
Wir fuhren vor die Ambulanz, brachten das Kind hinein, gaben es ab, setzten uns draußen im Flur auf eine Bank. Der Fahrer weinte. Sie haben keine Schuld, sagte ich. Denn ich sah, wie furchtbar verstört und entsetzt er war. Ich hielt es nicht mehr länger neben ihm aus. Ich bin aufgesprungen und einfach in den Raum zu den Ärzten gerannt. Wenn die ihn operieren, habe ich gedacht, wissen die ja nicht, daß Stephan diese Kanüle hat. Ich rief: Mein Kind hat einen Hydrocephalus.
Da nahm mich der Chirurg beiseite und führte mich in ein Büro. Da wußte ich, was passiert war.
Ich muß Ihnen sagen, sagte er ganz ruhig, wir können nichts mehr für Ihr Kind tun.
Wieso, fragte ich, ich konnte das gar nicht verstehen. Wieso machen Sie denn nichts? Wieso können Sie nichts tun?
Ich lasse Sie jetzt alleine, sagte er.
Nein, ich will zu Stephan. Er hat mich zu ihm hingelassen.
Stephan war an einem Schädelbasisbruch gestorben.
Inzwischen kam auch Michael herein. Wir waren eine Viertelstunde mit ihm alleine. Und irgendwie sind wir da wieder herausgekommen. Es war so furchtbar, das Kind da liegenzulassen und nicht zu wissen, was passiert. Ich wollte ihn mit nach Hause nehmen. Er hätte ja auch bei mir abgeholt werden können. Wach doch auf, habe ich immer gedacht. Er sah so friedlich aus, als würde er wirklich schlafen. Nun wach doch auf, sagte ich und habe ihn geschüttelt. Ich mochte ja nicht weggehen von dem Kind.
Wir sind nach Hause. Michael hat den Beerdigungsunternehmer angerufen, der ist dann eine Stunde später gekommen. Zwischendurch war auch die Polizei da, die haben wir wieder weggeschickt. Das ging nicht an dem Tag.

Ich bin am Bett gesessen und habe immer nur gedacht: Ich habe schuld, ich habe schuld. Hätte ich doch die Küche Küche sein lassen, wäre ich doch mit hinausgegangen, ich habe ihn ja auch sonst nie aus den Augen gelassen, den Stephan. Ich hatte immer alles liegen und stehen lassen, wenn es um Stephan ging. Nur an diesem Tag war es anders. Vielleicht war es die Ärztin gewesen, ihre Zuversicht, die auch mich ein wenig entlastet hatte, mich leichtsinnig hat werden lassen mit Stephan.
Ich fühlte, ich mußte wieder hin zu diesem Kind. Sehen, was passiert ist, ihn ansehen, ihn anziehen. Ich weiß, das war wie ein Zwang. Michael wollte nicht mehr. Er hat ihn auch hinterher nicht angesehen.
Ich packte ein paar Sachen von Stephan zusammen und fuhr mit dem Bestattungsunternehmer ins Krankenhaus. Das war ein so lieber Mensch. Er hatte selbst seine Tochter verloren. Sie war sechzehn, als sie starb. Er war Tischler gewesen. Und nach dem Tod der Tochter wurde er Bestattungsunternehmer. Er fand es gut, daß ich meinen Sohn anziehen wollte. Das hatte seine Frau auch gemacht.
Wir fuhren durch eine extra Einfahrt dort, wo nur die Krankenautos und die Leichenwagen reinkommen. Alles war weiß gekachelt, alles sah auch so ekelhaft aus. Dann kamen die Räume, wo die Toten aufgebahrt sind. Ich blieb im Auto sitzen und dachte, ich könnte keinen Schritt mehr weitergehen. Ich hatte nur Angst, diese Schwelle zu übertreten. Aber als ich in dem Raum stand und Stephan sah, da war ich wieder stark wie in der Zeit seiner Krankheit.
Dieses Bild habe ich vergessen. In Panik oder im Traum habe ich ihn nur gesehen, wie er im Auto in meinen Armen lag.
Ich muß wohl über eine Stunde bei ihm gewesen sein. Ich habe nicht mehr geweint, ich habe mit ihm gesprochen. Ich habe ihm gesagt, daß er immer bei mir bleibt und wie lieb ich ihn habe. Ich habe ihm erklärt, was gerade war und warum das passiert ist. Und daß es mir leid tut, daß ich ihn nicht beschützt hatte.
Ich habe ihm seinen weißen Pullover und seine blaue Cordhose angezogen. Das war seine Lieblingshose. Er ging auch immer mit einem Auto in der Hand spazieren, deshalb hat er auch das Auto mitgekriegt und einen Teddy und eine kleine Eisenbahn.

Das war für mich schön, das war gut. Das war Abschied für mich.
Ich glaube, das war ganz wichtig, daß ich das gemacht habe. Sonst hätte ich nie Abschied nehmen können, nie begriffen, daß er plötzlich nicht mehr da ist.

Stephan kam in die Reihe hinter das Doppelgrab. Da sind zehn Kindergräber. Das sind alles Unfälle. Nach der Beerdigung hat Mutti mich beiseite genommen und gesagt: Ich glaube, Stephan ist gestorben, weil er evangelisch war. Das habe ich nie vergessen. Es ist so ungeheuerlich, das überhaupt auszusprechen. Da habe ich gesagt: Du weißt überhaupt nicht, warum die Kinder und ich evangelisch geworden sind. Es gibt für mich kein katholisch und evangelisch, es gibt nur christlich oder unchristlich. Und das, was du gesagt hast, ist unchristlich.
Ich bin sehr oft zum Friedhof gegangen im ersten Jahr. Erst war ich bei Stephan, dann bei Alexandra, dann bei Christian. Und da ist mir erst richtig aufgegangen, wieviel Trauer ich diesen anderen zwei Kindern noch schuldig war. Es war eben nicht diese Beziehung gewesen, die ich zu Stephan hatte.
Ich habe nachgetrauert, wirklich für drei getrauert.
Ich habe leider auch dazu geneigt, Stephan in den Himmel zu heben: Alles, was mit ihm zusammenhing, war überhaupt das Schönste, das Größte, das Wunderbarste. Überall standen Blumen und Bilder, und von den schönsten Fotos ließ ich Poster machen. Und die mußte ich einfach sehen am Morgen, beim Aufwachen. Es hat unheimlich wehgetan, aber ich mußte das haben, weil ich dachte, sonst ersticke ich.
Ein Jahr mußte ich ihn so neben mir haben, als wenn er noch lebte. Sein Zimmer wurde bis zu unserem Auszug, ein Jahr später, nicht angerührt. Es wurde nur Staub gewischt. So wie er es am letzten Tag verlassen hatte, so blieb es auch hinterher. Ich war froh, daß wir dann in das ausgebaute Dachgeschoß im Haus meiner Eltern umgezogen sind. Man kann nicht damit fertig werden, wenn man dableibt. In diesem Haus hätte ich immer das Gefühl gehabt, ich vergesse ihn, weil ich ja Sachen von ihm weglege, einfach sein Spielzeug wegpacke. Das gehörte ihm, gehörte in dieses Zimmer.
Ich mochte auch meine Schwiegermutter nicht in diesem Zim-

mer schlafen lassen. Da mußte ich mich mit Mühe und Not überwinden. Michael sagte, das sei doch Quatsch, Stephan hat ja auch mal bei uns im Bett geschlafen. Na ja, das hat mich dann überzeugt.
Insofern war das sehr weltfremd, was ich manchmal gemacht habe.
Ich hatte Angst, mich einer anderen Umgebung zu stellen, überhaupt etwas anderes zu machen. Ich hatte nur das Nötigste getan, ob Beruf oder Haushalt, ganz mechanisch, automatisch. Aber an das Wegziehen, da mochte ich eigentlich nicht denken.
Ich weiß gar nicht, wie das dann gekommen ist. Eigentlich durch dieses Auseinanderleben von Michael und mir. Er ist dann sehr oft aus dem Haus gegangen. Da konnte ich diese tägliche Nähe des Unglücksorts nicht mehr ertragen.

*Konnten Sie mit Ihrem Mann über Stephans Tod reden?*

Ich hätte so gerne mit ihm geredet. Er konnte nicht. Er hat von vorneherein versucht, das Thema gar nicht anzuschneiden, und wenn, dann wurde es nur kurz abgehandelt. Irgendwann war es auch so eingespielt, daß wir gar nicht mehr darüber redeten.
Er kam dann nach dem Geschäft nur kurz nach Hause und hat sich jede mögliche Art von Ablenkung gesucht: Politik, Vereine, Sport und Kneipen.
Jeder machte dem anderen Vorwürfe: Ich ihm, daß er fortging und mich alleine ließ. Er, daß ich seine Gefühle nicht akzeptiere und einen Kult aus meiner Trauer mache.
Die Trauer, sagte er immer, die bekommt bei dir noch einen Heiligenschein. Du glorifizierst hier alles, das ist ja nicht auszuhalten. Ich kann doch nicht noch mehr trauern, da wird man ja nie fertig.
Und irgendwann haben wir überhaupt nicht mehr miteinander geredet.
Es gibt keinen dümmeren Spruch als den vom geteilten Leid, das halbes Leid wird. Zumindest wir waren völlig unfähig dazu. Nach außen hin, mag sein, war es gemeinsames Leid. Aber drinnen haben wir nicht gemeinsam gelitten, da war jeder allein. Und jeder wollte, daß der andere genauso leidet wie man selber. Und weil das nicht so war, war es doppeltes Leid. Er

steckte mich fast gewaltsam ins Auto, fünf Monate nach Stephans Tod. Im Sommer 1979 fuhren wir nach Frankreich, in Urlaub, an die Atlantikküste. Ganz am Anfang unserer Ehe waren wir in der Bretagne gewesen, da wollten wir wieder hin. Nicht an denselben Ort, aber in dieselbe Gegend. Ich habe geweint, als wir weggefahren sind, das weiß ich noch. Ich hatte das Gefühl, ich kann den Friedhof nicht verlassen. Ich verlasse Stephan. Ich bin eine schlechte Mutter. Ich konnte es gar nicht fassen, daß wir in Urlaub gefahren sind. Gut, habe ich gedacht, Lars ist auch noch da, er muß raus, und er muß ja seine Ablenkung haben.

Seit Stephans Tod war keine Nacht vergangen, wo er nicht zu uns ins Bett gekrochen kam.

In Frankreich begann ich aufzuatmen, frei zu atmen, nach ein, zwei Tagen. Ich konnte auch wieder Lust empfinden, sexuelle Freude, zum ersten Mal. Ich konnte wenigstens dabei so richtig heulen.

Doch kaum waren wir wieder zu Hause, da war das wieder abgeblockt. Ich wollte nicht, es war tot. Es hätte ja ein Kind herauskommen können, und das machte mir angst.

Und irgendwie war es wie ein Verrat an Stephan.

Ich habe das dann so gesteuert, daß ich nur dalag. Ich dachte mir, ich lasse alles über mich ergehen, Hauptsache, der Mann hat wieder seine Freude. Ich war auch in Gedanken weg, habe bewußt an alles mögliche gedacht, nur nicht daran, daß wir beide eine Ehe führen.

Er hat dann auch eine Freundin gehabt. Das war keine große Liebe, aber ich weiß, daß es eine sexuelle Verbindung war. Er hat es mir später selbst erzählt. Und ich war ihm gar nicht böse, denn was er von mir bekam, war nicht viel.

Viele Menschen waren mir in dieser ersten Zeit nach Stephans Tod näher als mein eigener Mann. Auch näher als meine Mutter, als meine Schwiegermutter. Es waren vor allem Frauen, die ich vorher nur oberflächlich kannte. Die luden mich plötzlich ein, bei denen habe ich abends gesessen, mit denen habe ich so viel geredet wie noch nie. Die scheuten sich auch nicht, das Thema anzusprechen, nachzuhaken: Wie geht es dir? Was machst du? Wie sieht es in dir aus?

Ich mußte einfach reden. Immer reden. Und wenn ich auch hundertmal dasselbe erzählte.
Ohne Elke hätte ich das nicht so geschafft. Ich weiß nicht mehr, wie hoch unsere Telefonrechnung war. Es war so schlimm, daß wir so weit voneinander wohnten. Sie in Süddeutschland, ich in Norddeutschland. Doch sie hörte mir zu und ließ mich reden und verstand mich auch ohne viele Worte.
Zum ersten Mal war ich so richtig dankbar, daß ich eine Zwillingsschwester habe. Sie hatte ja auch eine Zwillingsseele. Und ich verstand, wie eins wir uns sind. Elke hat getrauert, als wäre es ihr Kind. In Gedanken habe ich Elkes jüngste Tochter adoptiert. Sie war zur gleichen Zeit geboren, hatte ähnliche Anlagen wie Stephan. Ich glaube, Elke wußte das, ohne daß wir jemals darüber sprachen.
In meiner Nähe wohnten zwei weitere Frauen, Klara, die Frau des Pastors, und Susanne, eine Frau, die viele Depressionen hinter sich hatte und wußte, was Leid bedeutet. Susanne stand am ersten Tag nach Stephans Tod mit einem Blumenstrauß vor der Tür. Die Freundschaft ging drei, vier Jahre. Dann stand ich an einer Schwelle: Entweder ich mußte weniger mit Susanne zusammen sein, dachte ich, oder ich werde auch depressiv. Das ging so weit, daß ich fast ein schlechtes Gewissen bekam, wenn ich nicht mehr auf Kommando weinen konnte, wenn ich sie sah. Daß ich ihr später nicht mehr sagen wollte, daß ich gelacht hatte, daß ich an einem Tag gar nicht mehr an Stephan gedacht hatte.
Aber im ersten Jahr waren die beiden wie ein Geschenk des Himmels für mich.
Ich sollte mit zum Kirchenchor, sagten Klara und Susanne, und nahmen mich mit.
Es war der Oktober. Sie übten gerade das Requiem von Brahms. Ich habe gesungen und so geheult, die erste Zeit. Ich habe nur für Stephan gesungen und für mich. Ich habe alles noch einmal so richtig durchlitten, jede Woche. Obwohl ich schon fast nicht mehr weinen konnte.
»Selig sind, die da leiden, denn sie sollen getröstet werden«, haben wir gesungen. Und dieser Text aus der Bibel war wie eine Therapie.
Auch in den Chorälen, die wir sangen, habe ich so ein Stück

von mir selbst gefunden. Das waren Gebete für mich, innige, die ich auch alleine zu Hause gesprochen habe, die mir keiner wegnahm und wo mich keiner stören konnte. Und in jedem Choral war ein Stück Trost für mich.
Und irgendwann war ich auch nicht mehr so böse auf diesen Gott.

Das sind jetzt sieben Jahre her mit Stephan. Im ersten Jahr sah ich nichts anderes als meine Familie, den kleinen begrenzten Raum. Ich klammerte mich an Lars, der nur unruhig, nur verstört gewesen war, und hätte mich so gerne an Stephan geklammert. Ich wußte, er ist ein Ersatz, das war mir so schmerzlich. Lars hatte ja auch ein Schuldgefühl. Ich ließ ihn ein Jahr von der Schule zurückstellen, gab ihn nirgendwo hin, auch nicht zur Oma, habe ihn einfach nur liebgehabt. Das war das einzig Richtige.
Zwei weitere Jahre war ich ganz intensiv mit mir beschäftigt. Ich ging in den Laden, doch eigentlich war ich nicht dort. Ich wickelte ab, weil ich wußte, das ist unsere Existenz.
Im vierten Jahr fing unsere eigentliche Krise an, zwischen Michael und mir. Plötzlich war ich diejenige, die nicht mehr so recht zu ihm fand. Die Psychologen haben dich umgekrempelt, sagte er immer. Und ich hatte mich sehr verändert, und das konnte Michael nicht verkraften. Es war einfach alles zu viel für ihn. Und dennoch hielt er daran fest, daß wir zusammengehörten und daß ich das Lars und meinen Eltern nicht antun könne.
Ich dachte, ich ersticke da. Ich wollte nur weg. Ich mußte Luft haben. Ich gehe, sagte ich.
Erst einmal hatte es keiner geglaubt, daß ich das überhaupt sagen konnte und dann auch noch tue. Weder Michael noch mein Vater. Mein Vater sagte: Püppi, wir vergessen jetzt alles, wir fangen jetzt neu an.
Das war schon früher immer sein Spruch, weil er ja selber jede Menge Fehler gemacht hatte.
Ich packte meine Koffer und fuhr zu Elke. Ich sagte, ich komme auch nicht wieder, bis ich mir das alles reiflich überlegt habe. Es war mir richtig unheimlich, daß ich so etwas durchziehe.

Ich blieb zehn Tage. Dann kam ein Telegramm von Michael: Es sollte alles anders werden. Und ich ließ wissen: Wenn ich komme, komme ich nur, um über alles zu reden.
In diesen Tagen habe ich mich unheimlich toll gefühlt und manchmal auch richtig bescheuert. Ich spürte doch, wieviel mir fehlte. Aber es war so ein kleiner Sieg für mich zu sagen: Hier stehe ich, und das bin ich. Ich bin nicht mehr das kleine Mädchen.
Am meisten wollte ich wohl meinen Vater treffen. Das hatte mir Michael auch auf den Kopf zugesagt, doch eingestehen konnte ich es ihm damals noch nicht. Daß Michael dazwischen war, war eben unsere Schwierigkeit.
Wir haben geredet, über alles geredet, immer wieder. Und daß es nicht so schlimm sein kann, alles hinzuschmeißen. Und so schlimm war es auch nicht. Heute bin ich froh, daß ich es nicht gemacht habe. Ich war schon drauf und dran.

Ich bin von einem Verlust zum anderen getorkelt, um endlich so dazustehen, wie ich jetzt bin. Andere haben es auf andere Art geschafft, vielleicht mußte ich das so kennenlernen. Denn ich bin schwierig erwachsen geworden. Ich war ja bis zum 30. Lebensjahr ein Kind geblieben, und irgendwann mußte ich mit Gewalt den Sprung ins kalte Wasser wagen.
Ich war viel zu dumm für Stephan und so blind auch. Stephans Tod hat mich erst erwachsen gemacht.
Es war nicht nur ein Einzelverlust, es war so viel mehr für mich. Und ich möchte das, so schlimm es ist, auch nicht missen. Heute weiß ich endlich, was ich leisten kann, ich weiß, was ich nicht kann, und ich weiß, wer ich bin. Das habe ich bis dahin nicht gewußt. Bis dahin war ich Vaters Tochter und endlich bin ich das nicht mehr, nicht mehr nur die Tochter.
Was andere Kinder vielleicht in jungen Jahren erleben, Verlust, egal wie, ich habe es nur geahnt. Und es ist dann doppelt und dreifach gekommen.
Heute kann ich damit umgehen, und ich sage mir, das Schönste, was ich hatte, war eben die Zeit mit Stephan. Vielleicht sollte das so sein, daß ich dieses Kind überhaupt kennenlernen durfte, und wenn es nur die dreieinhalb Jahre waren. Vielleicht muß man ganz, ganz doll traurig sein, so schlimm es überhaupt geht,

und wenn man ganz unten ist, dann kann man erst wieder anfangen, Luft zu kriegen. Man weiß aber nicht, wie lange das dauert. Ich habe mir immer nur gesagt, so schlecht, wie es dir jetzt geht, so schlecht geht es dir bestimmt nie wieder in deinem Leben. Und wenn ich heute vor etwas Angst habe, dann sage ich mir: So schlimm kann es doch gar nicht mehr werden, das hast du doch gehabt. Und dann bekommt man auch irgendwann wieder Mut.
Seit zwei Jahren bin ich ruhig, beginne ich langsam, eine echte Partnerschaft zu leben. Und seit einem Jahr kann ich sagen: Ich bin mit meiner Trauer fertig. Ich träume auch nicht mehr von ihm. Nur jetzt, als Ihr Besuch ins Haus stand, hatte ich zum ersten Mal wieder einen Traum von ihm. Ich träumte von seinem ersten Schultag. Er war schon sechs, ein wenig älter und ein bißchen größer. Nur sein Gesicht war unverändert. Und da stand er mit einer Riesenschultüte und hat gelacht.

*Und Ihr Mann? Wie geht es ihm mit seiner Trauer?*

Er ist ein Weltmeister im Verdrängen. Er stellt sich allem, nur seinen Gefühlen nicht. Die läßt er im Raum stehen.
Nach außen hin ist er ein fröhlicher, positiver Mensch. Ein richtiger Clown, der innen drin sehr einsam ist.
Er ist auch immer der Größte und, was er sagt, ist sowieso immer richtig. Nur wenn er alleine ist und Alkohol hat, dann kommt die ganze Geschichte in ihm hoch, heute schlimmer denn je. Und da wird er sehr klein, und da bin ich eigentlich die einzige, die ihn auffangen kann.
Das war ganz typisch an dem Abend, als Sie ursprünglich kommen wollten. Michael wußte ja nicht, daß wir unser Treffen verschoben hatten. Er war darauf eingestellt, Sie bei seiner Heimkehr abends hier anzutreffen.
Es war ihm ganz recht, daß er an diesem Tag erst spät nach Hause kommen würde: Die Vorstellung, abends in die Wohnung zu kommen, wenn Sie schon da sind, schien ihm weniger bedrohlich als Ihnen die Türe öffnen zu müssen.
Ich hörte ihn schon im Treppenhaus: Er hat laut vor sich hingepfiffen, um jede Angst von sich zu weisen. In der Garderobe hat er mit dem Kleiderbügel geklappert und fröhlich Hallo gerufen.

Er war ganz verdutzt, als er mich alleine vorfand.
Ich sagte ihm, daß Sie erst nächste Woche kommen würden und richtete das Abendbrot. Wir saßen vor unseren Tellern. Ein Wort gab das andere, und er kriegte bereits den ersten Weltschmerz. Und es dauerte keine fünf Minuten, da kam das erste Mal seit langem wieder Stephan: Kein Mensch weiß, wie ich leide, und kein Mensch weiß, was ich gelitten habe. Wo waren sie denn alle, als wir sie brauchten, wir waren doch alleine.
Wir mußten es doch alleine machen, sagte ich, ganz alleine mußten wir da durch. Und ich weiß auch nicht, ob du überhaupt Hilfe angenommen hättest. Du hast das Bedürfnis danach ja nie deutlich gemacht.
Mit wem hätte ich denn reden sollen, sagte er dann, und vom Reden wird es auch nicht besser. Du weißt ja nicht, wie es in mir aussieht. Du kennst mich ja nicht.
Es kam dann so weit, daß ich sauer auf ihn wurde. Und dann hat er mir wieder unheimlich leid getan, das Häufchen Elend von großem Mann.
Und ich hatte auch ein Schuldgefühl: Wieso bin ich mit meiner Trauer fertig und wieso er nicht? Warum ist dieser Verlust für mich zwar traurig, aber nicht mehr ein einziger großer Schmerz?
Ich weiß nicht, wie ich ihm helfen kann.
Ich würde es gern.

# Wenn Väter trauern

Mir war's, ich hört es an der Türe pochen,
und fuhr empor, als wärst du wieder da
und sprächest wieder, wie du oft gesprochen,
mit Schmeichelton: Darf ich hinein, Papa?

Und da ich abends ging am steilen Strand,
fühlt' ich dein Händchen warm in meiner Hand.

Und wo die Flut Gestein herausgewälzt,
sagt' ich ganz laut: Gib acht, daß du nicht fällst!

*Paul Heyse*

*»Ich möchte mich vorzeitig pensionieren lassen, weil mich das immer so erschöpft, funktionieren zu müssen, den großen Otto zu spielen, wo ich doch eigentlich lieber traurig sein würde.«*

*»Morgen wäre unsere Tochter drei Jahre alt geworden. Ich weiß, es wird ein schwerer Tag für meine Frau. Und am nächsten Tag wird sie noch tiefer in die Trauer fallen. Und am übernächsten Tag werden wir alle auf dem Weg nach unten sein. Es mag herzlos scheinen, aber ich muß da eingreifen. Ich muß uns da wieder herausreißen.«*

*»Ich hab den Hang, daß ich niemanden trauern sehen kann. Das verkrafte ich nicht, auch wenn ich weiß, wie falsch das ist. Und dann rede ich besonders laut oder lache mich einfach über die Tränen hinweg.«*

Originaltöne von Vätern, die ein Kind verloren haben. Daß sich Männer mit der Trauer schwertun, schwerer als Frauen, wissen sie selbst. Und sie leiden darunter.
Die Trauer um den Tod ihres Kindes heißt für Väter nicht nur Abschied von einem Teil ihres Selbst. Mit dem Tod eines Kindes fällt auch das Kartenhaus von Karriere und Erfolg in sich zusammen. Jahrhundertelang gezüchtete Rollenerwartungen und Rollenfixierungen greifen nicht mehr angesichts der Trauer um ein Kind, werden in Frage gestellt, möchten am liebsten über Bord geworfen werden. Nur wenige Väter können in ihrer Trauer diesem Korsett entkommen.
In einer Zeit, in der Trauerrituale nicht mehr helfen, weil sie leer geworden sind, müssen sich Väter an das klammern, was die Gesellschaft immer noch von ihnen erwartet: stark zu sein, gefaßt zu sein, das Schiff der Trauer nicht kentern zu lassen, das Krisenmanagement innerhalb der Familie zu übernehmen.

Das männliche Doppelspiel von manischer Betriebsamkeit im Beruf und depressivem Rückzug im Schutze der Familie müssen Väter auch in der Trauer mitspielen.
Das Sichzurücklehnen in den Schmerz nach Feierabend stößt jedoch auf Grenzen: Den angestauten Trauergefühlen des Vaters stehen die Erwartungen einer trauernden Mutter gegenüber. Sie erwartet Trost, Austausch und gegenseitige Anteilnahme. Vielfach scheitert dieser Wunsch an der Angst des Mannes, er müßte zur eigenen Trauer auch noch den Anteil seiner Frau übernehmen.
Mit der Flucht in die Arbeit kann die Trauer auf kleiner Flamme gehalten werden. Die Untersuchung von Hansruedi Merk bei 17 verwaisten Eltern aus der Schweiz zeigt, daß Väter in ihrer Not häufig davon Gebrauch machen.[96]
»Ich arbeite, soviel ich kann, und bin dankbar für die Ablenkung, ... was Trauer ist, wird wohl erst nachkommen«, schrieb Sigmund Freud im Januar 1920 nach dem Tod seiner Tochter Sophie.[97]
Was dann »nachkommt«, führt zwischen verwaisten Müttern und Vätern oft zu einer Art Asymmetrie der Trauer. Eine amerikanische Studie aus dem Jahr 1985 zeigt, daß Väter oft erst zwei Jahre nach dem Verlust ihres Kindes so zu trauern beginnen, wie es ihre Ehefrauen in der ersten Zeit getan haben.[98]
Dieser verspätete Schmerz mag daran liegen, daß sich viele Väter zunächst mehr für die Trauer ihrer Frauen verantwortlich fühlen als für ihre eigene.
Von einer Notwendigkeit, »sich mit Arbeit einzudecken«, von Schuldgefühlen über die mangelnde Beteiligung an der Kindererziehung und über die »Hilflosigkeit, um Hilfe zu bitten«, berichten 28 Väter, die ihr Kind durch den »Plötzlichen Kindstod« verloren haben.[99] Weit über die Hälfte von ihnen versuchten, ihre Trauer in Aggression umzumünzen, auf Ursachenforschung zu gehen und Sündenböcke ausfindig zu machen. Einsame Fahrradtouren, Nebenjobs und zusätzliche Ausbildungskurse wurden hilfreicher empfunden als das Gespräch mit Freunden. Nur wenige Väter konnten hinter dieser Flucht die Flucht vor dem Leid der Trauer sehen. »Ich weiß, daß ich meine Frau nicht alleine lassen sollte«, sagte einer von ihnen. »Aber es ist zuviel für mich. Ich kann das leere Bettchen nicht

mehr sehen, es tut zu weh. Meine Frau redet immerzu nur von ihm. Ich will es nicht mehr hören.«

Während viele Mütter im ersten halben Jahr von ihrer Angst vor einer neuen Schwangerschaft sprachen, verhielt es sich bei den Vätern eher umgekehrt: Der Wunsch des Vaters, durch ein neues Kind das Geschehene ungeschehen zu machen, führte häufig zu schweren Belastungen in der Partnerschaft.

Nicht einer von den 28 befragten Vätern konnte einen Sinn darin finden, professionelle Helfer bei der Bewältigung der Trauer einzuschalten. 14 von 28 Müttern sahen darin eine wohltuende Unterstützung, wenngleich sie diese auch oft hinter dem Rücken des Ehepartners in Anspruch genommen hatten. »Er mag nicht«, sagte eine Mutter, »daß ich mit anderen über unsere Privatangelegenheiten rede.«

Sechs von 28 Ehen wurden nach dem Tod des Kindes geschieden.

Daß Männer ihren Schmerz ganz tief in sich verschließen, hat auch der Hamburger Psychologe Peter Pietzschke, Leiter einer Selbsthilfegruppe verwaister Väter in Hamburg, erfahren. Der von der Evangelischen Akademie geschaffene Gesprächskreis für trauernde Väter hat sich inzwischen - wegen Mangel an Beteiligung - aufgelöst. Was der Psychologe immer wieder zu hören bekam, waren stereotype Äußerungen wie: »Ich meine, das Leben muß ja nun mal weitergehen.« Oder: »Wir können doch nicht ewig zurückschauen.«

Erst nach einigen Abenden rückten die Väter mit ihren Schuldgefühlen heraus. »Ich war zu streng mit ihm.« »Ich hatte zu wenig Zeit für das Kind.« »Ich habe ihn zu wenig beschützt.« »Ich habe nicht aufgepaßt.«

Wo Männer ihre Trauer zulassen können - davon ist Peter Pietzschke überzeugt -, öffnen sich Schleusen. Ein Vater, der seine Tochter durch einen Unfall auf der Straße verloren hatte, hielt drei Abende lang das Image des starken Mannes aufrecht. Am vierten Abend brach er in Tränen aus und sagte: »Meine Frau darf das nicht wissen. Ich gehe manchmal nachts zum Friedhof, wenn er schon geschlossen ist, steige über das Gitter, stelle am Grab eine Kerze hin, denn ich weiß, mein Kind hatte es immer gern, wenn es ein bißchen hell war.«

# Aussteigen in den Tod

Ich, Entychos, einst meiner Eltern
Hoffnung, dann ihr Schmerz, liege hier
mit ganzen zwanzig Jahren unter diesem
Stein, und bin doch weder an Krankheit
noch an Schmerzen dahingesiecht.
Doch nicht so sehr, daß ich tot bin,
beklage ich, sondern daß ich beiden
Eltern trauriges Leid hinterließ.

*Auf einem Kindergrab in Athen,*
*2. Jh. n. Chr.*

Markus' Vater: »Wir haben nicht gesehen, wie in dem Buben langsam der Tod heranwächst.«

*»Der Freitod ist auch eine Art des Aussteigens«, schrieb der sechzehnjährige Schüler Markus, bevor er am Morgen des 14. April 1986 in das Auto des Vaters stieg, vor die Stadt fuhr und mit einem Staubsaugerschlauch die Abgase in das Wageninnere leitete.*
*Markus war einer von drei Söhnen eines evangelischen Pfarrers. Karl, 52, und Hanna, 45, leben mit ihren beiden Kindern in einer Kleinstadt in Baden-Württemberg.*

*Von den 1400 Jugendlichen in der Bundesrepublik, die sich jährlich gegen das Leben entscheiden, wählen rund 200 einen Tod durch Einatmen giftiger Gase oder Dämpfe.*[100]

Wir hatten drei Söhne.
Der Wolfgang kam 1968, im Mai, auf die Welt, der Markus im November 1969 und im Januar 1981 unser Jüngster, der Tobias.
Der Markus hat sich am 14. April 1986 mit sechzehneinhalb Jahren das Leben genommen.
Ich habe ihn als soliden, zuverlässigen, starken, manchmal ruppigen, selten ausflippenden Buben in Erinnerung. Er war eben unser Markus.
Der Markus war ein großer Bub, 1,82 Meter glaube ich, der größte in der Klasse. Er war nicht überbegabt, ging in die Realschule, kam gut mit, war beliebt bei den Schulkameraden, auch bei den Lehrern.
Im Familienkreis war der Markus immer derjenige gewesen, der sah, wo es fehlte, der zugriff und half, ganz anders als sein älterer Bruder, der sich meistens aller Arbeit entzog. Er kümmerte sich auch in ganz besonderer Weise um den kleinen Tobias, war eigentlich der ideale Babysitter, wobei immer noch genügend Zeit blieb für sein Moped und seine Mitarbeit hier, im Evangelischen Jugendwerk, dem er seit Herbst 1985 angehört hatte.
Dort entstand eine gute Clique, Buben und Mädchen, wo jeder jeden besuchte und viel miteinander unternommen wurde. Zur Gruppe gehörte auch Mirjam, ein Mädchen, das er zwar sehr mochte, ohne es jedoch fertigzubringen, ihr das zu sagen; sie weiß wahrscheinlich bis heute nicht, wie wichtig sie für Markus war.
Nach außen hin war sein ganzes Handeln auf Zukunft ausgerichtet. In den Tagen vor seinem Tod hat er sein Fotoalbum weitergeführt, die Einladungen zu einem Club von Konfirmanden, den er mit einem Freund zusammen leiten wollte, waren gerade verschickt worden, er wollte sich eine neue Jacke kaufen, die Bewerbungsschreiben für mehrere Krankenpflegeschulen lagen auf seinem Schreibtisch.

Mit der Nachricht von seinem Tod ist für mich eine Welt zusammengebrochen, weil ich ihn für den Stabilen gehalten hatte im Gegensatz zum Ältesten, wo ich immer so ein bißchen bange war, hoffentlich macht er keine Dummheiten. Erst nachträglich wurde mir so richtig bewußt, welche inneren Erwartungen ich an den Markus hatte; auch in der Richtung, daß ich dachte, wenn auf einen von den Buben Verlaß ist, der Markus könnte einmal so etwas wie eine Stütze im Alter sein.
Ich habe selbst alte und hinfällige Eltern, der Vater ist 82, die Mutter wird 83, und ich fahre jede Woche gute 300 Kilometer, weil ich weiß, daß sie sich freuen, wenn ich komme. Und da erfahre ich immer wieder, wie sehr man im Alter auf die Kinder angewiesen sein kann. Ganz abgesehen davon, daß auch mein Dienst als Pfarrer mir Einblick verschafft in die Beziehungen zwischen alten Menschen und ihren Kindern und wie so etwas den Lebensabend verdüstern oder erhellen kann.
Doch der Schock über Markus' Tod rührt vor allem daher, daß wir nicht gesehen haben, wie in dem Buben, mit dem wir täglich zusammen waren, langsam der Tod heranwächst. Markus und ich saßen beim Essen immer nebeneinander und hatten Mühe, mit unseren langen Beinen einander nicht ins Gehege zu kommen.
Wenn ich jetzt zu den gleichaltrigen Neuntkläßlern komme, um Religionsunterricht zu geben, denke ich mir manchmal, ob nicht in einem der Schüler dort ähnliches abläuft. Auf einmal wundert man sich, daß in der nächsten Stunde noch alle leben.
Es ist der Schock über die eigene Blindheit. Erst nach seinem Tod fanden wir Fragmente seiner wirklichen Befindlichkeit, die ganz im Gegensatz zu dem standen, was wir sahen.
Das, was wir sahen, haben wir als normal für seine Altersstufe, für die Pubertät, angesehen: daß man verschlossen ist, daß man Musik hört, daß man jetzt mehr in der Clique lebt, ja, daß man sein Eigenleben einfach braucht und die Eltern da nicht nachbohren oder nachgrübeln oder nachforschen sollten. So was hat, meiner Erfahrung nach, eher den gegenteiligen Effekt, weil der andere sich dann noch mehr in sich selbst zurückzieht. Wir wollten Geduld mit ihm haben und warten, bis der Markus diese Phase durchgearbeitet, durchlitten und sich da durchgebissen hat, damit er von sich aus wieder auf uns Eltern zukommen kann.

Ich entsinne mich, daß ich vielleicht sechs Wochen vorher mal zu ihm gesagt habe: Mensch, Markus, du strotzt vor Kraft, willst du nicht zum Schwimmen gehen oder zum Ringen oder zum Fußball oder sonst irgendwas unternehmen? Du liegst auf dem Bett und hörst Musik und liest, das ist ja recht, aber du bist zu viel allein. Und irgendwo muß deine Kraft ja hin.
Eigentlich hast du recht, hat er daraufhin gesagt. Aber mehr hat er nicht gesagt. Und blieb weiterhin in seinem Zimmer und hat Musik gehört, hat sich auch eine Kerze angezündet, hat gehäkelt. Meine Frau fand das sehr gemütlich und hat sich ab und an zu ihm hingesetzt, einfach, weil so eine angenehme Atmosphäre bei ihm war.
Ein paar Wochen vor Markus' Tod kam meine Frau in sein Zimmer, sah ihm über die Schulter und entdeckte auf seinem Schreibtisch ein Blatt, auf dem das Wort »tot« stand. Sie war etwas beunruhigt, wollte nicht näher in ihn dringen und dachte, jetzt fängt beim Markus auch die Zeit an, wo er sich mit allen möglichen schwierigen Problemen und Gedanken und Gefühlen herumzuschlagen hat wie der Wolfgang, der Ältere, der drei verschiedene Tagebücher nebeneinander führte, ein Traumbuch, ein Tagebuch und ein Gedankenbuch.
Und deshalb hat sie erst keinen so großen Anstoß daran genommen.
Es war geplant, daß ich für acht Wochen zu einem sogenannten Kontaktstudium nach Hannover gehe. Wenn ein evangelischer Pfarrer 20 oder 25 Jahre im Dienst ist, kann er bei seiner Landeskirche beantragen, daß er als Gasthörer für ein Studiensemester an irgendeiner Universität freigestellt wird. Ich fuhr an einem Samstag los. An dem Tag, an dem Markus zu einer Mitarbeiterfreizeit des Evangelischen Jugendwerks startete. Bei der Verabschiedung, am Morgen des 12. April 1986, fiel mir nur auf, daß Markus mürrisch und unwillig war. Er sah irgendwie an mir vorbei. Ich nahm das aber nicht weiter tragisch, weil ich wußte, daß ich ihn in einer Woche wiedersehen würde.
Bei seiner Rückkehr am Sonntagabend erzählte Markus meiner Frau völlig ungezwungen und aufgeräumt, ohne jegliche Anzeichen einer inneren Spannung, wie es am Wochenende gewesen war. Dann ging er zu Bett.
Wie wir später sahen, hatte er den Wecker auf ein Uhr gestellt,

muß aber wohl verschlafen und am Montagmorgen gegen halb sechs Uhr fluchtartig, im Schlafanzug, wie er war, das Haus verlassen haben. Er setzte sich ins Auto und fuhr zwei Kilometer aus der Stadt hinaus an den Rand eines Waldes. Er konnte fahren und parken, den ersten und zweiten Gang benutzen und durfte auch immer ein bißchen herumkutschieren in unserem großen Hof vor dem Haus. Er nahm seinen Schlafsack mit, den er von der Freizeit wieder nach Hause gebracht hatte, und den Schlauch vom Staubsauger. Er klappte den Rücksitz nach hinten, schrieb irgendwann einen Abschiedsbrief, schloß den Schlauch an den Auspuff an und muß dann die Abgase aus dem laufenden Motor eingeatmet haben. Der Arzt nimmt an, daß Markus um acht Uhr tot war.

Gefunden hat ihn dann um halb zwölf ein Reisender, der anhielt und sah, daß der Motor läuft und daß da einer drin liegt. Es war ein Dreivierteltank, der da hineingepustet wurde. Der Abschiedsbrief und alles, was da sonst noch an losen Blättern war, von deren Existenz wir nichts gewußt hatten, war naß, weil das Kondenswasser von den Abgasen sich im Wageninneren niedergeschlagen hatte.

Inzwischen war meine Frau aufgestanden, hatte das Auto vermißt und gedacht, der Markus will vielleicht angeben und hat eine Spritztour in die Schule gemacht. Erst fragte sie in der Schule nach, dann im Gemeindehaus, wo ein Jugendtreff ist. Da war er auch nicht. Wolfgang, der ältere Bruder, beruhigte sie, sagte, der ist wahrscheinlich in den Wald gefahren, hat eine Beule am Auto und traut sich nicht mehr heim. Er wird wahrscheinlich jeden Augenblick telefonieren und bitten, holt mich ab.

Gegen Mittag stand ein Mann, ein Kripobeamter in Zivil, vor der Türe und bat, ob jemand mitkäme, den jungen Mann im Auto zu identifizieren. Weder meine Frau noch Wolfgang sahen sich dazu in der Lage.

Der Jugendreferent, der die Freizeit am Wochenende geleitet hatte und zufällig im Haus war, fuhr mit dem Kripobeamten hinaus und bestätigte, daß es der Markus war.

Den Anruf, der mich in Hannover erreichen sollte, nahmen Bekannte für mich entgegen. Ich war gerade von der Uni gekommen, stand noch am Auto, als mir die Bekannten über

die Treppe entgegengelaufen kamen und sagten: Es ist etwas ganz Schlimmes passiert. Markus ist tot.
Ich konnte mich nur noch am Auto festhalten - es zog mir schier die Beine weg - und fragen: Unfall? Dann kam die Antwort: Nein, Selbstmord.
Das brachte ich überhaupt nicht mehr zusammen in meinem Kopf.
Die Bekannten fuhren mich zum Flughafen, und um halb elf war ich zu Hause. Die Schwiegermutter war da, und ich konnte die Tapferkeit meiner Frau wie auch der Schwiegermutter nur bewundern.
Von gutmeinenden Kollegen wurde uns empfohlen, wir sollten Markus in aller Stille beerdigen und nichts in die Öffentlichkeit tragen. Doch meine Frau sagte, nein, wir stehen zum Markus, auch wenn wir nicht wissen, was ihn zu diesem Schritt gebracht hat.
Ich war sehr froh darüber, daß sie so dachte, weil ich es unaufrichtig gefunden hätte, so zu tun, als sei nichts gewesen. All diejenigen, die den Markus gekannt haben, und die bei der großen Trauerfeier dabei waren, wären bestohlen gewesen um einen Abschied, der zum Leben und zu allem Lebendigen dazugehört.

*Haben Sie vor dem Begräbnis Abschied von Ihrem Sohn genommen, haben Sie ihn noch einmal gesehen?*

Zunächst hat ihn die Kripo nicht freigegeben. Ich kenne ja das Personal auf dem Friedhof hier und habe gefragt, ob wir ihn nicht sehen könnten. Und der Verantwortliche hat darauf gemeint, wir sollten doch noch warten, denn jetzt liege er auf dem Seziertisch in einer Plastiktüte.
Wir haben gewartet und den Sarg ausgesucht. Das sind lauter so seltsame Sachen, die offenbar sein müssen: womit man den Buben zudeckt und was er anziehen soll. Wir haben ihm dann einfach das angezogen, was er am liebsten getragen hatte.
Als er aufgebahrt war, sind wir zu ihm in das Leichenhaus. Meine Frau hat seine Hand genommen und gesagt, ach, du dummer Bub. Und ich konnte eigentlich nicht glauben, daß er tot ist, bis meine Hand seine Hände und sein Gesicht fühlte in ihrer abgrundtiefen Steineskälte, die irgendwie von innen kam.

Am Tag darauf fragte ich den Tobias, der damals fünfeinhalb war, ob er mit will. Und dann bin ich noch mal mit ihm dorthin gegangen. Den Kleinen hat mehr interessiert, wie der Sarg aussieht und was das für Griffe sind. Beim Heimgehen hat er gesagt, das hätte ich nicht gemacht. Er hat wohl gemeint, in so einem Kasten mit Griffen liegen, das möchte er nicht.
Bei der Beerdigung gab es einen heißen Disput zwischen mir und meinem Vater, der ebenfalls Pfarrer war. Er vertrat die Ansicht, daß wir die Kinder zu wenig im christlichen Glauben erzogen hätten, nicht regelmäßig, morgens, mittags, abends Hausandacht haben. Und daß das jetzt so eine Art Strafe Gottes sei. Ich hatte damals das Gefühl gehabt, daß der Vater unter starkem gesellschaftlichen Druck stand, der einfach raus mußte. So nach dem Motto: Wie kann in einer Dekans-Familie so was passieren! Das könne man eigentlich nur totschweigen.
Ich mußte mich dagegen wehren, weil ich dachte, da wird dem Markus Unrecht getan und in gewisser Weise auch uns. Die Buben sind ja im Milieu der Kirche aufgewachsen, sind zu ihrem Hauskreis gegangen, haben sich auseinandergesetzt mit vielen biblischen Inhalten. Und gerade der Markus hat da sehr viel Interesse gezeigt.
Dieses Modell, daß der Pfarrer auf Biegen und Brechen so ein Tugendbold sein muß, das ist für andere Leute, die in Nöten sind, alles andere als tröstlich.
Seither sehe ich keinen Anlaß mehr, das Thema zu berühren, wenn von meinem Vater nichts kommt.
Einen Tag nach der Beerdigung löste sich eine Zeichnung, die Markus am Mittwoch vor seinem Tod gemacht und seinem kleinen Bruder gegeben hatte, vom Schrank neben Tobias' Bett. Es waren fünf unbewohnte Inseln mitten im Meer. Hanna, meine Frau, hatte die Zeichnung flüchtig mit Klebestreifen angebracht, weil sie ihr gefiel und sie an Urlaub erinnerte. Auf der Rückseite entdeckten wir seine Lebensdaten. Dünn, aber deutlich mit Bleistift geschrieben, stand da:

geb. 6. 11. 69, gest. 14. 4. 86

Auf Markus' Schreibtisch lag eine weitere Zeichnung, die uns Rätsel aufgibt: Da stehen vor einer Tapete, die aus lauter Fragezeichen besteht, unser Sofa, der alte Tisch, der große Blumen-

ständer und die alte Pendeluhr. Auf dem Sofa sitzt eine Frau, die strickt. Über dem Sofa hängt ein Bild, das zwei Felsstürze rechts und links von einer Schlucht zeigt, an deren äußersten Kanten jeweils ein Strauch wächst. Man hat das Gefühl, daß diese Sträucher nur mehr mit wenigen Wurzeln im Erdreich befestigt sind, und ist beklommen, daß an diesen Sträuchern, hoch über dem Abgrund, eine Hängematte festgemacht ist. In der liegt ein Mann, genüßlich Pfeife rauchend, ein Buch in den Händen, völlig gelassen und entspannt, als ob es ihn nichts anginge, daß er in den nächsten Minuten oder Sekunden sich zu Tode stürzen wird. Über ihm steht eine Sonne ohne Strahlen, und in der Ferne, links oben am Himmel, kreisen vier schwarze Vögel.
Ich muß dieses Bild immer wieder in die Hand nehmen, so, als könnte ich da doch noch irgend etwas herauslesen, was Markus zu seinem Schritt bewogen hat.
Wir fanden auch ein Testament, in dem Martin, wie er schrieb, seinen »ganzen, über Jahre hinweg gesammelten Krempel« vierzehn Freunden und Bekannten vermachte: »Mein Efeu und meine Mütze aus Berlin gehen an Mirjam«, schrieb er, »ebenso die Platte ›24 Karat‹ und mein beliebtester Gegenstand, die Stereoanlage.«
Für die Anlage hatte Markus sechs Wochen gearbeitet.
Ich fuhr nach Hannover, um meine Koffer abzuholen, brach meinen Studienaufenthalt ab. Was sollte ich noch da oben, es schien ohnehin alles sinnlos geworden. Auch die Worte der Bibel wollten zunächst nicht mehr greifen. Irgendwie fühlte ich mich jenseits aller Tröstungen, unerreichbar. Der einzig konkrete Gedanke, der mich unmittelbar nach Markus' Tod bewegte, war, daß es noch unerträglich lange hin ist, bis ich selber sterbe. Das Leben war nur noch eine Last.
In diesen ersten drei Wochen, in denen ich noch zu Hause geblieben war, wachte ich morgens immer mit einem so schweren Herzen auf, daß ich dachte, ich hab was am Herzen. Ich ging zum Arzt. Der hat mich total durchgecheckt und dann gesagt, ich könnte Bergführer sein, ich sei kerngesund. Da wurde mir zum ersten Mal klar, daß diese Ausdrücke von »Herzweh« und von »gebrochenen Herzen« nicht nur poetische Umschreibungen sind.
Ich kam mir vor wie eine volle Badewanne, aus der jemand den

Stöpsel herausgezogen hat. Und da läuft jetzt alles aus an Kraft und Willen, unwiederbringlich. Es war eine grenzenlose Müdigkeit und ein Nichtmehrwollen.
Diese Gefühle hatte ich streckenweise auch schon vor Markus' Tod gehabt. Ich erinnere mich, daß ich in der Zeit des Studiums sogar schon mal überlegt hatte, was gibt es eigentlich für überzeugende Gründe gegen einen solchen Schritt? Und da frage ich mich jetzt, ob ich diese depressive Grundstimmung nicht auf den Markus übertragen habe.
Man denkt an alles Mögliche. Vor allem auch: Was hab ich, was haben wir falsch gemacht? So etwas kommt ja nicht von ungefähr. Das muß ja eine Vorgeschichte haben. In seinem Abschiedsbrief heißt es ja: Bleibt zusammen. Und da habe ich mir gedacht, ob er die Beziehung zwischen meiner Frau und mir für gefährdet hielt.
Ich entsinne mich, daß - der Markus war vielleicht sechs oder sieben Jahre alt - Hanna und ich bei Tisch einen ganz giftigen, bösen Wortwechsel hatten. Und ich weiß noch diesen tiefen Schrecken in seinen Augen. Wie wenn ihm der Boden unter den Füßen weggezogen würde. Und da mache ich jetzt daran rum, ob solche Erlebnisse für ein Kind nicht kolossal gefährdend sind, auch wenn im Ernst noch nie einer von uns daran gedacht hatte, den anderen zu verlassen.
Andererseits, wenn ich zurückdenke an meine eigene Jugend - denn man vergleicht ja immer -, meine Eltern wußten keine zehn Prozent von dem, was wir vom Markus wußten. Nach dem Abitur ist mein Vater aus allen Wolken gefallen, als ich ihm sagte, daß ich Theologie studieren wollte. Nicht einmal über so eine sachliche Information hat man da groß gesprochen. Da war das Verhältnis von Eltern zu Kindern sehr viel autoritärer, distanzierter, hierarchischer irgendwie. Und da denke ich, da hätte ich mich zehnmal umbringen müssen.

*Glauben Sie, daß sein Selbstmord vor Gott Sünde ist?*

Ich war bis jetzt immer der Meinung, daß Selbstmord Sünde ist. Weil man sich etwas nimmt, was einem ein anderer gegeben hat. Emotional würde ich das jetzt beim Markus nicht mit dem harten Wort »Sünde« belegen wollen, er hat wohl aus einem seelischen Ausnahmezustand heraus gehandelt.

Was mich in diesem Zusammenhang auch immer wieder beschäftigt, ist die Frage, wie ich in meinem Glauben mit diesem Tod zurechtkomme. In der Bibel gibt es ja zwei Deutungsmöglichkeiten für Unglück. Die eine richtet sich nach dem Kausalitätsprinzip: Eine Katastrophe ist die Strafe für eine Schuld. Es gibt aber auch den anderen Strang in der Bibel, wo, jenseits aller engherzigen Vergeltungsvorstellungen, Menschen von einem Unheil getroffen werden, ohne daß man ihnen eine besondere Schuld nachweisen kann. Ich denke da an Hiob, der rechtschaffen und fromm war und den Gott auf die Probe stellte, indem er ihm alle Kinder, den Besitz und zum Schluß auch noch die Gesundheit nahm. Oder an Kain und Abel, wo das Opfer des einen angenommen wird und das des anderen nicht. Obwohl aus keinem Satz hervorgeht, daß der Kain ursprünglich ein schlechterer Mensch war als der Abel. Er hat es nur nicht verkraftet, ohne ersichtlichen Grund von Gott benachteiligt zu werden und ist dann einfach ausgerastet.
Ich glaube, das ist eine ganz große Herausforderung für uns Menschen, diese ganz anderen, undurchsichtigen Maßstäbe Gottes zu akzeptieren, ohne das gleich auf sich umzumünzen.
Wenn ich über Isaaks Opferung (1. Mose 22) predigen muß, habe ich Markus immer wieder vor Augen. Das ist so ein Text, wo ich gemeint habe, ich kenne den schon ewig. Und jetzt lese ich ihn und sehe darin Schichten, die ich vorher nicht sah. Bei der Predigt über Abraham und Isaak hatte ich mehrfach große Mühe, die Gewalt über meine Stimme zu behalten. Und da war ich froh, daß ich Gottesdienst in der eigenen Gemeinde hielt. Woanders hätte man sich gefragt, was ist denn mit dem? Aber hier haben das alle verstanden. Es ist ja auch eine ganz fürchterliche und schreckliche Geschichte. Gott spielt verrückt, so scheint es, indem er Abraham befiehlt, diesen Sohn, der ihm verheißen war und auf den er ewig warten mußte, zu schlachten. Und der Abraham macht sich mit seinem einzigen Buben auf den Weg. Und der Bub fragt ihn, wo ist das Opfertier? Und der Abraham sagt, Gott wird sich eines aussuchen. Irgendwo muß der Abraham dann in seiner Verzweiflung zu Gott gesagt haben: Du hast mir den Buben gegeben, hast Deine Zukunft und Deinen Segen für die Völker an diesen Buben gebunden. Und jetzt sagst Du auf einmal, ich soll ihn umbringen. Du hast

mich in diese Zwickmühle gebracht, also bring mich Du da auch wieder heraus. Ich mach jetzt einfach, was Du mir sagst. Und die Geschichte endet dann so, daß er das Messer hebt und in letzter Sekunde ein Widder auftaucht, den er anstelle des Buben opfern soll.
Abraham hat diesen Gott bis zum Geht-nicht-mehr beim Wort genommen in dieser diffusen, widersprüchlichen Wirklichkeit, die ihn existentiell, persönlich und familiär schier zu zerreißen drohte. Und das wurde ihm als Glaube angerechnet.
Auch der Abraham war kein Ausbund an Bosheit, Gott hat ihn ja gewählt. Und auch hier greift dieses Schuld-und-Sühne-Schema nicht. Gott stand gegen alles Aufrechnen und Vorrechnen zu seinem zuerst gegebenen, positiven Wort.
Damit will ich mich nicht freisprechen. Aber es ist mir ein großer Trost, daß es diese andere Schiene in der Bibel gibt und daß solche Geschichten - wie ein Programm - an wesentlichen Stellen in der Bibel stehen. Das gibt mir auch innerlich die Kraft, weiterleben zu können.

*Das setzt aber voraus, daß Sie schon der Überzeugung sind, daß Gott Ihnen Markus' Tod auferlegt hat.*

Ja, das würde ich schon meinen, auch wenn ich noch nicht weiß, was Gott mir durch diesen Tod sagen will. Ich spüre so eine gesteigerte Wachsamkeit in mir, den Drang, mich prüfend umsehen und hinsehen zu wollen, ob und was da als Antwort auf mich zukommen wird.
Mir geht jetzt oft der Text auf Markus' Geburtsanzeige durch den Kopf. Markus wurde nach dem Evangelisten genannt, dessen Buch als das der geheimen Offenbarungen gilt. Und in unserer Geburtsanzeige stand: »Wir sind gespannt, welche Offenbarungen uns Gott mit Markus schenken wird.«
Es fällt schwer, mit diesem Rätsel zu leben. Es ist einfach ein Loch da, seit der Bub nicht mehr da ist.
Bald nach seinem Tod hatte ich einen seltsamen Traum: Ich stehe da und habe meinen eigenen Kopf in der Hand, aus dem Blut rausläuft. Und der Markus steht oben an der Treppe, winkt mir zu, und ich sag mir, Mensch, jetzt kannst du nicht mal mehr mit ihm reden. Denn du hast ja keinen Kopf mehr drauf.

Gleichzeitig finde ich das aber in keiner Weise grausig oder belastend, eher amüsant, ich habe ein lachendes Gefühl dabei. Dieser Widerspruch ist mir stark in Erinnerung geblieben.
Im ersten Halbjahr saß ich oft in meinem Büro, schaute aus dem Fenster, Tagträumen nachhängend, und sah, wie jemand unter dem Amtszimmer vorbeilief. Ich nahm bloß noch den letzten Schatten wahr. Mensch, habe ich mir gesagt - der Markus? Und dann hat es an der Haustüre geklingelt, und es war der Leiter der psychologischen Beratungsstelle vom Krankenhaus, der mich etwas fragen wollte.
Manchmal drücken mich die Anforderungen an mein Amt, die Beerdigungen, die ich halten muß - einfach die Erwartungen, die an mich als Pfarrer herangetragen werden. Von Zeit zu Zeit werde ich auf Markus' Tod angesprochen, wenn ich ins Trauerhaus komme. Kürzlich hatte ich einen 25jährigen Studenten zu beerdigen, der beim Joggen tot umgefallen ist. Sie wissen ja, wie das ist, wenn man einen Buben verliert, haben die Eltern gesagt.
Manchmal schmerzt auch die Erfahrung zu sehen, wie wichtig man für viele fremde Leute ist, ohne es vielleicht zu wissen, und welch blinder Fleck man für den eigenen Buben war, der einem doch so nahe stand.
Markus kommt mir immer wieder nahe in Anfällen von Trauer, ganz unberechenbar. Sei es, daß ich an der Eisdiele vorbeifahre und dort einen hochgewachsenen, kräftigen Jugendlichen sitzen sehe, dessen Bewegungen mich an ihn erinnern, oder sei es einfach, daß ich seine Hosen und Kittel abtrage, so wie er früher meine trug.

Auszüge aus den Notizen des Schülers Martin W., die seine Eltern nach dem Tod fanden:

»Stell dir vor, es wär tot. Nicht einfach tot, sondern es brächte sich um. Erster Gedanke, warum? Zweiter Gedanke, was hab ich damit zu tun? Was will es mit seinem Tod eigentlich bezwecken?
Es will eigentlich nur noch einmal auf sich aufmerksam machen, egal wie. Der Tod löst auch andere Probleme, die eigentlich bei näherem Betrachten gar keine sind. Probleme gibt's nicht. Einbildung. Es will auf keinen Fall, daß man sagt, es hätte zu viele Probleme gehabt.

Leben fängt mit dem Tod an. Der Freitod ist auch eine Art des Aussteigens. Leben jetzt ist Schulzeit mit mehr Streß als Freude? Es weiß nicht.

Mirjam. Warum immer Du? Gibt es nichts anderes mehr? Ich liebe! Was liebe ich? Die Figur, die Kleider, Dein Spiegelbild, Deinen Schatten, Dich? Manchmal denke ich, das schwarze Loch hätte Deine Gestalt angenommen. Mein ganzes Denken, Fühlen zieht es an sich, hält mich gefangen. Zermürbt, verzweifelt.

Als ich gerade in meinem Zimmer rumschaute, blieb ich an meinem Gedenkspruch hängen, den ich mir vor der Konfirmation selbst ausgesucht hatte. Er heißt: »Auf Gott hoffe ich und fürchte mich nicht, was können wir Menschen tun.«
Da ging mir auf, wie hoffnungslos ich bin. Nicht mal die Erkenntnis bewegt irgend etwas in mir.
Die Abschiedsbriefe an die einzelnen will ich erst am Sonntagabend schreiben.

Ich fänd's ganz lustig, ein Seemannsgrab zu bekommen (in Deutschland wahrscheinlich nicht möglich), doch ihr könnt mich ja so irgendwie versenken. Das hat den Vorteil, Blumen und so Scherze zu sparen.
Der Schritt zum Freitod kam nicht plötzlich. Also auch nicht auf dem Mitarbeiterwochenende. Ich habe ab Samstag bewußt gelebt, alles zum letzten Mal gedacht. Jetzt erhoffe ich mir einen schnellen Tod. Ich bitte, mein Testament gültig zu machen. Lieber Papa, Mama, Wolfgang und Tobias, Euch gegenüber müßte ich ja das schlechteste Gewissen haben. Ich bitte Euch, bleibt zusammen. Und macht das Beste aus Tobias. Grüßt die Verwandtschaft.

Euer zufriedener Markus
(es war schön)

# Tod aus Verzweiflung

Er schwatzte nicht, warf dieses
Leben von sich und ging in das
Haus, darinnen die meisten
schon sind.

*Leonidas von Tarent*
*(um 310–240 v. Chr.)*

Alexanders Vater: »Man hat einfach Heimweh nach dem Burschen.«

*Daß er an einem Freitag, den 13. Dezember 1963, auf die Welt gekommen ist, hat Alexander zeit seines Lebens als schlechtes Omen gedeutet.*
*Alexanders Leben dauerte 22 Jahre, bis er es an einem Freitagmorgen, den 7. März 1985, mit einem Bergsteigerseil beendete. Er erhängte sich am Fensterstock seines Zimmers schräg vis-à-vis von jenem Haus, in dem seine ehemalige Freundin Kirsten wohnt. Die hatte ihm wenige Monate zuvor den Laufpaß gegeben.*
*Wolfgang, 48, Alexanders Vater, ist Abteilungsleiter in einem großen Konzern. Er lebt mit seiner Frau Ingrid, 42, und der einundzwanzigjährigen Tochter Barbara in Bayern.*

*Der Suizid durch Erhängen ist eine der häufigsten Arten der Selbsttötung. In dem Jahr, als Alexander starb, nahmen sich auf diese Weise 753 weitere Jugendliche in der Bundesrepublik das Leben.*[101]

Im Wohnzimmer war ein Schaukelstuhl. Dort saß er über Stunden und ging nicht mehr aus dem Haus. Er hockte nur noch vor dem Kamin, starrte ins Feuer, stocherte manchmal darin herum und war stumm.
Er hat überhaupt noch nie viel geredet, schon als Kind, wir mußten ihm immer alles aus der Nase ziehen, aber jetzt machten wir uns richtig Sorgen.
In dieser Zeit, das war im November 1985, sagte ich zu ihm: Alex, was ist es eigentlich? Ist es nun, weil du die gute Stellung bei Hertie aufgegeben hast und den Kollegen nachtrauerst, oder ist es diese Trennung von der Kirsten? Und da sagte er: Ich weiß nicht, was es ist, es ist in mir drin.
Seit unser Alexander im August von einer Rundfahrt mit dem Motorrad, die er ganz für sich alleine gemacht hatte, aus Frankreich zurückgekommen war, stellten wir eine Veränderung an ihm fest. Er war irgendwie anders, ohne daß wir uns das erklären konnten.
Eine Woche später hatte auch noch die Kirsten mit ihm Schluß gemacht. Sie waren beide 22 und über Jahre eng befreundet gewesen. Ich weiß noch, wie der Alexander zu uns gesagt hat: Die Kirsten ist wie ein neues Leben für mich. Jetzt weiß ich erst, daß ich vorher tot war.
Hinzu kamen so ein paar Ungereimtheiten beim Alexander. Bald nach seiner Rückkehr aus dem Urlaub hatte er ziemlich kopflos seine Stelle als Hauselektriker bei Hertie gekündigt, eigentlich wegen einer Lappalie. Dann waren noch so ein paar kleinere Unfälle gewesen, erst mit dem Motorrad, dann mit dem Auto. Wir hatten den Eindruck, er wolle überhaupt nicht mehr arbeiten. Er gammelte einfach nur im Haus herum. Wenn er mal aktiv wurde, dann hat er wie ein Verrückter gejoggt. Oft kam er abends schweißnaß zurück und mußte gleich unter die Dusche, weil er sich bis zur Grenze der Erschöpfung verausgabt hatte.

Morgens, beim Frühstück, war er noch zugänglich, da konnte man auch ein paar Worte reden. Aber am Abend war er stumpfsinnig, hat nur in eine Ecke geschaut und manchmal wie ein alter Mann gesagt: Jetzt lauf ich noch mal um den Block herum. Dann hat er halt wieder seine Runden gedreht, vorbei an dem Haus, in dem die Kirsten wohnt.

Sie wohnt uns schräg gegenüber. Ich kann da nicht rüberschauen zu ihrem Fenster, hat er oft gesagt, das pack ich einfach nicht. In solchen Momenten habe ich versucht, ihm Mut zu machen, ihm Wut zu machen auf dieses Mädchen. Schau her, habe ich gesagt, die Kirsten geht an unserem Haus vorbei, unbekümmert und fidel, und du sitzt hier drinnen und quälst dir einen ab. Du siehst doch, wie leicht sie diese Trennung nimmt. Im Gegenteil, du müßtest einen Haß auf sie kriegen, du mußt sagen, kruzitürken, das blöde Weib soll mir doch den Buckel runterrutschen.

Doch er war immer so in sich und hat ein todtrübes Gesicht gemacht.

An einem Morgen im Dezember wollte ich ihn wie üblich wekken. Alexander hatte damals für ein paar Stunden in meiner Firma gejobbt.

Sein Bett war leer. Vielleicht ist er bei der Kirsten, vermutete ich, rief aus dem Büro meine Frau an, sagte, der Alexander ist nicht in seinem Zimmer, wahrscheinlich schläft er drüben bei der Kirsten. Sie solle doch schauen, daß er rechtzeitig rüberkommt, er müsse ja in die Arbeit.

Wenig später bekam ich einen Anruf von meiner Frau. Ingrid war völlig aufgelöst. Sie hatte einen Abschiedsbrief von ihm gefunden, auf dem stand:

*Lieber Dad,*

es ist eine saublöde Zeit, daß ich ausgerechnet jetzt, vor Weihnachten, gehe und Euch Sorgen mache. Aber ich glaube, Du wirst mich wohl am besten verstehen, wenn ich Dir sage, ich halte es hier nicht mehr aus, ich kann hier nicht mehr bleiben.

Ich gehe in den Süden und rühre mich bald wieder. Bitte seid nicht traurig über mich.

Die Mama ist und bleibt die Beste.

Alexander

Doch ehe wir etwas unternehmen konnten, war Alexander wieder da. In der Nacht hatte er ein paar Sachen zusammengepackt, sich an die nahe Autobahn gestellt und wollte abhauen, so einfach abhauen.
Vielleicht haben ihn die Kräfte, vielleicht hat ihn die Schneid verlassen. Das war sowieso ein ganz großer Schmarrn, hat er gesagt, als wir darüber sprachen, und hat die Sache schnell wieder in sich begraben.
Alexander hatte auch so arge Komplexe. Wenn ich in der Stadt herumlaufe, hat er mal meiner Frau gesagt, dann meine ich immer, die Leute lesen mir meine Unfähigkeit von der Stirn ab.
Alexander, geh doch mal zu meinem Arzt, riet ihm meine Frau, der ist auch so ein bißchen Psychologe und kann dir vielleicht helfen.
Ich geh zu keinem Arzt, ich bin nicht krank, gab er zur Antwort, ehe mir nicht was abfällt, kriegt mich keiner da hin.
Ich habe ihn damals noch darin bestärkt und zu Ingrid gesagt: Das bekommen wir auch alleine in den Griff, das ist der Liebeskummer. Wenn der Alexander erst wieder eine gute Stelle hat, dann legt sich das wieder.
Im Dezember hatte er verschiedene Bewerbungen laufen, und es kamen natürlich viele Absagen. Das war für Alexander immer wieder ein neuer Schlag. Er war am 13. Dezember 1963, an einem Freitag, zur Welt gekommen, und das war für ihn ohnehin ein schlechtes Zeichen. Bei mir geht sowieso immer alles schief, hatte er oft gesagt, ich bin an einem Freitag geboren, und noch dazu an einem dreizehnten.
Im Januar 1986 trat er eine neue Stelle an bei einem Großkücheneinrichter. Dort sollte er das ganze Elektrische übernehmen. Mittags, am ersten Tag, war er schon wieder daheim. Ich höre dort auf, da kann ich nicht anfangen, ich packe das nicht, meinte er. Da war ich richtig ein bißchen wütend und sagte: Red keinen Schmarrn, sei froh, daß du jetzt wieder in den Arbeitsprozeß hineinkommst. Ich rief seinen Chef an, erklärte ihm, mein Sohn habe halt ein bißchen durchgedreht, das sei der Liebeskummer, an dem er zur Zeit leide.
Ach, sagte der dann, da reden wir nicht lang drüber, er soll einfach am Montag wiederkommen.

Alexander bekam wieder ein bißchen Halt unter den Füßen. Nach einem Vierteljahr hat er sogar zu meiner Frau gesagt: Ich glaube, jetzt wird es langsam; mein Chef meint, ich könnte später ja mal sein Geschäft übernehmen.
Nur morgens, wenn ich ihn zur Arbeit geweckt habe, hat er sich mit Händen und Füßen dagegen gewehrt. Er wollte gar nicht wach werden. Am liebsten wäre er immer im Bett geblieben.
Am Mittwoch haben wir noch zusammen Schach gespielt, weil ich einfach glaubte, ich muß etwas mit dem Kerl unternehmen. Ich habe die Partie gewonnen und dann gesagt: Du, Alex, so was könnten wir eigentlich öfters machen. Er war auch sofort dafür.
Am letzten Abend, an jenem 6. März, hatte ihn seine Schwester, die Barbara, so weit, daß er ihr versprach, am nächsten Wochenende nach Österreich zum Skifahren mitzukommen. Er sagte noch zu meiner Frau: Geh, sei so gut, und wechsle mir ein paar Schillinge um, für 200 Mark vielleicht; und dann gab er ihr noch seine Jeans zum Waschen, weil er die mitnehmen wollte.
Wir saßen im Wohnzimmer vor dem Fernseher. Beiläufig schlug ich ihm vor, er solle doch die Filmkamera am Wochenende mitnehmen. Er hatte schon mal auf Skiern gefilmt, früher, das hatte ihm Spaß gemacht. Irgendwann, gegen 10 Uhr, stand er auf, sagte: Ich gehe noch mal eine Runde. Nach einer halben Stunde erschien er wieder in der Tür mit einem todtraurigen Blick, an den wir uns schon gewöhnt hatten. Er ließ sich wieder in den Schaukelstuhl fallen und starrte auf den Bildschirm. Bleib nicht zu lange auf, sagte meine Frau, als wir zu Bett gehen wollten. Und ich klopfte ihm noch auf die Schulter: Also, Alexander, morgen Wecken wie immer.
Am Freitagmorgen um halb sieben kam ich in sein Zimmer. Erst habe ich nur auf sein Bett geschaut, das leer war, habe gedacht, jetzt ist er wieder abgehauen oder vielleicht doch bei der Kirsten. Dann sah ich ihn. In seiner Mansarde ist eine sehr hohe Wand mit einem hohen Fenster. Da hat er sich mit einem starken Bergsteigerseil aufgehängt.
Auf seinem Schreibtisch lag ein Schweizer Messer, das ich ihm vor Jahren geschenkt hatte. Ich habe ihn abgeschnitten und aufs Bett gelegt.

Minutenlang standen wir an Alexanders Bett, meine Frau, die Barbara und ich. Ich habe ihn noch berührt, diesen warmen toten Körper, unseren Alexander, der gestern noch lebendig war und jetzt dalag ohne Regung. Man kann es ja gar nicht fassen im ersten Moment. Ich habe doch noch so hautnah neben ihm gesessen am Abend und zu ihm gesagt: Du, Alexander, man riecht schon den Frühling.
Dieser Donnerstag war ein herrlicher Föhntag gewesen.
Als mir klar wurde, daß ich hier nichts mehr ausrichten konnte, daß wir so hilflos vor diesem absoluten Totsein waren, spürte ich einen Haß in mir, als würde der Tod persönlich neben Alexanders Bett stehen und mich angrinsen: Hier hast du keine Chance mehr.
Ich weiß nicht genau, gegen wen sich dieser Haß gerichtet hat. Vielleicht war auch ein bißchen Gott gemeint damit und ich selbst mit meiner eigenen Machtlosigkeit.

*Und Alexander?*

Nein, dem Alexander hat dieser Haß nicht gegolten, oder vielleicht doch im ersten Augenblick, weil er uns so was antut.
Erst kam die Rettung, dann die Kripo, dann der Hausarzt. Er gab uns etwas zur Beruhigung und meinte, es sei eine unglückliche Konstellation gewesen gestern abend. Der Föhn und Alexanders allmähliches Heraustreten aus der Depression, was Menschen erst recht zum Selbstmord aktivieren kann.
Meine Frau hat dann noch den Pfarrer angerufen. Wenig später stand auch die Kirsten vor der Tür, sie sah ja den Sanka draußen, und hat fürchterlich geweint.
An diesem Vormittag habe ich sehr viel geweint, wie überhaupt in den ersten Wochen und Monaten. Ich mußte auch viel mehr weinen als nach dem Tod meiner Eltern. Wenn ich es jemanden gesagt habe, konnte ich manchmal nicht weiterreden, weil ich so überwältigt war davon. Das hat meine Frau heute noch.
Tagsüber war ich auf die Arbeit konzentriert, da kann man den Schmerz weit wegdrängen. Nur morgens, wenn ich ins Büro fuhr, und abends, auf dem Heimweg, da sitzt man ja allein im Auto, da habe ich meine Gefühle nicht gebremst und habe auch mal geweint.

Es ist nicht sehr oft vorgekommen, daß wir gemeinsam geweint haben. In der Regel habe ich es versteckt gemacht, ich wollte nicht zeigen, daß ich weinen konnte.
Es gab Tage und Wochenenden vor allem, wo wir einfach ganz bewußt sehr viel unternommen haben, raus, fort, egal wohin. Wir haben sehr viel Geld verfahren, obwohl es manchmal zu Hause vielleicht besser gewesen wäre. Aber daheim ging ja nichts. Ich hatte keinen Drive und die Ingrid auch nicht. Und Barbara war nur mehr mit ihrem Freund unterwegs. Sie hat schon mal gesagt: Er geht mir ab. Mehr kam nicht.
Und wir sind dagesessen wie gelähmt. Wir wollten und konnten nicht vorwärtskommen mit unseren Gedanken, haben immer nur an diese eine Sache gedacht und auch so viele Schuldgefühle in unsere Trauer mit hineingenommen: Vielleicht war ich zu lasch, habe alles zu leicht gesehen, habe ihn noch ermutigt, nicht zum Arzt zu gehen; vielleicht hatte ich ja auch Scheuklappen vor den Augen, wollte die Depression gar nicht sehen, in die Alexander gefallen war.
Es war ein ständiges Herumsitzen und Reden und Sich-Vorstellen: Hätte man doch ..., warum haben wir nicht ...? Und meine Frau sagte dann immer: Ja, hätten wir doch erst gar nicht hier gebaut.
Da bin ich manchmal, ich will fast sagen, barsch geworden, weil ich weiß, das bringt nichts. Manchmal habe ich zu meiner Frau gesagt: Man meint glatt, du badest gern in solchen Gedanken. Dann sagte sie immer: Du bist so kühl, du bist so realistisch, du bist so hart, und dabei habe ich ja innen drin genauso einen Schmerz. Ich bin nicht der Mensch, der zu so vielen Tränen in der Lage ist, vielleicht sind wir Männer überhaupt Holzstöcke, die gar nicht so viel Klang abgeben können.
Die Ingrid hat mich zu so einer Selbsthilfegruppe mitgenommen, wo sich Eltern nach dem Tod ihrer Kinder aussprechen können. Der Großteil sind Frauen, es sind nur ganz wenige Männer mit dabei, die sich genauso zurückhalten wie ich. Nur einer ist sehr aktiv und redet da mit, der hat frauliche Gefühle, möchte ich mal sagen. Das mag ich gar nicht. Ich hocke mich da lieber hin und bin völlig passiv. Mir geht es dort so, daß ich einfach nicht ankomme gegen diese Vielfalt von Frauengefühlen. Das überschwemmt mich richtig. Wenn die Frauen unter-

einander diesen Alltag nach dem Tod eines Kindes besprechen und wie sie mit ihren Gefühlen fertig werden, das ist eine ständige Wiederholung dessen und ein Interpretieren, Ausbreiten, ein Auseinandernehmen von kleinsten Kleinigkeiten, da kann ich schon nicht mehr zuhören. Das geht mir einfach zu sehr ins Detail, da wird alles breitgetreten, da wird jeder Gedanke und jedes Gefühl seziert, und das kann ein Mann doch nicht. Ich könnte das nicht so bringen, auch nicht mit dieser inneren Freizügigkeit, die hätte ich gar nicht.
Das sind zwei Welten.
Auch ein anderer Mann, der Herr Morlat, sitzt ganz ruhig da und sagt überhaupt nichts. Wir finden uns sympathisch. Obwohl wir fast kein Wort miteinander gesprochen haben, verstehen wir uns trotzdem. Die Frauen, die reden und reden und reden, und wir reden gar nicht viel, aber wir fühlen uns wohl miteinander.
Auf der anderen Seite war es besonders am Anfang interessant, in diesem Kreis zu erfahren, daß es da Menschen gibt, die innerlich genauso verletzt sind wie du, die dieselben Schwierigkeiten mit der Gesellschaft oder den eigenen Familienmitgliedern haben. Von den Müttern kam immer wieder, daß sie sich vor allem von ihren eigenen Müttern im Stich gelassen fühlen. Das ist auch bei meiner Schwiegermutter der Fall, die jetzt mit meiner Frau so ein bißchen über Kreuz ist, weil die Ingrid die Sache noch nicht so bewältigt hat, wie sie sich das vorstellt. Die wollte uns eigentlich gerne schnell wieder normal haben. Ich bestärke meine Frau dann auch immer, indem ich zu ihr sage: Ingrid, laß dir Zeit. Deine Mutter ist doch nicht so betroffen wie du, die ist nicht so nah dran am Geschehen, laß sie stehen und richte dich nach deinen eigenen Gefühlen.
Durch Alexanders Tod bin ich für viele Dinge sensibler geworden, auch für den Glauben. Ich war vorher ein ganz normaler Christ gewesen, der zufrieden war, der sonntags in die Kirche ging - man wird gesehen. Selbstzweifel kannte ich so gut wie keine. Ich dachte immer, ich mache meine Sachen richtig, ich habe alles im Griff. Und dann passiert so was.
Und dann kommt man gekrochen und wird ganz klein. Wenn dir jetzt etwas helfen kann, habe ich mir eingeredet, ist es der Versuch, meinen Glauben zu vertiefen.

Es ist eigenartig. Früher war meine Frau ein bißchen besser mit dem Beten, jetzt steht sie dem Glauben eher distanziert gegenüber. Was ist das für ein guter Gott, wenn er das zuläßt, sagt sie, der sieht doch, wie wir uns fertigmachen und wie ich trauere. Für mich hat der Dialog mit Gott erst richtig begonnen. Ich habe ihm meine tausend Zweifel vorgebracht, habe ihn gefragt, wo ist er jetzt, wo ist seine Seele, wo ist sein Geist? Wie wird er wohl umgehen mit einer Kreatur, die sich selbst hingerichtet hat? Auch mit dem Alexander habe ich geredet, habe halt einfach gesagt: Du, Alex, ich glaube an dich. Ich weiß, daß du nicht verschwunden bist, vielleicht bist du irgendwo im Licht.

Und inzwischen habe ich auch diese Sicherheit. Eines Morgens, auf dem Weg in die Arbeit, fuhr ich wieder einmal ein bißchen zaghaft in den Tag hinein, und ich weiß auch noch, wo die Stelle war. Da hatte ich mit einem Mal das Gefühl, als wäre der Alexander irgendwo angekommen, ganz so, als wüßte ich ihn an einem Ort geborgen. Auf diesem Weg in die Arbeit, es sind ungefähr 20 Minuten, konnte ich auch immer mein Morgengebet sprechen. Ich habe diese Strecke liebgewonnen, weil ich da so ein bißchen meditieren kann, beten kann, einfach so mit meinen Worten. Da kamen auch immer wieder diese Vorsätze, wie schafft man so einen Tag.

An diesem Tag überkam mich eine innere Ruhe, die mir bisher fremd gewesen war, so ein bißchen Stille, die ich mir auch heute noch zu bewahren versuche. Was mir nicht immer gelingt.

Seit einigen Wochen neige ich allmählich zu einer Art von Sarkasmus, weil der Alexander auch so ein Stück Stolz von mir war. Es ist ja so viel mit ihm verlorengegangen. Einfach die Idee, einen Sohn zu haben, der auch irgendwann heiratet, der etwas Tolles leistet im Leben, der Kinder hat. Da kommt nichts mehr.

Vielleicht ist ein Stück meiner eigenen Kindheit mitgestorben, der Versuch, alles besser an ihm zu machen. Ich kam 1939 auf die Welt, lernte meinen Vater erst mit acht Jahren kennen. Ich habe auch nie mehr ein gutes Verhältnis zu meinem Vater gefunden, was bei meinem jüngeren Bruder ganz anders war. Mein Vater hat mich nie so richtig beachtet.

Das ist etwas, was ich an meinem Sohn wiedergutmachen wollte. Ich hatte mir eingebildet, daß ich den Alexander kenne,

und manchmal ertappe ich mich heute dabei, daß ich ihm Vorwürfe mache. Als er vierzehn war, habe ich mit ihm hinter dem Haus Feuer gemacht, wir haben uns da Suppe gekocht, ich war so ein bißchen sein Spezi geworden.
Auch später, als er in einer schwierigen Phase war, habe ich versucht, ihm Geld zuzustecken. Das war vielleicht nicht richtig, aber es war so eine Möglichkeit, auch meine eigene Kindheit zu retten.
Wenn ein Arbeitskollege von seinem Sohn redet, daß der Zähne kriegt oder sich verlobt hat, wohin der schon wieder gefahren ist oder was weiß ich, dann bin ich manchmal richtig neidisch. Da kommt manchmal so etwas auf: Ach, gib es auf, schmeiß hin. Es ist so etwas Resignatives, es bekommt nie die Überhand, aber ab und zu ist es da. Was habe ich noch zu verlieren, sage ich mir in solchen Momenten, es ist ohnehin alles vorbei.
Und dann schmeiße ich mich in ein Streitgespräch mit meinem Chef in einer Art, daß er am nächsten Tag zu mir sagt: Was war denn gestern mit Ihnen los? Sie haben mich persönlich angegriffen. Sicher, ich brauche auch Feedback, aber so wie Sie das rüberbringen ...
Ich merke, das ist eine ganz neue Ader von mir.
In letzter Zeit bin ich bei meiner Arbeit ein richtiger Peitschentreiber geworden. Ich bin stur und mein Auftreten ist so, daß mein Chef gesagt hat, die Leute haben Angst vor Ihnen, den Vorwurf sieht man Ihnen schon aus zehn Metern Entfernung an, wenn Sie auf die Leute zugehen, und die Blicke, die Sie in der Kantine auf die Tische werfen.

*Der Tod Ihres Sohnes hat sich negativ auf Ihre berufliche Karriere ausgewirkt?*

Negativ, sehr negativ. Mein Vorgesetzter meint, ich könne nicht mehr lachen. Erfolge, die nehmen Sie einfach hin, sagt er, es ist schon beinahe peinlich, Sie darauf aufmerksam zu machen. Ich hatte da so ein paar Erfolge im Umgang mit Schichtsystemen.
Mein Chef glaubt, ich würde mir zu viele Selbstvorwürfe machen, ich ginge immer nur auf mich selber los seit diesem Tod.
Vor zwei Jahren hatte man mir die Werkleitung angeboten. Der

Vorstand hat gesagt, wir suchen niemanden auf dem Markt, probieren Sie es mal. Dann kam die Sache mit dem Alexander. Und jetzt bin ich quasi abgeschrieben. Sie haben gesagt: Mensch, Sie haben sich so verändert. Die Leute hatten Vertrauen zu Ihnen, konnten an Sie herantreten mit ihren familiären Belangen und ihren Sorgen, Sie waren immer der ruhende Pol im Team, hatten da und dort ein Auge zugedrückt und immer ein freundliches Wort parat. Und jetzt sind Sie der Elefant im Porzellanladen. Sie müssen an sich arbeiten, so geht es nicht.

Meine Beförderung ist vertagt.

Als der Alexander noch da war, da hatte ich immer noch Ziele, obwohl ich auf die Fünfzig zugehe. Ich war auch ehrgeiziger, habe viel Energie aufgewendet zu lernen und mich vorwärts zu bringen. Jetzt ist der Alexander nicht mehr da, jetzt habe ich kein Ziel mehr. Irgendwie hat das Ganze einen Knacks gekriegt, und ich sage mir, was du erreicht hast, das reicht eigentlich. So denke ich nach der Morgenkonferenz und nachmittags sage ich mir dann wieder: Der Adenauer, der ist mit siebzig in die Politik gegangen, ich werde doch nicht schon mit sechzig in Pantoffeln herumlaufen und schauen, ob ich die *Süddeutsche* auswendig kann. Irgendwo möchte ich weiter am Ball bleiben. Ich habe momentan keine klare Richtung.

Manchmal weiß ich auch nicht, wie das mit unserer Ehe weitergehen wird, vor allem in Hinblick auf unsere sexuelle Beziehung. Die ist, seitdem das passiert ist, total in den Hintergrund getreten. Anfangs ist es mir genauso gegangen wie meiner Frau. Es ist, als wäre diese Trauer etwas so Würdevolles, daß man sie einfach nicht entweihen kann durch so einen banalen Akt. Doch inzwischen hat das sexuelle Verlangen bei mir nicht abgenommen, es ist stärker als früher.

In den ersten Wochen habe ich akzeptiert, daß meine Frau sagt: Du, ich kann nicht. Ich liege da und weine und denke an den Alexander. Und du denkst an ganz was anderes, ich kann da nicht drauf reagieren, es geht jetzt noch nicht. Nur weil es jetzt schon so lange dauert, mache ich mir Gedanken.

Es wird jetzt schon bald ein Jahr. Die Zeit hilft einem ein bißchen, es wird immer weniger. Und trotzdem passiert es mir manchmal, daß ein enger, harter Schmerz mich trifft. Oder daß

ich dieses Knödelgefühl im Hals bekomme. Das ist dann kein langes Weinen, ein Hochsteigen mehr. Man vermißt ihn einfach, hat einfach Heimweh nach dem Burschen.
Ich möchte am liebsten auch sterben, hat meine Frau gesagt. Er geht ihr so ab. Der Alexander war so wie ich, sagt sie, wenn der einen Föhn gespürt hat, hab ich ihn auch gespürt. Er hat mich in den Arm genommen und gefragt: Mama, wie geht es dir heute? Dann hat er einen Jux gemacht, und das vermisse ich so, sagt sie. Gerade der Alexander war so etwas ganz Besonderes, gerade den habe ich nicht mehr, ich könnte mir vorstellen, daß ich auch so etwas mache wie er.
Dann tröste ich sie immer und versuche ihr klarzumachen, daß wir jeden Tag tragen müssen. Egal wie.
Wenn ich abends von der Arbeit heimfahre, dann denke ich immer schon voraus, wie wird wohl die Stimmung sein? Und ab Gauting habe ich meine Tränen schon wieder eingestellt, sie soll nicht sehen, daß ich auch noch weine. Ich möchte eher heimkommen und sagen: Schau her, jetzt haben wir den Tag wieder geschafft.

# Anmerkungen


1 Statistisches Bundesamt Wiesbaden (Hrsg.): Todesursachen 1985. Reihe 4, Fachserie 12. Kohlhammer, Mainz 1986.
2 Freud, Sigmund: Brief vom 25. Januar 1920 an seinen Hamburger Schwiegersohn Max Halberstadt. In: Sigmund Freud. Briefe 1873-1939. (Hrsg. Ernst und Lucie Freud). S. Fischer, Frankfurt a. M. 1980, S. 343.
3 Schiefenhövel, Wulf: Sterben und Tod bei den Eipo im Hochland von West-Neuguinea. In: curare, Sonderband 4. F. Vieweg, Braunschweig 1985.
4 Krupp, George R. und Kligfeld, Bernard: The Bereavement Reaction. A cross-cultural evaluation. In: Journal of Religion and Health, Vol. 1, Nr. 2. William Byrd Press, Richmond 1962.
5 Palgi, Phyllis: Discontinuity in the Female Role Within the Traditional Family in Modern Society: A Case of Infanticide. In: The Child in His Family. Yearbook of the International Association for Child Psychiatry and allied Professions. (Hrsg. James E. Anthony und Cyrille Koupernik). Vol. 2. John Wiley, New York 1973.
6 Collomb, Henri: The Child Who Leaves and Returns or the Death of the Same Child. In: siehe 5.
7 Freud, Sigmund: Zeitgemäßes über Krieg und Tod (1915). Internationaler Psychoanalytischer Verlag, Wien 1924, S. 20.
8 Freud, Sigmund: Brief vom 17. Dezember 1926 an Rozsi. In: siehe 2, S. 388.
9 Derbolowsky, Jakob: Mutter-Kind-Beziehung. In: Die Heilkunst, Heft 9. Heilkunst-Verlag, München 1986.
10 Horney, Karen: Die Psychologie der Frau. Kindler, München 1977.
11 Mitscherlich, Margarete: Erinnerungsarbeit. S. Fischer, Frankfurt a. M. 1987, S. 76.
12 Freud, Sigmund: Vergänglichkeit. In: Bildende Kunst und Literatur. Studienausgabe Band X. S. Fischer, Frankfurt a. M. 1982, S. 226f.
13 Freud, Sigmund: Trauer und Melancholie. Gesammelte Werke, Band 10. S. Fischer, Frankfurt a. M. 1963, S. 430.
14 Abraham, Karl: Ansätze zur psychoanalytischen Erforschung und Behandlung des manisch-depressiven Irreseins und verwandte Zustände. In: Psychoanalytische Studien II. S. Fischer, Frankfurt a. M. 1971. Und: Versuch einer Entstehungsgeschichte der Libido auf Grund der Psychoanalyse seelischer Störungen. In: Psychoanalytische Studien I. S. Fischer, Frankfurt a. M. 1971.
15 Klein, Melanie: Das Seelenleben des Kleinkindes. Ernst Klett, Stuttgart 1962, S. 73-91.
16 Freud, Sigmund: Psychische Behandlung (Seelenbehandlung). In: Schriften zur Behandlungstechnik/Ergänzungsband. Studienausgabe S. Fischer, Frankfurt a. M. 1982, S. 21.
17 Klein, Melanie: siehe 15, S. 83.
18 Engel, George L.: Is Grief a Disease? In: Psychosomatic Medicine, Vol. 23. Paul B. Hoeber Inc., New York 1961.
19 Kosten, Thomas R.: The Dexamethason Suppression Test during Bereavement. In: The Journal of Nervous and Mental Disease, Vol. 172, Nr. 6. The Williams & Wilkins Co., Baltimore 1984.
20 Clayton, Paula: Bereavement and Its Relation to Clinical Depression. In: New Results in Depression Research (Hrsg. Hanns Hippius, Gerry L. Klerman, Norbert Matussek). Springer, Berlin-Heidelberg 1986.
21 Clayton, Paula: siehe 20.
22 Clayton, Paula: siehe 20.
23 Wolff, Carl T. und Hofer, Myron A.: Relationship Between Psychological Defenses and Mean Urinary 17 - Hydroxycorticosteroid Excretion Rates. A Predictive Study of Parents of Fatally Ill Children. In: Psychosomatic Medicine, Vol. 26, Nr. 1. Harper & Row, Hagerstown. 1964.
24 Hofer, Myron und Wolff, Carl T.: A Psychoendoctrine Study of Bereavement. 17-Hydrooxycorticosteroid Excretion Rates of Parents Following Death of Their

Children from Leukemia. In: Psychosomatic Medicine, Vol. 34, Nr. 6. Harper & Row, Hagerstown 1972.
25 Levav, Itzhak: Mortality and Psychopathology Following the Death of an Adult Child. An Epidemiological Review. In: Israel Journal of Psychiatry and Related Sciences, Vol. 19, Nr. 1. Academy Press, Jerusalem 1982.
26 Clayton, Paula: Bereavement. In: Handbook of Affective Disorder (Hrsg. Eugene Stern Paykel). Churchill-Livingstone, London 1983.
27 Lindemann, Erich: Symptomatology and Management of Acute Grief. In: The American Journal of Psychiatry, Vol. 101, Baltimore 1944.
28 Singh, Bruce und Raphael, Beverley: Postdisaster Morbidity of the Bereaved. In: The Journal of Nervous and Mental Disease, Vol. 169, Nr. 4. The Williams & Wilkins Company, Baltimore 1981.
29 Fischhoff, John: After the Child Dies. In: The Journal of Pediatrics, Vol. 88, Nr. 1. C. V. Mosby Company, St. Louis 1976.
30 Steffen, Hartmut: Reaktionen der Familie auf den Tod eines Kindes. In: Familiendynamik, 3. Jg., Heft 1. Klett-Cotta, Stuttgart 1978.
31 Spinetta, John, Swarner, Joyce A. und Sheposh, John P.: Effective Parental Coping following the Death of a Child from Cancer. In: Journal of Pediatric Psychology, Vol. 6, Nr. 3. Plenum Press, New York-London 1981.
32 Cook, Judith A.: A Death in the Family: Parental Bereavement in the First Year. In: Suicide and Life-Threatening Behavior, Vol. 13, Nr. 1. Human Sciences Press, New York 1983.
33 Merk, Hansruedi: Kurz- und langfristige Auswirkungen des Verlustes eines Kindes auf Eltern und Geschwister. Dissertation, Basel 1981.
34 Deutsch, Helene: Absence of Grief. In: The Psychoanalytic Quarterly, Vol. 6. The Psychoanalytic Quarterly, Inc., New York 1937.
35 Lehrman, Samuel R.: Reactions to Untimely Death. In: The Psychiatric Quarterly, Vol. 30, Nr. 4. State Hospitals Press, Utica N. Y. 1956.
36 Freud, Sigmund: Brief vom 27. Januar 1920 an den Schweizer Psychoanalytiker Oscar Pfister. In: siehe 2, S. 345.
37 Binger, Charles M. et al.: Childhood Leukemia. Emotional Impact on Siblings. In: siehe 5.
38 Stehbens, James A. und Lascari, Andre D.: Psychological Follow-up of Families with Childhood Leukemia. In: Journal of Clinical Psychology, Vol. 30, Nr. 1. Brandon, Vermont 1974.
39 Cain, Albert C. und Cain, Barbara S.: On Replacing a Child. In: Journal of the American Academy of Child Psychiatry, Vol. 3. International Universities Press, Inc., New York 1964.
40 Cook, Judith A.: A Death in the Family: Paternal Bereavement in the First Year. In: siehe 32.
41 Merk, Handruedi: Kurz- und langfristige Auswirkungen des Verlustes eines Kindes auf Eltern (und Geschwister). In: siehe 33.
42 Kübler-Ross, Elisabeth: Verstehen, was Sterbende sagen wollen. Kreuz Verlag, Stuttgart 1982, S. 217.
43 Lansky, Shirley B.: Childhood Cancer. Parental Discord and Divorce. In: Pediatrics, Vol. 62, Nr. 1. American Academy of Pediatrics Evanston, Illinois 1978.
44 Deutsch, Helene: Absence of Grief. In: siehe 34.
45 Cain, Albert C. und Barbara S.: On Replacing a Child. In: siehe 39.
46 Lehmann, Herbert: Freud's Reaction to the Death of His Mother. In: The Psychoanalytic Quarterly, Vol. 52, Nr. 1, New York 1983.
47 Freud, Sigmund: Brief aus seinem Urlaubsort Gundelsee-Rebenburg vom 16. September 1930 an den ungarischen Psychoanalytiker Sandor Ferenczi. In: siehe 2, S. 418.
48 Klyman, Cassandra M.: Pregnancy as a Reaction to Early Childhood Sibling Loss. In: The Journal of the American Academy of Psychoanalysis, Vol. 14, Nr. 3. John Wiley & Sons, 1986.
49 Statistisches Bundesamt Wiesbaden (Hrsg.): Todesursachen 1985. In: siehe 1.
50 Köhler, Gerhard: Mehr Sicherheit für Säuglinge und Kleinkinder. In: Das Sichere Haus, 31. Jg., Nr. 4, C. Haefner, Heidelberg 1986.
51 Köhler, Gerhard: Unfall ist kein Zufall. G. Schindele Verlag, Heidelberg 1983.
52 Kübler-Ross, Elisabeth: siehe 42, S. 202.

53 Merk, Hansruedi: siehe 33.
54 Wallis, Hedwig et al.: Die Situation leukämiekranker Kinder und ihrer Familien. In: Monatsschrift für Kinderheilkunde, 129. Band, Heft 1. Springer, Berlin-Heidelberg 1981.
55 Häberle, Heide: Psychosoziale Versorgung der Onkologischen Kinderstation. In: Der Kinderarzt. Zeitschrift für Kinderheilkunde und Jugendmedizin. Hansisches Verlagskontor H. Scheffler, Lübeck. In Druck.
56 Richter, Horst-Eberhard: Flüchten oder Standhalten. Rowohlt, Reinbek 1976, S. 134.
57 Lauer, Mary E. et al.: A Comparison Study of Parental Adaption Following a Child's Death at Home or in the Hospital. In: Pediatrics, Vol. 71, Nr. 1. American Academy of Pediatrics Evanston, Illinois 1983.
58 Statistisches Bundesamt, Wiesbaden (Hrsg.): Todesursachen 1985. Siehe 1.
59 Deutsche Seuchengesetze, Schulz Verlag, Percha 1985.
60 La Roche, Claude et al.: Grief Reactions to Perinatal Death. A Follow-up Study. In: Canadian Journal of Psychiatry, Vol. 29, Nr. 1. Montreal 1984.
61 Nicol, Margaret T. et al.: Maternal Grieving Response after Perinatal Death. In: The Medical Journal of Australia, Vol. 144, Nr. 6. Sydney 1986.
62 Raphael, Beverley: Grieving over the Loss of a Baby. In: The Medical Journal of Australia, Vol. 144, Nr. 6. Sydney 1986.
63 Shakespeare, William: Heinrich VIII., 2. Aufzug, 4. Szene. In: Sämtliche Dramen, Band II. Winkler, München, o.J., S. 68.
64 Medizinische Hochschule Hannover (Hrsg.): Todesumstände - Umgang mit den Eltern. Eine Nachdokumentation der Feto-infantilen Todesfälle. Zitiert aus: Haberl, Rainer: Den Tod neu be-greifen. In: Deutsche Hebammen-Zeitschrift, 38. Jg., Heft 11. Elwin Staude, Hannover 1986.
65 Mehl, Gerda: Auf der Suche nach dem verlorenen Kind. In: Die Zeit, Nr. 3, Hamburg 1986.
66 Mehl, Gerda: Lebensende - Lebensanfang. Zur Bewältigung des Pränatalen Kindstods. Unveröff. Diplomarbeit, Bremen 1986.
67 Das erste Buch der Könige. 3, 16-23. In: Neue Jerusalemer Bibel. Einheitsübersetzung. Herder, Freiburg i. Br. 1985.
68 Medizinische Hochschule Hannover (Hrsg.): Todesumstände - Umgang mit den Eltern. Eine Nachdokumentation der Feto-infantilen Todesfälle. In: siehe 64.
69 Veelken, N.: Sudden Infant Death Syndrome in Hamburg. In: Monatsschrift für Kinderheilkunde, 134. Band, Heft 1. Springer, Berlin-Heidelberg 1986.
70 Schulte, F. J.: Der plötzliche, unerwartete Kindstod (SIDS). In: Monatsschrift für Kinderheilkunde, 134. Band, Heft 1. Springer Berlin-Heidelberg 1986.
71 Petersen, Peter: Seelische Veränderungen nach Schwangerschaftsabbruch. In: Münchener Medizinische Wochenschrift, 123. Jg., Nr. 27., München 1981.
72 Petersen, Peter: Seelische Veränderungen nach Schwangerschaftsabbruch. In: siehe 71.
73 Adler, Bernard und Kushnik, Theodore: Genetic Counseling in Prenatally Diagnosed Trisomy 18 and 21: Psychosocial Aspects. In: Pediatrics, Vol. 69, Nr. 1. American Academy of Pediatrics, Evanston Illinois 1982.
74 Gontard, von Alexander: Psychische Folgen des Schwangerschaftsabbruchs aus kindlicher Indikation. In: Monatsschrift für Kinderheilkunde 134. Band, Heft 3. Springer, Berlin-Heidelberg 1986.
75 Statistisches Bundesamt Wiesbaden (Hrsg): Todesursachen 1985. siehe 1.
76 Schowalter, John E. et al.: On the Writings of Adolescents. In: Journal of the Psychoanalytic Study of the Child, Vol. 27, Nr. 1. International University Press, New York 1973.
77 Åsberg, Marie et al.: Monamine Metabolites in Cerebrospinal Fluid (CSF) and Suicidal Behavior. In: Archives of General Psychiatry , Vol. 38, American Medical Association, Chicago 1981.
78 Kierkegaard, Sören: Frage, ob es psychologisch richtig sei, ob es bloß, psychologisch, sich denken ließe. In: Die Tagebücher, Band 3. Eugen Diederichs Verlag, Düsseldorf-Köln 1968, S. 277.
79 Das erste Buch der Könige. 3, 24-28. In: siehe 67.
80 Millen, Leverett und Roll, Samuel: Salomon's Mothers: A Special Case of Patho-

logical Bereavement. In: American Journal of Orthopsychiatry, Vol. 55, Nr. 3. American Orthopsychiatric Association, Inc., Albany N. Y. 1985.
81 Swientek, Christine: Die »abgebende Mutter« im Adoptionsverfahren. B. Kleine, Bielefeld 1986.
82 Mitscherlich, Margarete: Angst vor Liebesverlust. In: Hans Jürgen Schultz (Hrsg.): Angst. Kreuz Verlag, Stuttgart 1987, S. 106f.
83 Bonhoeffer, Dietrich: In: Widerstand und Ergebung. Briefe und Aufzeichnungen aus der Haft. Eberhard Bethge (Hrsg.). Kaiser, München 1964, S. 198f.,) Klein, Melanie: siehe 15, S. 90.
85 Statistisches Bundesamt Wiesbaden (Hrsg.): Todesursachen 1985. Siehe 1.
86 Köhler, Gerhard: Persönliche Mitteilung vom 13. 1. 87.
87 Statistisches Bundesamt Wiesbaden (Hrsg.): Schwangerschaftsabbrüche 1986. In: Gesundheitswesen, Fachserie 12, Reihe 3. Kohlhammer, Mainz 1987.
88 Michaelis, Jörg: Bundesweite Erfassung maligner Erkrankungen im Kindesalter. In: Deutsches Ärzteblatt, Heft 39. Deutscher Ärzteverlag, Köln 1986.
89 Statistisches Bundesamt Wiesbaden (Hrsg.): Todesursachen 1985. Siehe 1.
90 Statistisches Bundesamt Wiesbaden (Hrsg.): Todesursachen 1985. Siehe 1.
91 Swientek, Christine: Adoption - meine Unterschrift war wie ein Todesurteil. In: siehe 81.
92 Bundeskriminalamt Wiesbaden (Hrsg.): Polizeiliche Kriminalstatistik 1985.
93 Bundeskriminalamt, Wiesbaden: Persönliche Mitteilungen vom 28. 1. 87.
94 Statistisches Bundesamt Wiesbaden (Hrsg.): Todesursachen 1985. Siehe 1.
95 Statistisches Bundesamt Wiesbaden (Hrsg.): Todesursachen 1985. Siehe 1.
96 Merk, Hansruedi: siehe 33.
97 Freud, Sigmund: Brief vom 27. Januar 1920 an den Schweizer Psychoanalytiker Oscar Pfister. In: siehe 2), S. 345.
98 Wilson, Ann L. et al.: Parental Response to Perinatal Death. In: American Journal of Diseases of Children. Vol. 139, Nr. 12. American Medical Association 1985.
99 Mandell, Frederick et al.: Observations of Paternal Response to Sudden Unanticipated Infant Death. In: Pediatrics, Vol. 65, Nr. 2. American Academy of Pediatrics Evanston, Illinois 1980.
100 Statistisches Bundesamt Wiesbaden (Hrsg.): Todesursachen 1985. Siehe 1.
101 Statistisches Bundesamt Wiesbaden (Hrsg.): Todesursachen 1985. Siehe 1.

# Literaturverzeichnis

*Abraham, Karl:* Psychoanalytische Studien I und II. S. Fischer, Frankfurt a. M. 1971.
*Adler, Bernard und Kushnik, Theodore:* Genetic Counseling in Prenatally Diagnosed Trisomy 18 and 21: Psychosocial Aspects. In: Pediatrics, Vol. 69, Nr. 1. American Academy of Pediatrics, Evanston Illinois 1982.
*Åsberg, Marie et al.:* Monoamine Metabolites in Cerebrospinal Fluid (CSF) and Suicidal Behavior. In: Archives of General Psychiatry, Vol. 38, American Medical Association, Chicago 1981.
*Bethge, Eberhard (Hrsg.):* Widerstand und Ergebung. Briefe und Aufzeichnungen aus der Haft. Kaiser, München 1964.
*Binger, Charles M. et al.:* Childhood Leukemia. Emotional Impact on Siblings. In: The Child in His Family. Yearbook of the International Association for Child Psychiatry and allied Professions (Hrsg. James E. Anthony and Cyrille Koupernik), Vol. 2. John Wiley, New York 1973.
*Bowlby, John:* Verlust, Trauer und Depression. S. Fischer, Frankfurt a. M. 1983.
*Brocher, Tobias:* Wenn Kinder trauern. Kreuz, Stuttgart, 1980.
*Bürgin, Dieter:* Das Kind, die lebensbedrohende Krankheit und der Tod. Hans Huber, Bern 1978.

*Cain, Albert C. and Cain, Barbara S.:* On Replacing a Child. In: Journal of the American Academy of Child Psychiatry, Vol. 3. International University Press, Inc., New York 1964.

*Canacakis, Jorgos:* Ich sehe deine Tränen, Kreuz, Stuttgart 1987.

*Clayton, Paula:* Bereavement and Its Relation to Clinical Depression. In: New Results in Depression Research (Hrsg. Hanns Hippius, Gerry L. Klerman, Norbert Matussek). Springer, Berlin-Heidelberg 1986.

*Clayton, Paula:* Bereavement. In: Handbook of Affective Disorder (Hrsg. Eugene Stern Paykel). Churchill-Livingstone, London 1983.

*Collomb, Henri:* The Child Who Leaves and Returns or the Death of the Same Child. In: The Child in His Family. Yearbook of the International Association for Child Psychiatry and allied Professions (Hrsg. James E. Anthony and Cyrille Koupernik). Vol. 2. John Wiley, New York 1973.

*Cook, Judith A.:* A Death in the Family: Parental Bereavement in the First Year. In: Suicide and Life-Threatening Behavior. Vol. 13, Nr. 1. Human Sciences Press, New York 1983.

*Das erste Buch der Könige. 3, 16–23:* In: Neue Jerusalemer Bibel. Einheitsübersetzung. Herder, Freiburg i. Br. 1985.

*Derbolowsky, Jakob:* Mutter-Kind-Beziehung. In: Die Heilkunst, Heft 9. Heilkunst-Verlag, München 1986.

*Deutsch, Helene:* Absence of Grief. In: The Psychoanalytic Quarterly, Vol. 6. The Psychoanalytic Quarterly, Inc. New York 1937

*Deutsche Seuchengesetze:* Schulz Verlag, Percha 1985.

*Engel, George L.:* Is Grief a Disease? In: Psychosomatic Medicine, Vol. 23. Paul B. Hoeber Inc., New York 1961.

*Fischhoff, John:* After the Child Dies. In: The Journal of Pediatrics, Vol. 88, Nr. 1. C. V. Mosby Company, St. Louis 1976.

*Freud, Ernst und Lucie:* (Hrsg.) Sigmund Freud. Briefe 1873–1939. S. Fischer, Frankfurt a. M. 1980.

*Freud, Sigmund:* Zeitgemäßes über Krieg und Tod (1915). Internationaler Psychoanalytischer Verlag, Wien 1924.

*Freud, Sigmund:* Vergänglichkeit. In: Bildende Kunst und Literatur. Studienausgabe Band X. S. Fischer, Frankfurt a. M. 1982.

*Freud, Sigmund:* Trauer und Melancholie. Gesammelte Werke, Band 10. S. Fischer, Frankfurt a. M. 1963.

*Freud, Sigmund:* Psychische Behandlung (Seelenbehandlung). In: Schriften zur Behandlungstechnik/Ergänzungsband. Studienausgabe. S. Fischer, Frankfurt a. M. 1982.

*Gontard, von Alexander:* Psychische Folgen des Schwangerschaftsabbruchs aus kindlicher Indikation. In: Monatsschrift für Kinderheilkunde, 134. Band, Heft 3. Springer, Berlin-Heidelberg 1986.

*Häberle, Heide:* Psychosoziale Versorgung der Onkologischen Kinderstation. In: Der Kinderarzt. Zeitschrift für Kinderheilkunde und Jugendmedizin. Hansisches Verlagskontor H. Scheffler, Lübeck. In Druck.

*Hark, Helmut:* Träume vom Tod, Kreuz, Stuttgart 1987.

*Hofer, Myron und Wolff, Carl T.:* A Psychoendocrine Study of Bereavement. 17-Hydroxycorticosteroid Excretion Rates of Parents Following Death of Their Children from Leukemia. In: Psychosomatic Medicine, Vol. 34, Nr. 6. Harper & Row, Hagerstown 1972.

*Horney, Karen:* Die Psychologie der Frau. Kindler, München 1977.

*Kast, Verena:* Trauern, Phasen und Chancen des psychischen Prozesses, Kreuz, Stuttgart 1982.

*Kierkegaard, Sören:* Frage, ob es psychologisch richtig sei, ob es bloß, psychologisch, sich denken ließe. In: Die Tagebücher, Band 3. Eugen Diederichs, Düsseldorf-Köln 1968.

*Klein, Melanie:* Das Seelenleben des Kleinkindes. Klett, Stuttgart 1962.

*Klyman, Cassandra M.:* Pregnacy as a Reaction to Early Childhood Sibling Loss. In: The Journal of the American Academy of Psychoanalysis, Vol. 14, Nr. 3. John Wiley & Sons, 1986.

*Köhler, Gerhard:* Mehr Sicherheit für Säuglinge und Kleinkinder. In: Das Sichere Haus, 31. Jg., Nr. 4. C. Haefner, Heidelberg 1986.

*Köhler, Gerhard:* Unfall ist kein Zufall. G. Schindele, Heidelberg 1983.
*Kosten, Thomas R.:* The Dexamethason Suppression Test during Bereavement. In: The Journal of Nervous and Mental Disease. Vol. 172, Nr. 6. The Williams & Wilkins Co., Baltimore 1984.
*Krupp, George R. und Kligfeld, Bernard:* The Bereavement Reaction. A cross-cultural evaluation. In: Journal of Religion and Health, Vol. 1, Nr. 2. William Byrd Press, Richmond 1962.
*Kübler-Ross, Elisabeth:* Verstehen, was Sterbende sagen wollen. Kreuz, Stuttgart 1983.
*Kübler-Ross, Elisabeth:* Kinder und Tod. Kreuz, Stuttgart 1984.
*Lansky, Shirley B.:* Childhood Cancer. Partental Discord and Divorce. In: Pediatrics, Vol. 62, Nr. 1. American Academy of Pediatrics Evanston, Illinois 1978.
*Lauer, Mary E. et al.:* A Comparison Study of Parental Adaption Following a Child's Death at Home or in the Hospital. In: Pediatrics, Vol. 71, Nr. 1. American Academy of Pediatrics Evanston, Illinois 1983.
*La Roche, Claude et al.:* Grief Reactions to Perinatal Death. A Follow-up Study. In: Canadian Journal of Psychiatry, Vol. 29, Nr. 1. Montreal 1984.
*Lehmann, Herbert:* Freud's Reaction to the Death of His Mother. In: The Psychoanalytic Quarterly, Vol. 52, Nr. 1. New York 1983.
*Lehrman, Samuel R.:* Reactions to Untimely Death. In: The Psychiatric Quarterly, Vol. 30, Nr. 4. State Hospitals Press. Utica N. Y. 1956.
*Leist, Marielene:* Kinder begegnen dem Tod. Gütersloher Verlagshaus Gerd Mohn, 1982.
*Levav, Itzhak:* Mortality and Psychopathology Following the Death of an Adult Child. An Epidemiological Review. In: Israel Journal of Psychiatry and Related Sciences. Vol. 19, Nr. 1. Academy Press, Jerusalem 1982
*Lindemann, Erich:* Symptomatology and Management of Acute Grief. In: The American Journal of Psychiatry, Vol. 101, Baltimore 1944.
*Mandell, Frederick et al.:* Observations of Paternal Response to Sudden Unanticipated Infant Death. In: Pediatrics, Vol. 65, Nr. 2. American Academy of Pediatrics Evanston, Illinois 1980.
*Medizinische Hochschule Hannover (Hrsg.):* Todesumstände - Umgang mit den Eltern. Eine Nachdokumentation der Feto-infantilen Todesfälle. Zitiert aus: Haberl, Rainer: Den Tod neu be-greifen. In: Deutsche Hebammen-Zeitschrift. 38. Jg., Heft 11. Elwin Staude, Hannover 1986.
*Mehl, Gerda:* Auf der Suche nach dem verlorenen Kind. In: Die Zeit, Nr. 3, Hamburg 1986.
*Mehl, Gerda:* Lebensende - Lebensanfang. Zur Bewältigung des Pränatalen Kindstods. Unveröffentlichte Diplomarbeit, Bremen 1986.
*Merk, Hansruedi:* Kurz- und langfristige Auswirkungen des Verlustes eines Kindes auf Eltern und Geschwister. Dissertation, Basel 1981.
*Michaelis, Jörg:* Bundesweite Erfassung maligner Erkrankungen im Kindesalter. In: Deutsches Ärzteblatt, Heft 39. Deutscher Ärzte-Verlag, Köln 1986.
*Millen, Leverett und Roll, Samuel:* Salomon's Mothers. A Special Case of Pathological Bereavement. In: American Journal of Orthopsychiatric Association, Inc., Albany N.Y. 1985.
*Mitscherlich, Margarete:* Die Toten antworten nicht mehr. In: Erinnerungsarbeit. S. Fischer, Frankfurt a. M. 1987.
*Mitscherlich, Margarete:* Angst vor Liebesverlust. In: Angst. Hans Jürgen Schultz (Hrsg.). Kreuz Verlag, Stuttgart 1987.
*Nicol, Margaret T. et al.:* Maternal Grieving Response after Perinatal Death. In: The Medical Journal of Australia, Vol. 144, Nr. 6. Sydney 1986.
*Palgi, Phyllis:* Discontinuity in the Female Role Within the Traditional Family in Modern Society. A Case of Infanticide. In: The Child in His Family. Yearbook of the International Association for Child Psychiatry and allied Professions. (Hrsg. James E. Anthony and Cyrille Koupernik) Vol. 2, John Wiley, New York 1973.
*Petersen, Peter:* Seelische Veränderungen nach Schwangerschaftsabbrüchen. In: Münchener Medizinische Wochenschrift, 123. Jg., Nr. 27, München 1981.
*Pincus, Lily:* Bis daß der Tod euch scheidet. Zur Psychologie des Trauerns. Ullstein Sachbuch, 1982.
*Presber, Rudolf:* Aus der Jugendzeit. Stuttgart 1928.

*Raphael, Beverley:* Grieving over the Loss of a Baby. In: The Medical Journal of Australia, Vol. 144, Nr. 6, Sydney 1986.
*Richter, Horst-Eberhard:* Menschen vor dem Sterben. Rowohlt, Reinbek 1976.
*Sauer, Ralf:* Kinder fragen nach dem Leid. Herder Verlag, 1986.
*Schiefenhövel, Wulf:* Sterben und Tod bei den Eipo im Hochland von West-Neuguinea. In: curare, Sonderband 4. F. Vieweg, Braunschweig 1985.
*Schiff, Harriet S.:* Verwaiste Eltern. Kreuz Verlag 1978 und Deutscher Taschenbuch Verlag 1986.
*Schowalter, John E. et al.:* On The Writings of Adolescents. In: Journal of the Psychoanalytic Study of the Child, Vol. 27, Nr. 1. International University Press, New York 1973.
*Schulte, F. J.:* Der plötzliche, unerwartete Kindstod (SIDS). In: Monatsschrift für Kinderheilkunde, 134. Band, Heft 1, Springer, Berlin-Heidelberg 1986.
*Singh, Bruce und Raphael, Beverley:* Postdisaster Morbidity of the Bereaved. In: The Journal of Nervous and Mental Disease, Vol. 169, Nr. 4. The Williams & Wilkins Company, Baltimore 1981.
*Spiegel, Yorick:* Der Prozeß des Trauerns. Christian Kaiser München, 1986.
*Spinetta, John, Swarner, Joyce A. and Sheposh, John P.:* Effective Parental Coping following the Death of a Child from Cancer. In: Journal of Pediatric Psychology, Vol. 6, Nr. 3. Plenum Press, New York - London 1981.
*Statistisches Bundesamt Wiesbaden (Hrsg.):* Todesursachen 1985, Reihe 4, Fachserie 12. Kohlhammer, Mainz 1986.
*Statistisches Bundesamt Wiesbaden (Hrsg.):* Schwangerschaftsabbrüche 1986. In: Gesundheitswesen, Fachserie 12, Reihe 3. Kohlhammer, Mainz 1987.
*Stehbens, James A. und Lascari, Andre D.:* Psychological Follow-up of Families with Childhood Leukemia. In: Journal of Clinical Psychology, Vol. 30, Nr. 1, Brandon, Vermont 1974.
*Steffen, Hartmut:* Reaktionen der Familie auf den Tod eines Kindes. In: Familiendynamik, 3. Jg., Heft. 1. Klett-Cotta, Stuttgart 1978.
*Swientek, Christine:* Die »abgebende Mutter« im Adoptionsverfahren. B. Kleine, Bielefeld 1986.
*Veelken, N.:* Sudden Infant Death Syndrome in Hamburg. In: Monatsschrift für Kinderheilkunde, 134. Band, Heft 1. Springer, Berlin-Heidelberg 1986.
*Wallis, Hedwig et al.:* Die Situation leukämiekranker Kinder und ihrer Familien. In: Monatsschrift für Kinderheilkunde, 129. Band, Heft 1. Springer, Berlin-Heidelberg 1981.
*Wilson, Ann L. et al.:* Parental Response to Perinatal Death. In: American Journal of Diseases of Children. Vol. 139, Nr. 12. American Medical Association 1985.
*Wölfing, Marie-Luise:* Hilf mir, ohne mein Kind zu leben. Patmos Verlag, Düsseldorf 1987.
*Wolff, Carl T. und Hofer, Myron A.:* Relationship Between Psychological Defenses and Mean Urinary 17-Hydroxycorticosteroid Excretion Rates. A predictive Study of Parents of Fatally Ill Children. In: Psychosomatic Medicine, Vol. 26, Nr. 1. Harper & Row, Hagerstown 1964.
*Worden, J. William:* Beratung und Therapie in Trauerfällen. Hans Huber Verlag, Bern 1987.

# Adressenverzeichnis der Selbsthilfegruppen in der Bundesrepublik Deutschland, der Schweiz und Österreich

## Gesprächskreise und Selbsthilfegruppen für trauernde Eltern*

BUNDESREPUBLIK

*»Verwaiste Eltern«*

**1000 Berlin**
Erika + Walter Baddak
Machnower Str. 32
1000 Berlin 37
Telefon 030/8012269
SEKIS
Selbsthilfe Kontakt- u. Informationsstelle
»Verwaiste Eltern«
Albrecht-Achilles-Str. 65
1000 Berlin 31
Telefon 030/8926602

**2000 Hamburg**
Dr. Mechthild Voss-Eiser
Evangelische Akademie
Esplanade 15
2000 Hamburg 36
Telefon 040/342604/342371

**2120 Lüneburg**
Sigrid Beußel
Habichtsweg 13
2120 Lüneburg
Telefon 04131/42307

**2160 Stade**
Uschi Abraham
Breslauer Str. 27
2160 Stade
Telefon 04141/46328

**2190 Cuxhaven**
Christa Behring
Brokeswalder Weg 2
2190 Cuxhaven
Telefon 04721/23174

**2300 Kiel**
Beratungszentrum
Helga Quellmann
Pastor Martin Weimer
Dänische Str. 15
2300 Kiel
Telefon 0431/94065

**2360 Bad Segeberg**
Evangelische
Familienbildungsstätte
Bad Segeberg
Alice Heins
Falkenburgerstr. 88
2360 Bad Segeberg
Telefon 04551/1208

**2370 Rendsburg**
Kontaktstelle »Frauen helfen Frauen«
Ute Lange
Grüne Str. 1
2370 Rendsburg
Telefon 04331/21514

**2390 Flensburg**
Beratungszentrum
Pastorin Malve Lehmann
Dipl-Psych. Christiane Schütte
Johanniskirchhof 19
2390 Flensburg
Telefon 0461/26611

**2400 Lübeck**
Beratungsstelle für Familien- und Erziehungsfragen
Pastorin Bettina von Seidel
Thomas Dudzik
Hüxterdamm 18
2400 Lübeck
Telefon 0451/793229

---

* Stand November 1987.
Koordination und Redaktion (mit der Bitte um Ergänzung und Berichtigung); Dr. Mechthild Voss-Eiser und Luise Möglich, 2000 Hamburg 36, Esplanade 15, Telefon 040/341264

**2427 Krummsee**
Bärbel Sieger
Waldstr. 2
2427 Krummsee
Telefon 04523/5128

**2800 Bremen**
Gerda Mehl, Dipl.-Psych.
Tettenbornstr. 26
2800 Bremen 1
Telefon 0421/230982-237766
Dr. Karl-Heinz Wehkamp
Frauenklinik Zentralkrankenhaus
St. Jürgen
St.-Jürgen-Straße
2800 Bremen
Telefon 0421/4971

**2810 Verden/Aller**
Christel Heintze, Diakonin
Lessingstr. 14
2810 Verden/Aller
Telefon 04231/64728

**2910 Westerstede**
Pastor Jürgen Spradau
Pastorenpadd 5
2910 Westerstede
Telefon 04488/2678

**2948 Wilhelmshaven/Jever**
Heidrun Möhlmann
Moselstr. 25
2948 Schortens
Telefon 04461/80070

**3000 Hannover**
Dr. Ute Student
In der Steinriede 3
3000 Hannover 1
Telefon 0511/664726
Heidrun + Jochen Flitta
Schnabelstr. 45
3000 Hannover 91
Telefon 0511/427450

**3040 Soltau**
Karin Vollroth
Feldstr. 28
3040 Soltau
Telefon 05191/3938 (abends)

**3500 Kassel**
Brigitte + Bernhard Höhmann
Lenaustr. 38
3500 Kassel
Telefon 0561/877082

**3570 Stadtallendorf**
Edith Martin
Elterninitiative Leukämie-
und Tumorkranker Kinder Marburg
e. V.
Rosenweg 8
3570 Stadtallendorf
Telefon 06428/5090

**4000 Düsseldorf**
Marita Manske
Drususstr. 25
4000 Düsseldorf
Telefon 0211/589356

**4220 Dinslaken**
Gundel Laakmann
Tilsiter Str. 5
4220 Dinslaken
Telefon 02134/58958

**4235 Dorsten/Wesel**
Margret Hörning
Bösenberg 87
4235 Schermbeck
Telefon 02853/3856

**4330 Mülheim/Ruhr**
Ingeborg Gigante
Schöltges Hof 44
4330 Mülheim/Ruhr
Telefon 0208/74409

**4400 Münster**
Dorlis von dem Berge-Stövesand
Volkshochschule
Rudolfstr. 13
4400 Münster
Telefon 0251/34495

**4500 Osnabrück**
Gerda + Werner Hahn
Bohmterstr. 11
4500 Osnabrück
Telefon 0541/24859

**4600 Dortmund**
Horst Gundlach
Am Rabensmorgen 104
4600 Dortmund 1
Telefon 0231/594778
Barbara Link
Westkamp 81
4600 Dortmund 12
Telefon 0231/206699

**4600 Dortmund**
Pastor Karl-Georg Mix
Heiland-Gemeinde
Hermann-Löns-Str. 16
4600 Dortmund 1
Telefon 0231/413364

**4630 Bochum**
Ingeburg und Otto A. Reinsch
Hans-Böckler-Str. 31
4630 Bochum 1
Telefon 0234/680052

**4790 Paderborn-Wewer**
Anne Ahlemeyer
Weikenweg 11
4790 Paderborn-Wewer
Telefon 05251/91232

**4792 Bad Lippspringe**
Marlies Tegethoff
Detmolder Str. 145
4792 Bad Lippspringe
Telefon 05252/4125

**4800 Bielefeld**
Karin Führing
Zur Bülte 15
4800 Bielefeld 15
Telefon 0521/83712

**4830 Gütersloh**
Ursula Murken
Kattenstrother Weg 70
4830 Gütersloh
Telefon 05241/56410

**4930 Detmold**
Ilse Hildebrandt
Brunnenstr. 20
4930 Detmold
Telefon 05231/34450 +
Telefon 05234/2760

**5000 Köln**
Lieselotte Grundies
Spechtweg 4
5020 Frechen-Königsdorf bei Köln
Telefon 02234/63088

**5100 Aachen**
Helma Höllermann
Volkshochschule
Peterstr. 21-25
5100 Aachen
Telefon 0241/48417
Dr. Dietrich Wittenhagen, Kinderarzt
Beeckstr. 42
5100 Aachen
Telefon 0241/33104

**5300 Bonn**
Gunhild Klöckner
Joseph-Kuth-Str. 24
5300 Bonn 1
Telefon 0228/676830

**6000 Frankfurt/Main**
Renate Schnur-Herrmann
Mainkurstraße 31
6000 Frankfurt 60
Telefon 069/497939
Jutta Becker
Lucienstr. 14
6000 Frankfurt 80
Telefon 069/319683
Christina Dieter
Ludwig-Landmann-Straße 190
6000 Frankfurt 90
Telefon 069/7681461
Psychologische Beratungsstelle
Herr Möller
Theodor-Stern-Kai 7
6000 Frankfurt/Main 70
Telefon 069/6301-7480

**6100 Darmstadt**
Frühberatungsstelle für entwicklungsgefährdete Kleinkinder
Caritas-Verband Darmstadt e.V.
Monika Jonas
Schwarzer Weg 14a
6100 Darmstadt
Telefon 06151/76093
Karin Bothe
Krankenschwester/Sozialpsychiatrie
Niederramstädterstr. 21
6100 Darmstadt
Telefon 06151/41595

**6257 Hünfelden**
Inge und Hermann Preußer
Burgstr. 17
Hünfelden 1-Kirberg
Telefon 06438/1777

**6300 Gießen**
Wolfgang Schinkel, Krankenhauspfarrer
Klinikum der Justus-Liebig-Universität
Feulgenstr. 12
6300 Gießen
Telefon 0641/28253

**6330 Wetzlar**
Dr. Ursula Kauffmann
Reinermannstr. 2
6330 Wetzlar
Telefon 06441/24651

**6368 Bad Vilbel**
Rosemarie Grossmann
Schlesienring 59
6368 Bad Vilbel
Telefon 06101/85059

**6900 Heidelberg**
Heide Häberle
Psychosoz. Nachsorgeeinrichtung
und Fortbildungsseminar
Ernst-Moro-Haus
6900 Heidelberg 1
Telefon 06221/563088

**7000 Stuttgart**
Evangelisches Bildungswerk
Pfarrer Martin Klumpp
Gymnasiumstr. 36/Hospitalhof
7000 Stuttgart 1
Telefon 0711/2068150

**7030 Böblingen**
Margarete Wolff
Schliffkopfweg 8
7030 Böblingen
Telefon 07031/224956

**7988 Wangen/Allgäu**
Psychologische Beratungsstelle
Mario Rosentreter
Karlstr. 14
7988 Wangen/Allgäu
Telefon 07522/20121

**8000 München**
Projekt »Omnibus«
Pater Michael Först (Klinikseelsorger)
Lindwurmstr. 77
8000 München 2
Telefon 089/536550
Caritas-Beratungsstelle
Dr. Eberhard Weidler
Arzt/Theologe
Giselastraße 6
8000 München 40
Telefon 089/393402
Karin Berlin
Ainmillerstr. 39
8000 München 40
Telefon 089/399186 (nachmittags)
Tina Quack
Katharinenstraße 10
8000 München 71
Telefon 089/795736
Elke Leonhardt
Finsingerweg 20
8025 Unterhaching
Telefon 089/616740

**8500 Nürnberg**
Stadtmission »Eltern in Not«
Angelika Haack
Renate Fischer
Bölckheimer Str. 16
8500 Nürnberg
Telefon 0911/619161

**8900 Augsburg**
Christa Kreitmayer
Kornstraße 8-Inningen
8900 Augsburg 22
Telefon 0821/96538

**8902 Neusäß**
Doris Böse
Gartenstraße 4
8902 Neusäß
Telefon 0821/469005

**8910 Landsberg/Lech**
Ingetraud Crebber
Schanzwiese 28
8910 Landsberg a. Lech
Telefon 08191/47358

## Kontaktadressen für spezifische Probleme trauernder Eltern

*Ein Kind stirbt zu Hause*

**2000 Hamburg**
Karin und Georg Geese-Giffey
Ahornallee 23
2000 Hamburg 54
Telefon 040/5531537

**3000 Hannover**
Arbeitsgruppe »Zu Hause sterben«
Evangelische Fachhochschule
Hannover
Prof. Dr. med. Christoph Student
Blumhardtstraße 2
3000 Hannover 61
Telefon 0511/5301123

*Gesprächskreis für Eltern von Selbstmord-Kindern*

**3000 Hannover**
Dietrich Rosemeier
Im Flecken 6
3007 Gehrden 1
Telefon 05108/4127

*Plötzlicher Säuglingstod*

**5309 Meckenheim-Merl**
Angela und Dr. Klaus Josten
(betroffene Hebamme und Arzt)
Cäcilienbusch 12
5309 Meckenheim-Merl
Telefon 02225/10408

**5300 Bonn**
»Initiative plötzlicher Säuglingstod« (IPS)
Christine Berg
Berta-Lungtras-Str. 26
Telefon 0228/661217

**7000 Stuttgart**
Gesellschaft zur Erforschung des plötzlichen Säuglingstods (GEPS) e. V.
Bundesgeschäftsstelle Stuttgart
Postfach 610149
7000 Stuttgart 1
Telefon 0711/354506

*Kunstfehler in der Geburtshilfe*

**4600 Dortmund**
Arbeitskreis Kunstfehler in der Geburtshilfe (AKG) e. V.
Bremer Str. 19
4600 Dortmund 1
Telefon 0231/525872

*Elternkreis für jugendliche Drogenopfer*

**8000 München**
Eva Müller
Ainmillerstraße 35
8000 München 40
Telefon 089/349969

## Plötzlicher Säuglingstod - Frühtod - Totgeburt

*Selbsthilfegruppen »Regenbogen«*

**2000 Hamburg**
Hildegard Thomas
Pappelwisch 50
2000 Hamburg 62
Telefon 040/5203957
Ingrid Vogel
Eggerstedtstr. 53
2000 Hamburg 50
Telefon 040/383435

**2061 Itzstedt**
Brigitte Swiderski
Amselweg 8
2061 Itzstedt
Telefon 04535/8991

**2061 Bliestorf**
Ingrid Franck
Hauptstr. 23
2061 Bliestorf
Telefon 04501/1073

**2211 St. Margarethen**
Bärbel Kehrer-Kremer
Kirchducht 27
2211 St. Margarethen
Telefon 04858/202

**5090 Leverkusen**
Britta + Thomas Lambertz
Bruchhauser Str. 132
5090 Leverkusen
Telefon 02171/57371

**5413 Bendorf-Mülhofen**
Christiane Scholtes
Kirchhofsweg 47
5413 Bendorf-Mülhofen
Telefon 02622/14298

**6306 Langgöns**
Ute Watz
Wickengartenstraße 2
6306 Langgöns
Telefon 06447/6748

**7076 Waldstetten**
Barbara Künzer-Riebel
Rosenstraße 9
7076 Waldstetten
Telefon 07171/417 13

**7100 Heilbronn**
Nina Schimanski
Sichererstraße 25
7100 Heilbronn
Telefon 07131/162311

**7300 Esslingen**
Monika Mailänder
Gerstenweg 12
7300 Esslingen
Telefon 0711/375867

**8520 Erlangen**
Regine Schreier
Zeppelinstraße 26
8520 Erlangen
Telefon 09131/14314

## SCHWEIZ

*Selbsthilfegruppen »Regenbogen«*

**1245 Genf**
Agaath Pisler
9ch Près d'Orsat
CH-1245 Collonge-Bellevive
Telefon 022/523421

**1723 Marly b. Fribourg**
Sylvia Diethelm
Rte. de Bourguillon 17
CH-1723 Marly
Telefon 037/461361

**3008 Bern**
Annemarie Geissbühler-Blaser
Schanzenstraße 1
CH-3008 Bern
Telefon 031/585305
(Gruppe für Eltern von Selbstmordkindern)

**3608 Thun**
Erika Beutler
Lontschenenweg 47
CH-3608 Thun
Telefon 033/362674

**4059 Basel**
Irma Strasser
Spiegelbergstr. 33/5
CH-4059 Basel
Telefon 061/506386

**4623 Neuendorf**
Isabella Lack
Roggenfeldstr. 40
CH-4623 Neuendorf
Telefon 062/611979
(Gruppe für vom »Plötzlichen Säuglingstod« betroffene Eltern)

**5223 Riniken**
Heidi und Wolf Wildberger
Paradiesstr. 10
CH-5223 Riniken
Telefon 056/418928
(Gruppe für Eltern an Krebs verstorbener oder erkrankter Kinder)

**5234 Villingen**
Lotti Baumann
Mitteldorf 70
CH-5234 Villingen
Telefon 056/442273

**5400 Baden**
Jacqueline und Erik Rutger
Römerstr. 9
CH-5400 Baden
Telefon 056/221682
(Gruppe für Eltern von Selbstmordkindern)

**6010 Kriens**
Margrith Ardizzon
Unterhusweg 3
CH-6010 Kriens
Telefon 041/422789

**6473 Silenen**
Hedi Niederberger
Evibach 5
CH-6473 Silenen
Telefon 044/64014

**8047 Zürich**
Juanita Schalekamp
Langgrütstr. 109
CH-8047 Zürich
Telefon 01/4924011
(Gruppe für »verwaiste« Geschwister)

**8051 Zürich**
Gerda und Marcel Henchoz
Überlandstr. 339
CH-8051 Zürich
Telefon 01/41 10 27

**8307 Effretikon**
Silvia und Bill Walton
Im Wattbuck 4
CH-8307 Effretikon
Telefon 052/32 44 38

**8500 Frauenfeld**
Susanna Kübler-Leu
Kanzlerstr. 9
CH-8500 Frauenfeld
Telefon 054/21 05 85

**8580 Amriswil**
Anneliese Klarer
Grundstr. 8 a
CH-8580 Amriswil
Telefon 071/67 31 30

**8840 Einsiedeln**
Käthy Blum
Birchli 10
CH-8840 Einsiedeln
Telefon 055/33 35 66

ÖSTERREICH

**1100 Wien**
Helga und Fritz Endl
Zur Spinnerin 2/30
A-1100 Wien
Telefon 0222/627 23 91

**1180 Wien**
Frauen beraten Frauen
Maroltingergasse 19
A-1180 Wien
Telefon 0222/94 33 92
Gertraud und Sepp Lenz
Schulgasse 69
A-1180 Wien
Tel. 0222/439 07 54

## Wochenendseminare und Tagungen für trauernde Eltern in der Bundesrepublik

**2000 Hamburg**
Evangelische Akademie
Nordelbien
Dr. Mechthild Voss-Eiser
Esplanade 15
2000 Hamburg 36
Telefon 040/34 12 64

**2360 Bad Segeberg**
Evangelische Akademie
Nordelbien
Dr. Mechthild Voss-Eiser
Marienstraße 31
2360 Bad Segeberg
Telefon 04551/85 21 23

**2804 Lilienthal bei Bremen**
Niels-Stensen-Haus
Marlies Winkelheide
Worpshauser Landstr. 55
2804 Lilienthal bei Bremen
Telefon 04208/544

**4000 Düsseldorf**
Evangelische Stadtakademie
Düsseldorf
Dr. Martin Gerlach
Bastionstraße 6
Telefon 0211/898 50

**4232 Xanten**
St. Norbert-Haus
Poststraße 4–10
4232 Xanten 1
Telefon 02801/1008

**4330 Mülheim/Ruhr**
Evangelische Akademie
Mülheim/Ruhr
Haus der Begegnung
Uhlenhorstweg 29
4330 Mülheim/Ruhr
Telefon 0208/512012
51240

**4400 Münster**
Franz-Hitze-Haus
Katholische Soziale Akademie
des Bistums Münster
Dr. Albrecht Bechel
Angela Urban
Kardinal-von-Galen-Ring 50
4400 Münster
Telefon 0251/80031

**6900 Heidelberg**
Heidelberger Familienseminar
(für verwaiste Eltern und Eltern krebskranker Kinder)
Heide Häberle
Moro-Haus
Im Neuenheimer Feld 155
6900 Heidelberg
Telefon 06221/563088

**7086 Neresheim/Württ.**
Benediktinerabtei Neresheim
Pater Beda
7086 Neresheim
Telefon 07326/6282 (Hospiz)
07326/213 (Kloster)

**7325 Bad Boll**
Evangelische Akademie Bad Boll
Pfarrer Volker Metelmann
Pfarrer Albrecht Strebel
7325 Bad Boll
Telefon 07164/791

**8133 Feldafing**
Caritas-Fortbildungshaus Seewies
8133 Feldafing a. Starnberger See
Telefon 08157/7000

**8917 St. Ottilien**
Erzabtei St. Ottilien
Pater Claudius
8917 St. Ottilien/Obb.
Tel. 08193/711

## Seminare für Begleiter von trauernden Eltern in Selbsthilfegruppen

**2360 Bad Segeberg**
Evangelische Akademie
Nordelbien
Tagungsstätte Bad Segeberg
Dr. Mechthild Voss-Eiser
Marienstraße 31
2360 Bad Segeberg
Telefon 04551/852123

**4300 Essen**
Helfer in Trauerkrisen (HIT)
Dr. Jórgos Canacakis
Goldammerweg 9
4300 Essen 1
Tel. 0201/442469

und
Pastorin Karin Degenkolbe
Auf dem Eichholz 17
4300 Essen
Menschen und Tod e. V.
Corlißstraße 7
4300 Essen 1
Trauer – Abschied – Begleitung – Unterstützung e. V. (TABU)
Camillo-Sitte-Platz 3
4300 Essen
Telefon 0201/265311